Pauline W. Chen

Der Tod ist nicht vorgesehen

Pauline W. Chen

Der Tod ist nicht vorgesehen

In der Kälte des Medizinbetriebs – eine junge Ärztin findet ihren Weg

Aus dem Amerikanischen von
Christina Kotte und Andrea Schleipen

HERDER

FREIBURG · BASEL · WIEN

Titel der amerikanischen Originalausgabe: Pauline W. Chen, Final Exam.
A Surgeon's Reflections on Mortality.
Published in the United States by Alfred A. Knopf, a division of Random House, Inc., New York, and Canada by Random House of Canada Limited, Toronto. This translation published by arrangement with Alfred A. Knopf, a division of Random House, Inc.

Gedruckt auf umweltfreundlichem, chlorfrei gebleichtem Papier

www.herder.de
Satz: Barbara Herrmann, Freiburg
Druck und Bindung: fgb · freiburger graphische betriebe 2007
www.fgb.de

ISBN 978-3-451-29580-5

Inhalt

Meinem Vater und meiner Mutter für die Vergangenheit,
Nathalie und Isabelle für die Zukunft,
Und Woody für das Hier und Jetzt

Die Erzählungen in diesem Buch beruhen alle auf wahren Begebenheiten. Einige Personen – Erika, Celia, Susan, Hasan, Dorinne und meine Familie – waren damit einverstanden, dass ich ihre richtigen Namen verwende. In allen übrigen Erzählungen habe ich der Vertraulichkeit wegen jedoch Namen und all die Details geändert, die eine Identifizierung der betreffenden Personen ermöglichen.

Prolog

Erikas Stimme am anderen Ende der Leitung besitzt noch immer die gleiche sopranhafte Klarheit, die ich aus der Zeit unseres Studiums in Erinnerung habe. Unser letztes Gespräch liegt beinahe 20 Jahre zurück – in diesem Zeitraum liegen zwei abgeschlossene medizinische Ausbildungen, zwei Ehemänner und vier Kinder. Doch meine damalige Zimmernachbarin und ich haben wieder Kontakt miteinander, teilweise dank der unkomplizierten E-Mail-Korrespondenz über das Internet. Ich hatte am selben Nachmittag eine E-Mail von Erika bekommen, in der sie mir schrieb, dass ihr Vater, Dr. Schillinger, der klinischer Psychologe gewesen war, gerade verstorben war. „Der Tod meines Vaters hat dazu geführt, dass ich mich wieder stärker mit der Vergangenheit beschäftige und versuche, an alte Kontakte anzuknüpfen“, schrieb sie.

Ich erinnere mich gut an Erikas Vater. Als ihre Eltern eines Nachmittags zu Besuch waren, legte Erika eine Tommy-Dorsey-Platte auf. Ich sah, wie Dr. Schillinger in seiner dunkelblauen Strickjacke und mit seiner tief auf der Nase sitzenden Lesebrille von der roten Vinylcouch aufstand, Erika bei der rechten Hand nahm und sie im Rhythmus der Musik hin- und herwirbelte. Seine Hitchcock-Figur schien dabei schwerelos, und er tanzte auf eine Weise, wie ich es bei Eltern für unmöglich gehalten hatte.

Am Telefon erzählte mir Erika, bei ihrem Vater sei letztes Jahr ein metastasierender Magenkrebs diagnostiziert worden. Er erhielt mehrere Chemotherapie-Zyklen, entwickelte aber eine Lungenfibrose, ein langsames Vernarben der Lungen, das schließlich zum Erstickungstod führt. Ans Bett gefesselt und von der kleinsten Anstrengung erschöpft, ließ es sich Dr. Schillinger trotzdem nicht nehmen, Erikas acht Monate alter Tochter Lieder vorzusingen. Am Ende jeder Strophe schlug das Blutsauerstoffmessgerät Alarm, aber er ignorierte die elektronischen Warnungen und schlug auch Erikas besorgte Bitte, aufzuhören, in den Wind: er sang weiter.

Als der Kampf um Atem am Schluss unerträglich wurde, bedeutete er seiner Tochter, dass er ohne Schmerzen sein wolle. Trotz seines Zustandes hatten seine Ärzte für diesen Moment nicht vorgesorgt. Er musste sich an seine medizinisch ausgebildete Tochter Erika wenden. Die betreuenden Ärzte waren zu diesem Zeitpunkt noch nicht einmal anwesend, und es war Erika, die um Morphium bitten musste, obwohl sie genau wusste, dass es die Schmerzen ihres Vaters lindern, aber zugleich seinen Impuls zu atmen unterdrücken würde.

Als wir miteinander sprechen, ist ihr Vater seit vier Wochen tot, und Erika bricht in Tränen aus, als sie sich an die Verantwortung erinnert, die in diesem Moment auf ihr lastete. „Weißt du, wie oft der Tod in jenen letzten Monaten erwähnt wurde?", fragt sie mich. Ich habe keine Ahnung; aber jeder, der auch nur ein bisschen medizinischen Sachverstand besitzt, hätte sehen müssen, dass Dr. Schillinger nicht mehr lange leben würde.

„Ein einziges Mal", sagt sie, und ihre kristallklare Stimme bricht ab. „Ein einziges Mal nur hat ein Arzt mit uns über das Sterben gesprochen. Ansonsten hat jeder nur davon gesprochen, wie mein Vater behandelt werden müsse." Erika macht eine Pause, dann fragt sie mich: „Warum können wir nur so schlecht mit sterbenden Menschen umgehen?"

Vor zwanzig Jahren, als ich mich für das Medizinstudium bewarb, träumte ich davon, Menschenleben zu retten. Wie die heldenhaften Ärzte in meiner Fantasie wollte ich mein Leben mit triumphalen lebensrettenden Aktionen verbringen und sah vor meinem geistigen Auge ganze Scharen von geretteten Patienten, die, vollkommenen genesen und mit einem frohen Lächeln auf den Lippen, in meinen Behandlungsraum kamen, um mir auf die Schulter zu klopfen. Ich hatte nicht damit gerechnet, dass der Tod einen großen Teil meiner Arbeit einnehmen würde.

In einem Beruf, der seine Attraktivität aus der Kraft zu heilen bezieht, findet man nur selten einen jungen Medizinstudenten, der davon träumt, mit todkranken Patienten zu arbeiten. Aber in einer Gesellschaft, in der über 90 Prozent von uns an einer langwierigen Krankheit sterben, sind Ärzte die letzten Hüter des Lebens. Sie sind damit betraut, todkranke Patienten und ihre Familien durch die Untiefen zu führen, die am Ende des Lebens auf uns warten. Die meisten Patienten und ihre Familien erwarten stillschweigend von ihren Ärzten, dass sie Trost spenden. Für Ärzte ist diese Fürsorge am Ende des Lebens eine Art Prüfung, die leider nur wenige bestehen.

Wie die meisten meiner Kollegen war ich schlecht vorbereitet, um mit todkranken Patienten umzugehen – ich hatte nur wenig Erfahrung mit Sterbenden gemacht und verspürte eine tiefe Abneigung gegen den Tod. So geht es vermutlich vielen Ärzten. Doch nach nahezu 15 Jahren Ausbildung und Praxis begegnete ich dem Tod wieder und wieder. Viele meiner Lehrer und Kollegen vermittelten mir, dass es klüger sei, jedes menschliche Gefühl, das beim Sterben meiner Patienten auftauchen würde, zu unterdrücken, so als ob ich dadurch ein besserer Arzt würde. Ich lernte, den Tod zu verdrängen und mich von diesen Erlebnissen zu distanzieren – dies begann bereits bei meiner ersten Begegnung mit dem Tod im Sektionssaal des Anatomischen Instituts der Universität und setzte sich während der praktischen Ausbildung zur Ärztin und danach fort.

Nach und nach lernte ich diese Bewältigungsstrategien kennen und übernahm sie sogar. Doch ich merkte zunehmend, wie Unstimmigkeiten mich verstörten und immer gravierender und größer wurden. Da gab es eine Freundin, die im Sterben lag und die ich nicht anrufen konnte, den furchtbaren Tod eines jungen Patienten, den ich nicht vergessen konnte, oder auch das Gefühl, dass die Leiche vor mir, deren Becken ich in zwei Teile sägen sollte, ein Mensch ist wie ich. Diese kleinen, aber wirkmächtigen Momente wurden bei jeder Begegnung mit dem Tod deutlicher. Dadurch erkannte ich schließlich, dass meine Ängste und die erlernten Reaktionsmuster mir Fähigkeiten genommen hatten. Ich musste mir eingestehen, dass mein Verhalten paradox und die Konsequenzen schmerzhaft waren. Und so begann ich, mich von diesen erlernten Verhaltensmustern zu befreien. Der Schmerz, Patienten zu verlieren, vermittelte mir, dass ich vielleicht noch etwas Größeres als die Heilkunst beherrschte: Ich konnte mich meinen Patienten und ihren Familien fürsorglich zuwenden, mich dabei auch ihnen gegenüber öffnen und von ihnen lernen.

Ich berichte hier von meinen Erfahrungen als junge Chirurgin, die sich mit dem Tod auseinandersetzen muss. Das Buch verbindet persönliche Schilderungen aus 15 Jahren klinischer Erfahrung mit allgemeinen Reflexionen über die medizinische Ausbildung und die Pflege von todkranken Patienten. Der erste Teil, *Prinzipien*, schildert, was ich im Medizinstudium zum Thema Tod lernte – das Sezieren von Leichen, die erste Reanimation, die erste Mitteilung einer schwerwiegenden Diagnose. Diese ersten Erfahrungen konfrontieren den noch unerfahrenen Medizinstudenten und jungen Arzt mit den schwierigsten – manche würden auch sagen, erschreckendsten – Realitäten der klinischen Medizin. Und dies geschieht oft ohne psychologische Vorbereitung oder emotionale Begleitung. Diese Erfahrungen legen den Grundstein für die zukünftige Praxis junger Ärzte.

Der zweite Teil, *Praxis*, betrifft das Herz der klinischen Arbeit: Hier wird deutlich, worin unsere professionellen Verhaltensmuster bestehen – und wie sie weitergegeben werden. Es gibt in der Medizin ein grundlegendes Paradox: Ein Berufsstand, der sich um die Kranken kümmern soll, entpersonalisiert das Sterben systematisch. Wenn man dies aus der Perspektive des Klinikalltags sieht, kann man die diesem Prinzip zugrunde liegende Logik allerdings erkennen. Was unmenschlich oder grausam klingt – wie etwa, schwierige Patientengespräche zu meiden oder bei der Behandlung todkranker Patienten immer nur weitere Maschinen einzuschalten –, kann den Fußsoldaten in den klinischen Schützengräben vollkommen vernünftig erscheinen. Und diese Logik macht eine Veränderung, zumindest für den Arzt in der Ausbildung, geradezu unmöglich.

Der letzte Teil des Buches, *Neue Sichtweise*, zeigt, dass Veränderungen möglich sind. Vom Mikrokosmos der Haltung eines einzelnen Arztes bis zum medizinischen Berufsstand an sich sind kleine, aber hoffnungsvolle Veränderungen in der Art und Weise zu bemerken, wie Ärzte Patienten im Sterben begleiten. Und dieser Wandel ist nicht das Ergebnis von kritischen Studien über die ärztliche Ausbildung und die Institutionen; er setzt voraus, dass wir uns mit unserer eigenen Sterblichkeit auseinandersetzen und unsere Patienten als Mitmenschen ernst nehmen.

Ob wir Ärzte sind oder nicht – die eigene Vergänglichkeit anzunehmen ist vielleicht die schwierigste aller Aufgaben. Freud hat einmal geschrieben, im Unbewussten sei jeder von uns von seiner Unsterblichkeit überzeugt. Angesichts unserer täglichen Verpflichtungen fällt es uns schwer, über unser Leben als etwas Endliches zu sprechen. Dennoch können wir nur, indem wir uns diesen Fragen stellen, unseren Patienten und den uns nahestehenden Menschen glaubhaft vermitteln, dass sie einen guten Tod haben werden, wie auch immer jeder einzelne dies definiert. Freud schreibt weiter: „Wir erinnern uns des alten Spruches: Si vis pacem, para bellum. Wenn du den Frieden erhalten willst, so rüste zum Kriege. Es wäre zeitgemäß, ihn abzuändern: Si vis vitam, para mortem. Wenn du das Leben willst, bereite dich auf den Tod vor."

Sich auf den Tod vorzubereiten, mag die schwierigste Prüfung überhaupt sein, aber sie wird uns schließlich frei machen fürs Leben.

I. Prinzipien

Kapitel 1

Leichenräuberei

Meine erste Patientin war schon über ein Jahr tot, als ich ihren Körper berührte.

Das war Mitte der 1980er Jahre: Ich hatte endlich mein letztes vorklinisches Semester abgeschlossen und nun konnte es richtig mit dem Medizinstudium losgehen. In jenem Spätsommer konnte ich von meinem Zimmer im Wohnheim aus auf den riesigen Michigansee blicken, auf dem hier und da Segelboote zu sehen waren und keuchende, schweißglänzende Jogger, die am Strand von Chicago entlangliefen. Trotz dieser malerischen Aussicht blickte ich nur sehr selten aus meinem Fenster. Ich war viel zu beschäftigt mit dem, was vor mir lag: Meine Kommilitonen und ich sollten das erste Mal einen menschlichen Leichnam sezieren.

Vor jenem September hatte ich nur einmal einen Leichnam gesehen, und das war bei der Beerdigung meines *Agong*, meines Großvaters mütterlicherseits. *Agong* war um die Jahrhundertwende auf einem Bauernhof im ländlichen Taiwan geboren und dort aufgewachsen. Das Abitur hatte er nicht gemacht, doch mit Mitte dreißig war er der stolze Besitzer eines Juwelierladens in einer der besten Gegenden von Taipeh und hatte fünf Kinder, die alle studieren konnten. Seine Muttersprache war Taiwanesisch, aber er brachte sich selbst noch Mandarin und Japanisch bei, Sprachen und Dialekte, die so unterschiedlich sind wie Deutsch, Englisch und Französisch.

Agong liebte meine Mutter, sein erstgeborenes Kind, und überschüttete sie mit nahezu blinder elterlicher Bewunderung. Als *ihr* erstgeborenes Kind hatte ich eine besondere Stellung und bekam etwas von diesen Strahlen der Liebe ab. Doch leider konnte ich, weil ich in Amerika aufgewachsen bin, Taiwanesisch zwar verstehen, aber selbst nur „Chenglisch“ sprechen, eine Pidgin-Mischung aus Englisch und Mandarin. Außerdem lagen Tausende von Kilometern zwischen mir und *Agong*, bis er, als ich auf dem Gymnasium war, für immer in die USA zog. Obwohl ich meinen Großvater sehr liebte, blieb unsere Beziehung doch ziemlich förmlich.

Agong starb in meinem ersten Studienjahr. An einem Wochenende erwähnten meine Eltern am Telefon, dass es ihm schlechter gehe und er es womöglich „nicht mehr lange machen“ werde. Eine Woche später riefen sie mich noch einmal an, um mir zu sagen, dass er gestorben war.

Meine Mutter war todtraurig. Sie wurde von Schuldgefühlen und einem schlechten Gewissen geplagt, Gefühle, die, wie ich später herausfinden sollte, viele Angehörige kurz nach dem Tod eines Verwandten quälen. Ich, für meinen Teil, war natürlich auch traurig über den Verlust meines *Agong*, aber unsicher, wie ich mit seinem Tod und der überwältigenden Trauer meiner Mutter umgehen sollte. Ich hatte sein Sterben nicht miterlebt und als ich meinen Großvater dann in seinem Sarg liegen sah, erschien mir der Tod unwirklich. Das Begräbnis dauerte nicht sonderlich lang, aber die Reihe von schwarz gekleideten Trauernden und mein eigenes Unwohlsein erschienen mir ewig.

Ich war überrascht, wie anders *Agong* in seinem Sarg aussah: ganz anders, als ich ihn lebendig in Erinnerung hatte. Der Mensch im Sarg sah einfach wie ein Modell von *Agong* aus, wie eine Wachsfigur aus Madame Tussauds berühmtem Museum – daran konnte auch die Kunst des Bestatters nichts ändern. Sein Gesicht und Körper, so wie ich sie in Erinnerung hatte, waren verschwunden. Selbst seine Nase, die in unserer Familie wegen ihres Profils berühmt war, hatte sich verändert; die Nasenlöcher sahen weniger fleischig und sogar schlaff aus, wie ein einstmals majestätisches Segel, in das nun kein Wind mehr fuhr.

Die Kniffe und Tricks der Bestatter hatten also keine Ähnlichkeit zu meinem Großvater herstellen können. Dies bestätigte nur, dass er tatsächlich tot und von uns gegangen war. Das Begräbnis, der Telefonanruf meiner Eltern, in dem sie mir mitteilten, dass mein Großvater verstorben war, und die Erinnerung an die Trauer meiner Mutter waren die unmittelbarsten Erfahrungen, die ich bis zum Beginn meines Medizinstudiums mit dem Tod gemacht hatte.

Die Mehrheit der 170 Studienanfänger hatte nicht mehr Erfahrung als ich, und unsere erste richtige Konfrontation mit dem Tod fand in jenem Semester im Anatomiekurs statt. Einer der Studenten hatte während seiner Zeit auf dem College in der Pathologie eines Klinikums gearbeitet; ein anderer in einer Fleischverpackungsfirma in Illinois (und war daraufhin strenger Vegetarier geworden). Diese beiden Kommilitonen waren eine seltene Ausnahme. In jenem Sommer, bevor wir unser Studium aufnahmen, fürchteten sich die meisten von uns davor, einen menschlichen Leichnam zu sezieren.

Während meiner Orientierungswoche an der medizinischen Fakultät hatte ich schließlich die Möglichkeit, über meine Ängste mit anderen zu sprechen. Anatomie wurde schnell zu einem Top-Thema bei Gesprächen. Der Student, der in einer Leichenhalle gearbeitet hatte, war eine der wichtigsten Informationsquellen für uns alle. Ich fragte mich, ob die toten Körper wohl eher lebendig aussähen oder Wachsfiguren glichen. Ich hoffte insgeheim, dass sie mindestens so unwirklich aussehen würden wie mein Großvater, denn je weniger sie lebenden Menschen ähnelten, so dachte ich, umso einfacher wäre es, sie zu sezieren. Wir fragten die Studenten im zweiten Jahr, wie sie es erlebt hatten. „Zieht alte T-Shirts und Jeans an“, rieten sie uns und nippten nonchalant an ihren Drinks bei den Begrüßungspartys für die Studenten der klinischen Semester. „Am Ende des Semesters werdet ihr die allesamt wegschmeißen, weil sie total stinken." Ihre Worte blieben in meinem Gedächtnis haften; ich dachte immer wieder über ihre leichtherzigen Antworten nach. Welcher Geruch würde unserer Kleidung anhaften? Der des Todes?

Als ich 15 Jahre zuvor zum ersten Mal daran dachte, Ärztin zu werden, wusste ich, dass ich meine Arbeit dazu nutzen wollte, Menschen zu helfen. Die meisten meiner Kommilitonen hatten das Fach aus demselben Grund gewählt. Wir waren eine seltsame Gruppe, idealistisch, aber ausreichend besessen und leistungsorientiert, dass wir die furchtbaren vorklinischen Semester überlebt hatten. Manchen mag die Aussicht auf finanzielle Sicherheit oder einen bestimmten Lebensstil gereizt haben, doch die meisten von uns wollten einfach lernen, wie man Leben rettet.

Was viele von uns nicht ahnten, war, dass trotz solcher Träume und Ideale unser Beruf von uns fordern würde, dass wir unter den Sterbenden leben. Der Tod, mehr noch als das Leben, sollte zu einer Konstante in unserem Leben werden.

Das Sezieren des menschlichen Körpers hat mich, seit ich sieben Jahr alt bin, fasziniert. Schon damals hatte ich irgendwie eine Ahnung, dass ich vielleicht Ärztin werden würde. Zu jener Zeit war bei meinem *Agong* gerade ein Hirntumor diagnostiziert worden, und meine Mutter reiste mit meiner jüngeren Schwester und mir über den Sommer nach Taiwan, um bei ihm zu sein. Die Diagnose, die Operation und die neurologischen Störungen, die eine Folge davon waren, dass man meinem Großvater einen Teil seines Hirns entfernt hatte, sollten den Rest des gemeinsamen Lebens meiner Großeltern prägen. Ich war damals begeistert davon, wie der Neurochirurg meine Großmutter und die Familie tröstete. Er war ein großer, kahlköpfiger Taiwanese mit einem runden

Gesicht, Händen wie Bärenpranken und einem Auftreten, das zugleich bescheiden und selbstsicher war. Als er in den Warteraum und vor ein Publikum von ängstlichen Familienangehörigen trat, trafen uns seine Worte – „Ich habe alles entfernt" – wie ein großer Lichtstrahl. Diese Erfahrung überzeugte mich davon, dass die Medizin Sache von Göttern war.

Eine Tante, die zu der Zeit Medizin studierte, hörte davon, dass mich ihr Fach interessierte und bot mir an, mich in die Anatomie mitzunehmen. Der Gedanke, dass es dort Geheimnisse über Leben und Tod zu entdecken geben würde, faszinierte mich. In diesem Alter war ich bereits davon überzeugt, dass das Sezieren das größte Erlebnis war, das Ärzte von den restlichen Menschen trennte. Dies wegzustecken, dachte ich, würde zeigen, was in mir steckt. Einen Blick in das Innere eines Körpers zu erhaschen – noch dazu nichts Geringeres als einen *toten* Körper – würde mich in eine Liga katapultieren, in der ich alle anderen Zweitklässler weit hinter mir ließ. Meine Eltern legten jedoch sehr schnell ihr Veto ein, weil sie fürchteten, solch ein unmittelbares und möglicherweise furchtbares Erlebnis könnte dauerhaften Schaden anrichten.

Wie alle Initiationsrituale legt das Präparieren einer menschlichen Leiche dem Anfänger mehrere Hindernisse in den Weg. Zunächst einmal muss ein Medizinstudent zahllose anatomische Fakten lernen. Solch stumpfsinniges Auswendiglernen kann unsäglich langweilig sein, und die überwältigende Flut an Information lässt dies wie Sisyphos-Arbeit erscheinen. Einer meiner Mentoren am College, ein brillanter Psychiater und Anthropologe, gab mir einige praktische Tipps, bevor ich anfing. Er hatte das Medizinstudium vor ungefähr 20 Jahren abgeschlossen. „Es ist so, als ob man ein Telefonbuch auswendig lernen müsste", sagte er. „Da müssen Sie durch."

Doch das Auswendiglernen ist wahrscheinlich noch die leichteste Übung – bis vor Kurzem war dies das Herzstück des

Medizinstudiums. Die schwierigere und oft unausgesprochene Hürde für Medizinstudenten besteht vielmehr darin, den Tod und den Eingriff in den menschlichen Körper anzunehmen. Im Anatomiekurs werden Leichname in die Hände unerfahrener Mediziner gelegt. Ihre Körper sind uns vertraut – wir werden damit daran erinnert, dass sie vermutlich ein ähnliches Leben wie wir geführt haben. Geradezu einen Sprung in Sachen Selbstvertrauen müssen vor allem diejenigen machen, die schon Skrupel haben, ein Blatt Papier mit der Schere zu zerschneiden. Denn nun sollen sie ein Skalpell führen und damit definitiv in die lebenswichtigen Strukturen einschneiden, die es diesem Menschen überhaupt erst ermöglicht hatten zu existieren. Auch wenn alle angehenden Ärzte davon ausgehen, dass sie einen Leichnam sezieren müssen, mindert diese Erwartung die Wirkung der brutalen Wirklichkeit nur wenig.

Angehende Ärzte begegnen dem Tod unmittelbar in Form eines Leichnams. Und dann nehmen sie ihn auseinander. Jedes Detail der Leiche, jeder Knochen, jeder Nerv, jedes Blutgefäß, jeder Muskel kommt nun aus einer unbekannten Welt in eine bekannte. Jede Auswölbung, jede Mulde wird untersucht und jede Spalte und Falte auseinander gezogen. Indem wir den toten Körper in seinen intimsten Details kennenlernen, meinen wir, das Wissen zu erwerben, das den Tod überwindet.

Um den Initiationsritus erfolgreich abzuschließen, müssen wir lernen, unser emotionales Ich von unserem wissenschaftlichen Ich zu trennen. Wir dürfen den toten menschlichen Körper nicht als „einen von uns“ betrachten, sondern als „einen von denen“, als einen medizinischen Fall, den man kognitiv verstehen, aber mit dem man sich nicht emotional auseinandersetzen muss. Diese Fähigkeit, das eigene Ich zu spalten, so stellte ich nach einiger Zeit fest, sollte während meiner Ausbildung zur Ärztin immer und immer wieder abgerufen werden. Diese Trennung schien mir eine größere Fähigkeit zur Objektivität zu verleihen, ein Mindestmaß an Stärke und eine dadurch gesteigerte Ausdauer, mich um meine Patienten zu kümmern. Diese erste Erfahrung, das Persönliche auszuklammern, war jedoch die radikalste: Sie forderte, dass ich die fundamentale und zutiefst menschliche Angst vor dem Tod unterdrückte.

Das medizinische Institut, an dem ich studierte, stand unseren Ängsten nicht völlig gleichgültig gegenüber und unternahm einiges, um uns auf die Erfahrung, mit einem toten Körper zu arbeiten, vorzubereiten. Eine Woche lang hörten wir Vorlesungen, die uns auf den ersten Tag des Sezierens vorbereiten sollten. Und gerade weil keine dieser Vorlesungen unsere wachsenden Ängste direkt thematisierte, gaben sie uns die nötigen Mittel an die Hand, um uns emotional von dieser Erfahrung zu distanzieren: So brachte uns eine unserer ersten anatomischen Lehrstunden das Vokabular bei, mit dem wir den Körper zu beschreiben hatten. Diese Begriffe, die sich so sehr von der Normalsprache unterscheiden, dienten uns als Orientierung auf der Landkarte des menschlichen Körpers. Man brachte uns den Unterschied zwischen „distal“ und „proximal“, „abduzieren“ und „adduzieren“, „transvers“ und „sagittal“ bei. Man brachte uns auch bei, dass „links“ und „rechts“ sich nun nicht mehr auf unseren Körper, sondern auf den des Patienten bezogen.

Am Tag vor unserem ersten Präparierkurs machten wir einen Rundgang durch die Labore. Es gab elf Räume, die durch einen langen Gang miteinander verbunden waren. Jeder Raum besaß vier große Seziertische aus Stein mit Wasserbecken und genug Arbeitsfläche für vier Studenten. In einer großen, eingeschlossenen Vertiefung innerhalb der Seziertische befand sich ein ausziehbares Metallbett, das jenen der Leichenbeschauer und Pathologen ähnelte. Darin sollten die Leichname aufbewahrt werden. In den folgenden zwölf Wochen waren wir jeden Nachmittag in diesen Räumen, und zusätzlich verbrachten wir dort alle, entweder in kleinen Gruppen oder allein, unsere freien Stunden und versuchten, uns die Feinheiten der jeweiligen Leiche einzuprägen.

Formaldehyd, der Stoff, mit dem die toten Körper konserviert werden, hat einen unverkennbaren Geruch – scharf, ranzig, durchdringend –, die olfaktorische Entsprechung zu einem schrillen Schrei. Der leichte Geruch von Formaldehyd, der in den elf Räumen wahrzunehmen war, hatte sich über die Jahre festgesetzt. Die Leichen für unseren Kurs waren noch nicht eingetroffen. Über die Jahre hatte sich der Geruch in den Marmor und den Zement gefressen, und seine Ausdünstungen erinnerten uns an unseren Platz in der Geschichte der Universität.

Unser Professor war nicht der weißhaarige Gelehrte, den ich mir als Begleiter bei diesem Ritual vorgestellt hatte. Er hatte selbst erst vor einigen Jahren in Anthropologie und Anatomie promoviert. Seine Jugendlichkeit und seine Sprachfärbung, die ihn als aus South Indiana stammend auswies, entzauberten das ganze Ritual und ließen viele von uns die Sache entspannter angehen. Er bereitete uns auf den überwältigenden Geruch von Formaldehyd vor und erinnerte uns daran, dass dieser durch unsere Handschuhe dringen und in unserer Kleidung und unseren Haaren hängen bleiben würde. Tatsächlich stellte ich kurz darauf fest, dass es merkwürdig war, etwas mit den Fingern zu essen. Ich probierte in jenem Herbst bei einer Semesterparty ein paar Hühnchenschlegel, und plötzlich merkte ich, dass der Leichengeruch an meinen Fingern sich mit dem Geschmack von gegrilltem Hähnchen in meinem Mund vermischte. „Zitronenspülmittel hilft, diesen Geruch loszuwerden“, riet unser Professor an jenem Nachmittag, bevor wir uns an das Sezieren machten. An jenem Abend kramten wir alle alte Klamotten aus dem Schrank hervor, die wir nach drei Monaten ohne zu zögern in den Müll geben würden – abgewetzte Jeans, „geliehene" Krankenhauskittel und T-Shirts mit Emblemen unserer Highschool. Außerdem gab es einen regelrechten Run auf das Zitronenspülmittel in den Supermärkten in der Nähe.

Am folgenden Nachmittag bemerkten wir einen deutlich stärkeren Geruch, als wir ins Labor kamen; über Nacht hatten die Mitarbeiter in der Anatomie frische Leichen in ihre entsprechenden Steinenklaven gelegt. Für die Arbeit an jenem Nachmittag hatte ich meine Kontaktlinsen, die sich nicht mit Formaldehyd vertragen, durch meine Brille mit den dicken Gläsern ersetzt. Ich erinnere mich daran, dass ich etwas überrascht war, wie viele meiner Kommilitonen offenbar ebenso blind waren wie ich. Wir alle hatten außerdem dünne, gelbe Masken aus Papier aufgesetzt, vor allem deshalb, um dem penetranten Formaldehydgeruch etwas entgegenzusetzen, und nicht so sehr, um uns vor irgendwelchen biologischen Risiken zu schützen. In den nächsten Wochen, als wir uns immer mehr in die Arbeit vertieften, vergaßen wir schließlich sogar, diese dünnen Begrenzungen anzulegen. Manche zogen nicht einmal mehr Handschuhe an.

Mein Kurs wurde alphabetisch in Gruppen von vier Studenten eingeteilt und jeder Gruppe wurde ein Leichnam zugewiesen. Diese Gruppeneinteilungen wurden in den nächsten zwei Jahren immer wieder herangezogen, immer dann, wenn unser Studium persönlicheren Unterricht erforderlich machte. In dieser Gruppe versuchten wir ungeschickt, Blut abzunehmen, lernten, Hüftuntersuchungen vorzunehmen und führten unsere ersten rektalen Untersuchungen an Patienten durch. Am bedeutsamsten war jedoch, dass wir zusammen im Anatomiesaal eine Leiche sezierten.

Ich arbeitete mit drei anderen Frauen zusammen. Mary kam aus Kalifornien und war die Tochter eines Allgemeinarztes und das mittlere Kind einer großen katholischen Familie irisch-italienischer Herkunft. Sie war von Natur aus äußerst ruhig, eine

Eigenschaft, die sie zu einer herausragenden Erscheinung an den Betten von Patienten werden ließ. Mary sollte schließlich in die Fußstapfen ihres Vaters treten. Peg kam aus Chicago. Sie war die zurückhaltendste von uns, aber kompensierte ihre Schüchternheit durch ihr großzügiges Wesen und einen scharfen, trockenen Humor, der uns anderen über die schwierigen Zeiten hinweghalf. Später wurde sie Kinderärztin. Die dritte Frau, Lara, war die jüngste von uns und die „lauteste" von uns allen. Sie war die Tochter von Einwanderern, in Chicago geboren und dort auch aufgewachsen. Heute ist sie Kinderärztin in ihrer Heimatstadt. Ich kam aus Neuengland und wollte zu jener Zeit noch Psychiaterin oder Gerontologin werden und strebte eine akademische Laufbahn in medizinischer Anthropologie an. So grauenvoll mir das alles in jener ersten Woche schien, so bildete doch die Erfahrung, eine Leiche zu sezieren – die konzise und effiziente Schönheit der menschlichen Anatomie, das Vergnügen, meine Hände als Verlängerung meines Kopfes zu benutzen und der Geist der Teamarbeit – die Grundlage meiner Entscheidung, Chirurgin zu werden.

Ich erinnere mich daran, wie ich an jenem ersten Tag die Tür an der Seite unseres steinernen Seziertisches öffnete und das Metallbett aus dem inneren Fach hervorzog. Alle Leichen befanden sich in weißen Plastikhüllen. Einige waren groß; andere waren kleiner. Außer Frage stand jedoch, was in diesen Hüllen mit einem Reißverschluss enthalten war. Unterschiedliche Vorkehrungen waren vom medizinischen Institut getroffen worden, um den Schock des ersten Sezierens zu reduzieren. Die Labortechniker hatten alle Körper mit dem Gesicht nach unten auf die Bahre gelegt, so dass wir nur ihren Hinterkopf sehen konnten. Wir begannen unsere täglichen Sezierübungen an den Armen und Beinen, und die Gesichter unserer Leichen blieben bis zur drittletzten Woche des Kurses verhüllt. Diejenigen, die den Anatomiekurs konzipiert hatten, glaubten offenbar, dass solch eine allmähliche Steigerung eine sanftere Einführung in die Arbeit an einem toten Körper sei.

Wir lernten die anatomischen Prinzipien kennen, Seziertechniken und Möglichkeiten, wie wir die Instrumente mit größerer Präzision halten konnten. Wir lernten einen bestimmten Jargon. Wir lernten, wie wir die Klingen an den Skalpellen schnell wechseln konnten, ohne die scharfe Kante der Klinge auch nur ein einziges Mal zu berühren, das Skalpell wie einen Bleistift zu halten, um feiner arbeiten zu können, und es für tiefere Einschnitte mit unseren Fingerspitzen mit abgewinkeltem Daumen aufzunehmen, so wie man einen Violinbogen hält. Wir bewegten die Schere von nun an mit dem Daumen und dem Ringfinger, wie das die Chirurgen machen, und nicht mit dem Daumen und Zeigefinger, wie wir es in der Grundschule gelernt hatten. „Wenn man den Ringfinger nimmt, kann der Zeigefinger auf dem Gelenk der Schere liegen. So hat man größere Kontrolle", sagte einer der unterrichtenden Assistenten, der Chirurg werden wollte. Nicht anders, so stellte ich später fest, halten überall auf der Welt Friseure ihre Scheren.

Die einzigen Informationen, die wir bezüglich des Leichnams bekamen, standen auf einer Karte, die an der Hülle hing und Auskunft über das Geschlecht und ungefähre Alter des Toten gab. Meine Leiche war eine Frau, die im Alter von 72 Jahren gestorben war. Von diesen beiden Informationen abgesehen, erfuhren wir nichts: keinen Namen, keinen Wohnort, keine Geschichte. Es war unheimlich, so wenig über ihr Leben zu wissen. Das Gefühl verstärkte sich noch, als wir uns detailliert mit jedem Quadratzentimeter ihres Körpers auseinandersetzten. Meine Teampartnerinnen und ich sollten ihren Körper besser kennenlernen als jeden anderen unserer späteren Patienten; doch in ihrem Buch des Lebens begannen wir mit dem Schlusskapitel und versuchten, rückwärts zu lesen.

Trotz all der Vorkehrungen, die das Institut getroffen hatte, blieb meine Leiche kein unpersönlicher toter Körper mit anonymen Extremitäten. Ich erinnere mich daran, wie ich den Reißverschluss der Hülle öffnete und mich ihre dünnen Arme überraschten. Sie hatte lange, schlanke Finger mit feinen Fingerspitzen. Die Nägel waren sorgfältig zu Ovalen gefeilt worden und korallfarben lackiert. Wahrscheinlich wäre es bald Zeit für eine neue Maniküre gewesen, denn oberhalb ihrer sorgsam gepflegten Oberhaut wurden schlanke, kleine Halbmonde von unlackiertem rosa Nagel sichtbar. Während die Haut an ihrem Unterarm straff um die Muskeln gespannt zu sein schien, saß die Haut an ihrem Oberarm lockerer. Sie war faltig und hart wie Leder. Ich dachte, dass das Verhärten darauf zurückzuführen sei, dass sie so lange in einer Wanne voller Formaldehyd gelegen hatte.

Meine Laborpartnerinnen und ich setzten die Skalpelle an unserem Leichnam an und machten tiefe Einschnitte entlang der Hand und des Unterarms. Indem wir so die Spannung der Haut zerstörten, setzten wir das fleischigere, fettigere Unterhautgewebe und Muskeln aus ihren epidermalen Kokons frei. Dann trennten wir das restliche Gewebe vorsichtig mit feinen Scheren und Pinzetten und arbeiteten uns entlang der Achsen aus Gefäßen und Nerven weiter. Wenn wir den Arm der Leiche bewegten, der jetzt keine Haut oder sehnige Einlagerungen mehr hatte, konnten wir sehen, wie die Muskeln bei jeder Aktion funktionierten und stellten uns vor, um wie viel stärker sie am lebenden Körper gearbeitet haben mussten.

Hinweise auf dieses Leben gaben uns die schlanken Arme der Leiche. Sie war eine Sonnenanbeterin gewesen; die braungebrannte Haut war an einigen Stellen hell und ließ erkennen, dass sie Schmuck getragen hatte. Am Ringfinger der linken Hand war deutlich zu sehen, dass sie hier ihren Ehering getragen hatte. An ihrem Armgelenk konnte ich die bleichen Umrisse einer Uhr erkennen; wahrscheinlich eine jener zarten Damenuhren, die noch ein kleines Kettchen über dem Verschluss besitzen als eine Art Sicherung. Als wir ihre Hand sezierten und die kleinen Muskeln entdeckten – *flexor palmaris longis, abductor pollicis brevis* –, konnte ich mir vorstellen, wie jedes dieser Gewebebündel einmal in ihrer Hand funktioniert hatte. Das rosa Fleisch, das jetzt im toten Körper die Farbe von grauem Rot angenommen hatte, hatte sich zusammengezogen, jede Faser hatte sich verkürzt und war aufgrund der Spannung angeschwollen, die sehnigen Ansätze der Muskelfasern reichten bis zu den Fingern und legten diese um die Hand ihres Mannes oder die Bürste, mit der sie sich ihr Haar kämmte.

Wenn ich versuchte, die lateinischen Namen zu lernen, die für mich keine Bedeutung an sich hatten, stellte ich mir die Muskeln meiner Leiche vor und dann meine eigenen, während ich meine Arme und Beine vor dem Badezimmerspiegel bewegte. *Radiobrachialis* sagte ich zu mir, wenn ich meinen Unterarm kreisen ließ und stellte mir vor, wie das bei meiner Leiche aussehen musste. *Sartorius* schoss es mir durch den Kopf, wenn ich auf einem Stuhl saß und die Beine übereinander schlug. Ich stellte mir diesen anmutigen und zarten Muskel in der Hüfte meiner Leiche vor und jene römischen Schneider, die ihm seinen Namen gegeben hatten. Die Laborarbeit, mit der wir uns an den Nachmittagen abmühten, wurde theoretisch unterfüttert von der Anatomievorlesung, die wir morgens besuchten. Bis heute sehe ich den Körper meiner Leiche vor mir, wenn ich mir die menschliche Anatomie vorstelle.

Zwei Wochen lang sezierten wir Arme und Beine. Die dritte Woche des Kurses begann mit unserer ersten Prüfung. Während des schriftlichen Teils sah ich Kommilitonen, die Arme und Beine bewegten, um ihrer Erinnerung auf die Sprünge zu helfen. Auch sie hatten also vor dem Spiegel geturnt. Nach der schriftlichen Prüfung folgte ein praktischer Test im Anatomiesaal. Unser Professor hatte mehrere Leichen präpariert und sie an den unterschiedlichsten Stellen mit Fragezeichen aus Plastik versehen. Bis auf das jeweilige Gefäß oder den entsprechenden Nerv oder Muskel waren die Leichen so gut verhüllt, dass es schon schwierig war zu sagen, ob es sich um einen Arm, einen Unterarm, ein Bein oder eine Hüfte handelte. Ein Timer klingelte jeweils nach zwei Minuten, und sobald das Geräusch zu hören war, bewegte sich die ganze Horde zur nächsten Station und versuchte, weitere Körperteile richtig zu benennen.

Während dieser Prüfung entdeckte ich auch die zarten Finger mit dem korallfarbenen Nagellack. Das erfüllte mich mit Stolz. Meine Gruppe hatte ganz genau gearbeitet und ich war stolz auf die Schönheit der Anatomie meiner Leiche.

In diesen ersten Wochen träumte ich – wie auch meine Kommilitonen – häufig vom Anatomiesaal. Einige hatten friedliche Träume, in denen sie die Hand ihrer Leiche hielten oder gemeinsam mit ihr aßen. Andere dagegen waren weniger romantisch oder sogar richtiggehend Furcht einflößend. Ein Traum, der wahrscheinlich von meiner frühen Vorliebe für Edgar Allan Poe herrührte, ist mir bis heute deutlich in Erinnerung: Ich bin alleine im Anatomiesaal und gehe zügig durch die Halle. Die Türen des Aufbahrungsraums, der vom Gang abgeht, schwingen plötzlich auf und geben den Blick frei auf halb sezierte Leichen, die an Haken hängen und deutliche Spuren von Verwesung tragen. Während ich versuche, davonzulaufen, öffnen und schließen sich die Türen immer wieder. Ich habe panische Angst, dass eine der Leichen auf mich fallen könnte und versuche verzweifelt, zu entkommen. Aber das Geräusch eines wild pochenden Herzens verfolgt mich unbarmherzig, es wird immer lauter, als ich den Gang entlanglaufe.

Als ich an jenem Morgen erwachte, fühlte ich mich zerschlagen. Nach einigen Minuten erkannte ich, dass der Herzschlag, den ich im Traum vernommen hatte, der Nachklang meines eigenen Pulses war, der immer noch in meinen Ohren hämmerte.

Im Laufe der Wochen behalfen sich viele Studenten mit

schwarzem Humor. Medizinische Varianten moderner Legenden machten die Runde in unseren Labors, wie in allen anderen medizinischen Fakultäten des Landes. So zum Beispiel die von einem Studenten, der eine Hand gestohlen hatte, in eine Kneipe ging und dort die Gäste fragte, ob er ihnen nicht mal die Hand geben könne. Eine Geschichte spielte am Urinal eines Stadions mit zwei Männern, einem Medizinstudenten und einem anderen gestohlenen anatomischen Teil. Einer klassischen Legende zufolge, die wahrscheinlich seit Generationen von Studenten weitererzählt wird, beendete eine Medizinstudentin gerade das Präparieren einer Leiche, nur um kurz darauf, als sie das Gesicht der Leiche enthüllte, festzustellen, dass sie ihren eigenen Onkel seziert hatte.

Einige brauchten diese Art von Humor immer mehr, um die Stimmung in den Laboren zu heben und persönliche Ängste zu bewältigen. Eine Gruppe brachte Aufnahmen von Erkennungsmelodien alter Fernsehshows mit ins Labor, die sie hörte, während sie sezierte. Ein anderer Student hatte die Gewohnheit, zu jedem einzelnen der vier Seziertische zu kommen und vor jedem Tisch auf seiner Luftgitarre zu spielen. Kein Nachmittag ohne Bens Improvisation auf seiner Gitarre, so schien es uns. Sein schmales, langes Gesicht verzerrte sich, während er bekannte Hard-Rock-Songs, deren Melodien sich wohl in seinem Kopf abspielten, stumm mit den Lippen synchronisierte. Zur Mitte des ersten Semesters hin verschwanden er und seine Luftgitarre jedoch plötzlich; Ben hatte das Medizinstudium an den Nagel gehängt.

Die tägliche Konfrontation mit einem toten Körper, dem ersten fremden Körper, den Medizinstudenten so genau untersuchen, markiert einen Punkt größter Nervosität in der medizinischen Ausbildung. Ruth Richardson hat in ihrem Buch über Tod, Sektion und Entblößung geschrieben: „Sezieren erfordert von Seiten derer, die es praktizieren, das wirksame Aussetzen oder Unterdrücken vieler normaler physischer und emotionaler Reaktionen auf die absichtliche Verstümmelung eines anderen menschlichen Körpers." Üblicherweise werden in medizinischen Fakultäten solche psychologischen Aspekte kaum je thematisiert; man betont in der Lehre viel eher die Schwierigkeit, sich detailliertes anatomisches Wissen anzueignen. Die Studenten übernehmen die Haltung ihrer Dozenten und lernen so, ihre eigenen Gefühle zu unterdrücken. Sie machen das Sezieren zu einer unpersönlichen Erfahrung und objektivieren ihre Leiche. Sie sprechen der Leiche ihre Menschlichkeit ab; und bald schon sezieren sie nicht mehr einen Menschen, sondern „das Bein" oder „den Arm".

Es gibt andere, nicht so subtile Hinweise, die den psychologischen Einfluss solch einer Erfahrung verdeutlichen. Die häufigen Leichenträume zeigen, wie stark diese Erfahrung die Psyche beeinflusst. Schwarzer Humor macht es den Studenten möglich, die emotionale Belastung zu verleugnen. Die medizinischen Legenden erzählen die noch furchtbarere Geschichte eines anderen und lassen die eigene Erfahrung als weniger schlimm erscheinen. Sie wird damit einfacher verdaulich. Manchmal ist die Macht der Verdrängung so stark, dass junge Medizinstudenten noch nicht einmal ihrer Trauer Ausdruck geben können. Wenn sie ihre Gefühle schließlich äußern, sind die Ausdrucksformen merkwürdig unangemessen. Die Ärztin Ellen Lerner Rothman schreibt in ihren Erinnerungen an die vier Jahre, die sie an der Harvard Medical School verbracht hat: „Manchmal hatte ich das Gefühl, dass der Tod überall war. Im Anatomiesaal enthüllten wir schließlich das Antlitz der Leiche und öffneten den Schädel, um das Gehirn zu sezieren, und das war in Ordnung. Ich sprach mit einem Patienten, der am Abend zuvor fast gestorben wäre und der mit Sicherheit in den nächsten Monaten sterben würde, und auch das war in Ordnung. Ich kam nach Hause, und mein Goldfisch war gestorben, und das war nicht in Ordnung. Ich weinte eine halbe Stunde lang."

Es kommt vor, dass selbst jene Medizinstudenten, die aufgrund ihres mitmenschlichen Engagements aus einer riesigen Menge von Bewerbern ausgewählt wurden, während der Ausbildung lernen, ausgerechnet ihre Mitmenschlichkeit zu unterdrücken. Manchen Studenten erscheint ihre schmerzhafte Reaktion auf die Sektionen als unnormal und sie brechen ihre gerade begonnen Ausbildung ab, weil sie fälschlicherweise annehmen, dass sie sich nicht für den richtigen Beruf entschieden haben.

Fachleute vertreten die Theorie, dass die gestörten Bewältigungsstrategien, die Medizinstudenten in ihren Anatomiekursen lernen, schließlich der Grund für ihre wenig mitfühlende Haltung gegenüber den Patienten sind. Um wirklich angemessene Strategien zu fördern, haben die medizinischen Fakultäten begonnen, den Lehrplan für Anatomie auszuweiten. Es sind erste Schritte, um die emotionalen Schwierigkeiten zu reduzieren. Zum Beispiel halten jetzt mehr Institute Gedenkfeiern für die Leichen am Ende des Anatomiekurses ab und geben den Studenten damit die Möglichkeit, ihre Gefühle und ihre Dankbarkeit auszudrücken. Während dieser Feiern tragen Studenten Musikstücke vor oder auch selbst verfasste Gedichte und kurze Texte, die sie über ihre Leichen geschrieben haben. Einige Institute haben das Thema Tod und Sterben in ihren Lehrplan aufgenommen und kooperieren mit den Geisteswissenschaften. Sie ermutigen Studenten, ihren Gefühlen durch Schreiben oder gestaltende Kunst Ausdruck zu geben. Schließlich gibt es auch wegen des permanenten Mangels an Leichen, die der Wissenschaft zur Verfügung stehen, die Überlegung, den Kurs ganz vom Lehrplan zu streichen und die Anatomie, und damit möglicherweise das erste Zusammentreffen des Studenten mit einem Patienten, auf eine computergestützte Variante zu reduzieren.

Über die nächsten Wochen hinweg konzentrierte sich unser Präparieren auf die Nieren- und die Leistengegend. Die Schichten von Muskeln und Faszie um Rektum, Vagina, Penis, Urethra und die Leisten überlappen und verlaufen in wellenförmigen Bewegungen. Trotz der genauen Sezierarbeit an unseren Leichen waren viele von uns frustriert. Tatsächlich sollte ich erst in meinem vorletzten Jahr meiner Chirurgenausbildung die vielen Schichten und Formen von Gewebe, auf die man etwa bei einer Leistenbruchoperation stößt, richtig verstehen.

In jenem Herbst nahmen meine Kommilitonen und ich unsere Anatomielehrbücher mit in die Bibliothek, in die Hörsäle, die Cafeteria und in die U-Bahn und starrten die Bilder an, die wir uns ins Gedächtnis brennen wollten. Ein deutscher Anatomie-Atlas erfreute sich besonderer Beliebtheit. Statt Zeichnungen zeigte dieser Band Fotos von tatsächlich sezierten Leichen. Obwohl alle bezeichneten Teile aufgrund der Konservierung schon ziemlich angefressen aussahen und eigenartig beige oder grau wirkten, meinten einige von uns, dass diese Bilder uns helfen würden, die Prüfungen zu bestehen. Egal, wo wir lernten, wurde dieser Atlas aufgeklappt, und zu sehen waren Fotografien von sezierten, ausgestreckt daliegenden Leichen mit unbedeckten Genitalien. Als eine Kommilitonin bemerkte, dass andere Fahrgäste im Zug nach Hause von ihr abrückten, wurde ihr bewusst, wie abgestumpft sie gegenüber diesen Darstellungen geworden war.

Männliche Leichen gab es in jenem Jahr nur sehr wenige, also versammelten wir uns alle an den Tischen, die männliche hatten, um beim Sezieren des männlichen Genitales zuzuschauen. Ein Student las aus dem Lehrbuch, der Bibel des anatomischen Präparierens, vor, während ein anderer die nötigen Einschnitte und Handgriffe vornahm. Ich bemerkte, wie meine männlichen Kommilitonen zusammenzuckten und unruhig waren. Es gab einige Bereiche des Körpers bezüglich derer wir, so sehr wir das auch versuchen mochten, unsere Gefühle nicht von unserem wissenschaftlichen Entdeckungseifer abkoppeln konnten.

Die letzte Aktion dieses Kursabschnittes sollte, so unser Professor, „alle Konzepte visuell zusammenbringen". Teilen Sie die Hüfte *sagittal* – wies uns unser Anatomielehrbuch an. An jenem Nachmittag reichten wir eine Elektrosäge herum, die so ähnlich aussah wie die, die mein Vater zu Hause für Handwerksarbeiten verwendete. Meine Laborpartner waren sich nicht sicher, ob sie richtig verstanden hatten, was sie gelesen hatten. Wir wollten es nicht glauben – doch es stimmte: Wir sollten die Säge mitten am Becken unserer Leiche ansetzen und sie so in zwei Stücke teilen. Gewiss, dieser Schnitt macht es wie kein anderer möglich, das Becken optimal zu erkunden. Dennoch schaffte ich es nicht, die Säge anzusetzen. Selbst nachdem ich ihre Arme und Beine in den vergangenen Wochen filetiert hatte, hatte ich Schwierigkeiten damit, einen Teil von ihr in zwei Teile zu *sägen*. Schnell wurde klar, dass drei von uns es auf gar keinen Fall machen konnten. Also nahm Mary, die Ruhige, die später Allgemeinärztin werden sollte, die Säge in die Hand. Für einen kurzen Moment schloss sie die Augen und zog dann das rotierende Sägeblatt vom Zentrum des *symphysis pubis* bis zu jenem Streifen von Haut zwischen den beiden Pobacken. Das Becken unsere Leiche, jetzt entzweit, fiel auseinander. Jedes Bein drehte sich nach außen wie bei einem Tänzer in der ersten Position. Mary stellte die Säge aus, reichte sie der nächsten Gruppe von wartenden Studenten weiter und verfiel den restlichen Nachmittag in Schweigen.

Seit dem Medizinstudium liebe ich es, historische Lithografien der menschlichen Anatomie zu betrachten. Versteckt in alten Bücherstapeln in Medizinbibliotheken, zum Verkauf in vollgestopften Antiquariaten oder an den Bücherständen an der Seine in Paris, sind die Bilder anatomisch nicht immer korrekt; aber sie sind immer amüsant aufgrund ihres Detailreichtums und ihrer herausragenden ästhetischen Qualität. Die Bücher, die aus der Zeit der Renaissance stammen, sind oft von kunstvoller Kalligrafie begleitet, bei der sich der Schwung der Buchstaben schüchtern entlang der Ränder kräuselt. Die Körper sind kunstvoll in Position gebracht, als ob sie gleich eine Vorlesung halten würden oder den Duft einer Blume genießen würden, scheinbar völlig unbeeindruckt davon, dass ihre Innereien bloßliegen.

Obwohl es solche Lithografien bereits seit Jahrhunderten gibt, ist die öffentliche Akzeptanz der Leichensektion als Teil der medizinischen Ausbildung ein relativ junges Phänomen. Lange Zeit haben Anatome und Ärzte illegal und verborgen gearbeitet; sie logen, betrogen, stahlen und mordeten sogar, um ihre Wissenschaft voranzutreiben. Auf dem Konzil von Tours 1163 wurde das Sezieren öffentlich verboten. Dieses Edikt richtete sich zwar hauptsächlich gegen die Praxis der Zerteilung und des Abkochens der Leichen von toten Kreuzzüglern, die dann nach Hause transportiert wurden, und doch spiegelten sich in diesem Erlass deutlich frühe christliche Glaubensüberzeugungen in Bezug auf Eingriffe nach dem Tod. Schließlich könne der Leichnam nicht wiederauferstehen, wenn er zergliedert und damit entweiht worden sei.

Während der Renaissance gab es ein großes Interesse an Anatomie. Leonardo da Vinci etwa untersuchte die Anatomie des Menschen sehr genau. Im Jahre 1510 schloss da Vinci eine Arbeit ab, die die Parallelen zwischen der menschlichen und der tierischen Muskulatur zeigt, aber die Zeichnungen wurden zu seinen Lebzeiten nicht veröffentlicht. Andreas Vesalius, der Vater der modernen Anatomie, nahm seine eigenen Sektionen vor und veröffentlichte im Jahr 1543 ein siebenbändiges Meisterwerk: *De corporis humani fabrica.* Seine äußerst genaue Arbeit führte vor Augen, dass frühere, zuvor allgemein anerkannte, klassische Autoritäten wie Galen sich geirrt hatten. Wegen religiöser Tabus hatten die klassischen Anatomen sich bei menschlichen Abbildungen auf die Tieranatomie gestützt.

Nach der Reformation im 16. Jahrhundert erhielt das Royal College of Physicians in London von juristischer Seite die Erlaubnis, menschliche Leichen zu sezieren, aber ausschließlich die Körper von erhängten Verbrechern. Seziert zu werden galt in jener Zeit als ultimative Strafe für Kriminelle, viel schlimmer noch als die Todesstrafe allein. Zwar war die Sektion nun legal, doch beklagten die englischen medizinischen Forscher einen Mangel an Leichen; im Jahre 1820 begannen Ärzte, sich im Parlament dafür einzusetzen, dass der „Anatomy Act" verabschiedet wurde, ein Gesetz, dass Anatomen den unbeschränkten Zugriff auf Leichen von Armen aus dem Arbeitshaus, die niemand wollte, ermöglichte. Während man per Gesetz damit die Versorgung der Ärzte mit Leichen sicherte, bewerteten die Armen dies als eine „Kriminalisierung" der Armut, da zuvor ausschließlich überführte Kriminelle seziert werden durften.

Selbst mit dieser gesetzlichen Neuregelung reichte die Menge an toten Körpern nicht aus. Deshalb gingen Chirurgen und Anatomen dazu über, Körper von Leichenräubern zu erwerben – Menschen, die gerade Verstorbene aus ihren Gräbern exhumierten.

Während des 19. Jahrhunderts war Edinburgh das Forschungszentrum der Anatomie, und Dr. Robert Knox zog Menschenmengen von mindestens 500 in seine Anatomie-Vorlesungen. Die Zahl aufstrebender Ärzte, die sich für Chirurgie interessierten, wuchs kontinuierlich, denn man brachte diesem Beruf nach und nach immer mehr Respekt entgegen. Die Anatomie- und Chirurgiekurse der medizinischen Fakultät dauerten 16 Monate. Von den Studenten wurde verlangt, dass sie mindestens drei Leichen seziert haben mussten, ehe sie sich als Chirurgen bezeichnen durften. All dies erhöhte den Druck zusätzlich, da die Menge an Leichen beschränkt war.

Knox genoss zwar einen glänzenden Ruf, doch man glaubte, dass er Leichen von zwei Leichenräubern, William Burke und William Hare, erwarb, um den Mangel zu beheben. Burke und Hare haben tatsächlich Tote aus ihren Gräbern geraubt, aber berüchtigt wurden sie deshalb, weil sie 16 Menschen ermordeten und ihre Leichen verkauften. Damals gab es noch kein gutes Fixiermittel für die toten Körper und die Anatomen jener Zeit bevorzugten frische Leichen. Die Leichen von Burke und Hare zählten daher zu den begehrtesten. Die beiden Männer ersannen eine Methode des Erstickens, bei der kaum Spuren von Gewalteinwirkung zu erkennen waren. Diese Technik wurde „burking" genannt. Der Begriff schaffte es aufgrund des riesigen Skandals sogar in die englische Umgangssprache.

Im Jahre 1829 wurde Burke wegen Mordes verurteilt. Sein Partner Hare entging der Todesstrafe, indem er gegen Burke aussagte. Burke wurde vor 30 000 Menschen erhängt, und seine Leiche wurde – wie passend – öffentlich seziert. Seine Totenmaske und eine Geldbörse aus seiner gebräunten Haut sind bis heute im „Anatomy Museum of the Royal College of Surgeons" in Edinburgh ausgestellt. Was Dr. Knox betrifft, so waren die Ermittler nicht in der Lage, seine Rolle bei diesen Verbrechen zu klären, aber er stand unter so dringendem Verdacht, dass der einstmals geschätzte Professor unter wütendem Geheul der Bürger aus der Stadt getrieben wurde. Als Reaktion auf diesen öffentlichen Aufschrei verabschiedete London den „Warburton Anatomy Act" im Jahre 1832, der das Sektionsverbot bzw. die Beschränkung als Strafe für Mörder aufhob.

In der Neuen Welt waren dieselben Kräfte am Werk. Belegt ist die menschliche Sezierkunst in Amerika das erste Mal bereits für das Jahr 1638, und die Nachfrage nach Leichen wuchs, als die Universität in Pennsylvania den ersten offiziellen Anatomiekurs anbot. Die einzigen Leichen, die man legal erwerben konnte, waren wiederum die Körper verurteilter Krimineller.

Das Sezieren galt wie in England als eine noch schlimmere Form der Strafe als die Todesstrafe. Im Jahre 1784 wurde zum Beispiel in Massachusetts zur Bekämpfung des Duellierens ein Gesetz verabschiedet, wonach ein getöteter Duellant entweder ohne Sarg an einem öffentlichen Ort und mit einer Stange durch seinen Körper verscharrt oder einem Chirurgen zur Sektion freigegeben werden sollte. Sechs Jahre später erwirkten Richter der Föderation das Recht, die Sektion an die Todesstrafe zu koppeln.

Als es im frühen 19. Jahrhundert immer mehr medizinische Institute in Amerika gab, griff die Grabschänderei rasant um sich, weil die Nachfrage nach Leichen deutlich angestiegen war. Die Öffentlichkeit reagierte angesichts dieser verbrecherischen Entweihungsakte wutentbrannt und protestierte auf den Straßen – es kam zwischen 1765 und 1852 zu beinahe einem Dutzend Krawallen. Im April 1788 zum Beispiel lugten Kinder, die auf der Straße spielten, durch die Fenster der „Society of the Hospital of the City of New York" und sahen, wie Medizinstudenten menschliche Leichen sezierten. Ihre Eltern waren empört, als sie der Sache auf den Grund gingen und die präparierten Leichen sahen. Der Vater eines der Kinder entdeckte, dass sich darunter auch die Leiche seiner Frau befand, die man aus ihrem Grab geraubt hatte. Ein Mob von 5000 Bürgern stürmte daraufhin das Krankenhaus und das Gefängnis, wohin sich mehrere der Ärzte geflüchtet hatten. Drei Tage dauerten die Unruhen, das Labor wurde niedergebrannt und sieben Krawallmacher getötet. Die Miliz schlug die Unruhen schließlich nieder, indem sie Musketen abfeuerte. Als Reaktion auf diese Unruhen erließ man im Jahre 1789 in New York ein Gesetz, das es Ärzten gestattete, menschliche Leichname legal zu erwerben. So hoffte man, den Leichenraub einzudämmen.

Gegen Ende des 19. Jahrhunderts hatten die meisten Staaten Gesetze verabschiedet, die es den medizinischen Instituten erlaubten, Leichen ohne Angehörige zu erwerben. Anstoß zu diesem Gesetz hatte ein Ereignis im Jahr 1878 gegeben, als der US-Senator John Scott Harrison, der Sohn von Präsident W.H. Harrison und Vater von Präsident Benjamin Harrison, starb und in Ohio beerdigt wurde. Kurz nach der Beisetzung von Senator Harrison erhielten sein Sohn und sein Neffe die Nachricht, dass der Leichnam eines Freundes der Familie, William Devin, aus seinem Grab gestohlen worden sei und sich nun im medizinischen Institut in Ohio befinde. Die beiden Männer suchten das anatomische Labor des Instituts auf, um nach Devin Ausschau zu halten. Stattdessen fanden sie jedoch den Leichnam von Senator Harrison – bereit zur Sektion.

Im Jahre 1968 hatten alle fünfzig US-Staaten den „Uniform Anatomy Gift Act" unterzeichnet. Dieses Gesetz sichert zu, dass ein Spender seinen Leichnam dem Dienst der Wissenschaft vermachen kann. Seither haben die medizinischen Institute die Verwendung von Leichen, die keine nahen Angehörigen haben, reduziert; die Mehrheit der Leichen, die heute untersucht werden, ist das Ergebnis bewusster und differenzierter Entscheidungen, die Menschen vor ihrem Tod getroffen haben. Dennoch hat der anhaltende Bedarf nach Leichen und anatomischen Teilen auch moderne Leichenräuber hervorgebracht. Zwei jüngere Fälle, in denen Körperteile verkauft wurden – von Angestellten eines kalifornischen Medizinischen Instituts und von einem Zahnarzt und Friedhofsdirektor in New York –, erinnern an den Albtraum, der in unserer kollektiven Geschichte verwurzelt ist.

Trotz der schwierigen Geschichte der Anatomie bleibt der Akt des Sezierens einer menschlichen Leiche – das Fühlen, Sehen und Halten des menschlichen Körpers und seiner Teile – für die medizinische Ausbildung grundlegend. Für Ärzte ist dies die prägendste Erfahrung im frühen Berufsleben.

Als Nächstes beschäftigten wir uns auf unserer anatomischen Reise mit dem Torso. Um unsere zarten Herzen auf diese grausige Aufgabe vorzubereiten, wiesen uns unsere Lehrer an, mit den unpersönlicheren Muskeln hinten zu beginnen. Mit frischen Klingen an unseren Skalpellen durchschnitten wir die Haut, schälten subkutane Schichten ab und brachten die bleichen, rötlich-braunen Muskelfasern zum Vorschein. Die Gruppe uns gegenüber hatte die riesige Leiche eines Mannes, der in der Blüte seines Lebens gestorben war. Die Muskeln auf seinem Rücken waren groß und gut entwickelt und erinnerten mich an die großen Fleischstücke, die ich in der Metzgerabteilung des Supermarktes gesehen hatte. Von diesem Zeitpunkt an hatte ich nur noch wenig Lust, blutiges oder rosa gebratenes Fleisch zu essen; es schmeckte einfach nie mehr so wie zuvor.

Im Gegensatz zu dem kräftigen Hünen hatte mein Leichnam wenig bis gar keine Muskeln, und ich fragte mich, ob mein eigener dürrer Rücken wie ihrer war. Verglichen mit den anderen Leichen, insbesondere den männlichen, schienen die Rückenmuskeln meiner Leiche kaum groß genug, um ihren Oberkörper jemals wirklich aufrecht gehalten zu haben. Einige der Muskelstrukturen waren so klein, dass ich das Gefühl hatte, mir die Muskeln, von denen ich in meinem Anatomiebuch gelesen hatte, vorstellen zu müssen statt sie tatsächlich zu sehen. Wenn ich sie mit den leichter zu studierenden Leichen meiner Kommilitonen verglich, wurde ich geradezu besitzergreifend und fast defensiv angesichts der winzigen Stränge von Gewebe, die sich über ihre Wirbelsäule und ihren Brustkorb spannten.

Nachdem ich die Rückenmuskulatur seziert hatte, legten wir unsere Leiche auf den Rücken und machten mit der Brust weiter. Meine drei Teamkolleginnen und ich sezierten die Brüste besonders vorsichtig. Wir hatten etwas über Coopersche Bänder gelesen, Fasern von nahezu unsichtbarem Gewebe, die die Drüsen zusammenhalten – und das komplizierte Gangsystem. Zu unserer großen Bestürzung stellten wir jedoch fest, dass das innere Gewebe der Brust gelb war und kugelförmig; nicht sehr viel anders als das Fett, das wir in anderen Teilen des Körpers gefunden hatten. Die besonderen Ausgänge und Drüsen, die Muttermilch produzierten, sahen mit ihren weißen, zähen Gewebesträngen aus wie Hühnchenfett. Alles schien fad und unbestimmt.

Wir schälten die restliche Haut und das subkutane Gewebe ab, um die Muskeln der Brust freizulegen. Der *pectoralis major* und der *pectoralis minor* lagen ausgebreitet wie großartige Fächer auf jeder Seite. Darunter verband der Brustknochen die beiden Hälften des Thorax wie das Scharnier an einer Schatztruhe: Jede Rippe bildete eine Art Teilstück dieses Scharniers. Wir verwendeten eine andere Art von elektrischer Säge, um eine *mediane Sternotomie* auszuführen, bei der der Brustknochen der Länge nach zerteilt wird, wie es Chirurgen während einer Herzoperation machen. Wir benutzten unseren Zeigefinger für eine Technik, die treffend als „krasse Sektion" bezeichnet wird. Wir legten zwei kleine Stellen gerade unterhalb des oberen und unteren Endes des Brustbeins frei; diese markierten Anfangs- und Endpunkt für unsere kleine Bogensäge. Ich jagte den Motor der Säge hoch, platzierte die Spitze der Säge auf der Öffnung zwischen den Schlüsselbeinen meiner Leiche und zog die rotierenden Sägeblätter entlang des Brustbeins.

Meine Laborkolleginnen und ich zogen die Seiten des geteilten Brustbeins auseinander. Darunter fanden wir einen bleichen Beutel, das *pericardium,* das das Herz umschließt. Ich schnitt den Beutel mit Hilfe einer Sezierschere auf; Daumen und Ringfinger in den Griffen der Schere. Darunter wachte eine Kugel, die gerade so groß war wie meine Faust, muskulös wie eine Bulldogge, die ein Haus bewacht. Wir entfernten das Herz, schnitten seine großen Blutgefäße mit riesigen Scheren, die an Schneiderscheren erinnerten, auf. Dann verbrachten wir den restlichen Tag damit, seine Anatomie zu studieren. Wir präparierten die papierähnlichen Mitralklappen, die deshalb so heißen, weil sie der päpstlichen Mitra ähneln. Sie befinden sich zwischen dem linken Vorhof und der linken Herzkammer und sind an den Rändern durch Stränge von Muskeln, die wie die Reißleinen bei einem Fallschirmspringer aussehen, gefasert. Wir präparierten die Herzkranzarterien, jede von ihnen nicht größer als eine Bleistiftspitze. Wenn sie blockiert sind, dann entziehen sie dem Herzen einen Großteil des benötigten Sauerstoffs, und diese *ischemia* kann das Absterben von Herzmuskelmasse zur Folge haben; das bezeichnet man dann als Herzinfarkt. Ich starrte diese überlebenswichtigen winzigen Gefäße an und fragte mich überrascht, wieso Menschen nicht schon frühzeitig einen Herzinfarkt bekommen.

Auf jeder Seite des nun leeren Herzbeutels lagen die Lungen, zusammengefallen und bewegungslos. Unseren Lehrbüchern entnahmen wir, dass jede Lunge aus Abermillionen mikroskopisch kleiner Luftbläschen besteht, die man *Alveoli* nennt. Teile der Lunge, die noch Luft speicherten, waren besonders weich, beinahe samtig. Wenn man einen Finger hineinsteckte, hinterließ man eine kleine glänzende Delle und es war ein sanftes, schmatzendes Geräusch zu hören, wie wenn man einen schlammigen Weg am See entlanggeht. Die Lungen meiner Leiche waren schwarz und mit Rußflecken übersät. Anfangs dachte ich, dass das Formaldehyd sie entfärbt hätte, aber als ich die Lungen der anderen Leichen sah – die strammen Lungen unseres Nachbarn waren voll und rosa – erkannte ich, dass meine Leiche während ihres Lebens geraucht hatte und offenbar auch die vielen Abgase einer Stadt abbekommen hatte.

Wir entnahmen die Lungen und schnitten dabei durch Gefäße, die die Frau einst mit Sauerstoff und Blut versorgt hatten. Die Brusthöhle, auf deren Rückseite Pfützen von Formaldehyd zu sehen waren, sah nun wie ein geplündertes dunkles Fischglas aus. Von innen konnten wir mehreren Nervenbahnen folgen, die sich über die Brustwand erstreckten. Der Zwerchfellnerv, dessen feinste elektrische Impulse das aus Muskelgewebe bestehende Zwerchfell innervieren, war so unscheinbar, dass es unglaublich schien, dass er der elende Verursacher von hartnäckigem Schluckauf sein kann. Er sah vielmehr aus wie ein langes Stück Spaghetti *al dente*. Der eindrucksvolle Aortenbogen, jene großartige muskulöse Arterie, die einst das mit Sauerstoff angereicherte Blut mit großem Schwung aus dem Herzen beförderte, schlängelte sich elegant Richtung Hirn und dann wieder hinab Richtung Unterleib; und ich konnte mir vorstellen, wie das Blut aus den tiefer liegenden Höhlen emporschoss und sich durch mäandernde und immer kleiner werdende Arterien durch den Körper bewegte.

Wir arbeiteten uns hinunter zum Unterleib. Wir machten einen Einschnitt in der Haut, durchdrangen das subkutane Fett und präparierten dann die Bauchmuskeln. Der Bauch meiner Leiche war flach, aber ihre Bauchdecke hing irgendwie merkwürdig, verglichen mit ihrem feinen Knochenbau. Die Haut an ihrem Bauch war sehr locker, und die Muskeln waren verkümmert und sehnig. Ein alter chirurgischer Einschnitt war an einer dünnen Linie von ihrem Brustbein bis hinab zu ihrer Scham zu erkennen und verzerrte die kleine Öffnung in ihrer Bauchdecke, die ihr Nabel gewesen wäre.

Als wir einmal in ihrer Bauchhöhle waren, stellten wir fest, dass ihre Eingeweide merkwürdig durcheinander erschienen. Die anderen Leichen hatten Gedärme, die man einfach präparieren konnte und die frei umherglitten, wie bei der Peristaltik und der Verdauung. Meine drei Laborpartnerinnen und ich sahen uns konfrontiert mit einem Labyrinth von Darmwindungen ohne erkennbaren Anfang oder Ende. Wir wiederholten das Mantra des anatomischen Präparierens: *Sich vom Bekannten zum Unbekannten vorarbeiten*. Normalerweise kann man neu sezierte Strukturen erkennen, indem man den Linien jener folgt, die man bereits identifiziert hat. Jeder von uns versuchte, aus den verwickelten Gedärmen schlau zu werden, aber die Anweisung aus unserem Anatomielehrbuch – *Folgen Sie dem Dünndarm bis zum* ileum, *wo Sie den Blinddarm finden werden* – verwirrte uns nur zusätzlich.

Anders als ihre ordentlichen Arme, der Rücken und die Brust war der Unterleib meiner Leiche in Unordnung. Sie hatte keine Gallenblase. Ihr *omentum*, das Bauchfell, das normalerweise die Gedärme bedeckt, fehlte. Verwachsungen und Narbengewebe verzerrten die Anatomie ihres Bauches und hatten ihre zarten einzelnen Organe zu einem großen hässlichen Block verschmelzen lassen.

Uns war klar, dass unsere Leiche irgendeine größere Operation gehabt hatte, aber was hatte ihre Gedärme so zugerichtet? Meine Laborpartnerinnen und ich schauten uns schließlich die Leichen bei unseren Kommilitonen an, wo man den Aufbau klar erkennen konnte. Wir waren insgeheim enttäuscht und hatten das Gefühl, dass unsere Leiche uns betrogen und die Unterleibsanatomie durch unsere testenden Hände und Hirne verhindert hatte.

In der achten Woche unseres Präparierkurses hatten wir alles bis zum Becken hinunter seziert. Ich war sehr neugierig auf den Uterus und die Eierstöcke. Ich wollte sie sehen und befühlen. Wie sahen die Organe, die die Höhle für die Babys bilden und die Menstruation verursachen, wirklich aus? Ich erinnerte mich an meine Lehrerin, Miss Goodwin, die uns in der sechsten Klasse in Sexualkunde unterrichtete und uns die Menstruation und den Eisprung erklärte. Sie war eine der jüngsten Lehrerinnen an meiner Schule und die Vermutung lag nahe, dass Joanna Goodwin diesen Unterricht vor 50 vorpubertären Mädchen nicht ganz freiwillig machte. Trotzdem gelang es ihr, sowohl kreativ als auch unterhaltsam zu sein. Als wir sie fragten, wie sie den Uterus und die Eierstöcke beschreiben würde, hielt Miss Goodwin in ihrer schnellen Präsentation kurz inne.

Schließlich streckte sie ihre Arme in die Höhe, in jeder Hand hielt sie zerknülltes Zeitungspapier. „Seht ihr", sagte sie. „Mein Körper ist der Uterus, meine Arme sind die Eileiter, und die Zeitungen sind die Eierstöcke."

Halb erwartete ich, Miss Goodwin im Becken meiner Leiche zu entdecken, mit ausgestreckten Armen und mit zusammengeknülltem Zeitungspapier in den Händen. Als wir tiefer eintauchten, fanden meine Laborkolleginnen und ich jedoch Knoten von hartem Gewebe. Wir waren so erpicht darauf, die weiblichen Sexualorgane zu sehen, dass wir gleich die ersten beiden runden Formen als Eierstöcke deklarierten. Unsere Leiche hatte aber noch viel mehr Knoten von Gewebe, einige darunter so klein wie Murmeln, andere so groß wie Limetten. Die unterschiedlichen kreisrunden Gewebestücke klebten zusammen, klebten an den Gedärmen fest, klebten an der Bauchdecke. Die einen waren weich, andere waren wie Felsgestein mit zerklüfteter Oberfläche. Wir baten unseren Professor, sich das anzuschauen. „Oh je", sagte er, „sieht so aus, als hätte sie Eierstockkrebs gehabt."

Die Eierstöcke, die genau das Östrogen produzierten, das unserer Leiche ihre sorgsam gepflegten weiblichen Züge und Eigenschaften verschafft hatte, waren zugleich die Organe, die ihr Leben beendet hatten. Zu einem unbekannten Zeitpunkt ihres Lebens war eine der Eierstockzellen mutiert und wuchs dann unkontrolliert weiter. Das wachsende anormale Eierstockgewebe drang in ihre Eingeweide ein und führte dazu, dass sie zusammenklebten und alles blockierten. Das Krebsgewebe produzierte eine Flüssigkeit, *ascites,* was die Ursache dafür war, dass ihr einstmals flacher Bauch sich ausdehnte und aufblähte und meine Leiche ihrer guten Figur beraubte. Nachdem sie gestorben war und in jener Wanne voll Formaldehyd gelegen hatte, war die Flüssigkeit verschwunden und die gedehnte Bauchdecke hing locker über dem zarten Knochenbau. Die Chemotherapie, die sie als lebensverlängernde Maßnahme erhalten hatte, hatte ihre Haare bis auf einige wenige, daunenweiche Strähnen ausfallen lassen. In seinem wahnsinnigen Eifer zu wachsen, hatte der Tumor ihrem Körper gierig eine große Menge an Nährstoffen geraubt und unsere Leiche erschöpft und schmal zurückgelassen, so dass selbst ihre Rückenmuskulatur nur noch aus ein paar elenden Strängen bestand.

Meine Kommilitonen interessierten sich ganz besonders für das, was wir im Unterleib meiner Leiche gefunden hatten. Als Ärzte, die Krankheiten heilen sollen, studieren wir nicht das Normale, sondern das Abnormale, die Anomalien und Kuriositäten der menschlichen Physiologie. Und hier ergab sich die Gelegenheit, Eierstockkrebs in einem echten Körper zu sehen. Für einige Studenten sollte das die einzige Chance sein, das Endstadium dieser Krankheit einmal tatsächlich zu sehen. Während dieses langen Nachmittags erläuterte unser Anatomiedozent die unregelmäßige Masse von Tumorgewebe, und Studentengruppen kamen vorbei und staunten angesichts dessen, was da in ihrem Unterleib war. In vielfacher Weise war diese Szene eine Vorschau auf unsere Zukunft als Kliniker, wenn wir während der Visite in großen Gruppen lebende Patienten besuchten. Und die Beschäftigung mit Sehen, Berühren, Riechen und Hören von abnormalen Befunden spiegelte schon den voyeuristischen Aspekt unserer Kunst wider. Bereits zu Beginn unserer Ausbildung lernten wir, dass große Kliniker nicht einfach geboren werden; sie werden dazu gemacht, d. h. ausgebildet.

Als meine Laborkolleginnen und ich schließlich das Gesicht der Leiche enthüllten, hatten wir uns zehn Wochen lang täglich mit ihrem Körper beschäftigt. Eine durchsichtige Plastikhülle umgab ihren Kopf. Unter einem weißen, mit Formaldehyd getränkten Tuch aus Musselin zeichneten sich die Konturen ab, ihre Augen, Nase und ihr Mund. Ich deckte das Tuch langsam auf und begann mit der Ecke, die ihr Kinn bedeckte. Irgendwie hatte ich das Gefühl, dass ein Blick in ihr Gesicht – auf ihre

Augen, Lippen und ihren letzten Ausdruck – das Leben bestätigen würde, das ich mir für sie vorgestellt hatte. Anders als der Unterleib war das Gesicht der Leiche glatt und die Haut straff. Ihr Kinn schien perfekt gemeißelt und ihre Lippen, an denen man noch Spuren von orangefarbenem Lippenstift sehen konnte, waren dünn. Trotz allem, was wir dem Rest ihres Körpers in den vergangenen zweieinhalb Monaten angetan hatten, sah unsere Leiche friedlich aus, so, als schlafe sie.

Ihre Augen waren geschlossen. Ich zog ihr rechtes Augenlid in die Höhe, weil ich wissen wollte, welche Farbe ihre Augen hatten; jene Fenster, durch die sie die Welt draußen betrachtete. Die Augen, so hoffte ich, würden mir den Rest ihrer Geschichte offenbaren. Ich wäre in der Lage, sie so anzuschauen wie die Menschen, denen sie in ihrem Leben begegnet war. Aber es gab keine Augen mehr, weder unter ihrem rechten noch ihrem linken Lid; nur leere Höhlen. Ich hatte noch nie zuvor Augenbulbi gesehen, doch statt schockiert zu sein, fühlte ich eine tiefe Trauer, eine Art von Leere, so als hätte man mich des Schlusskapitels des imaginierten Lebens meiner Leiche beraubt. „Wahrscheinlich hat sie ihre Korneas nach ihrem Tod gespendet“, sagte mein Professor.

Ihre Augen waren nicht das Einzige, was ihr entnommen worden war, bevor sie zu uns kam. Ihr Hirn, jenes Kontrollzentrum ihrer Seele, war auch entnommen worden. „Es wird für später aufbewahrt“, sagte unser Professor. „Sie werden das im nächsten Semester in der Neurologie untersuchen.“ Die leere Schädeldecke, wie die leeren Augenhöhlen, sah aus wie ein hastig ausgeräumter Raum.

Wir schälten die Haut von ihrem Gesicht ab und legten so die Nerven und Muskeln frei, die ihren Gesichtsausdruck kontrolliert hatten. Ich bat meine Laborkolleginnen darum, diesen Teil des Sezierens vornehmen zu dürfen. Ich hielt das kleine Skalpell wie einen Bleistift und separierte die dünne Gesichtshaut von den darunter liegenden Muskeln, eine Technik, die der des Faceliftings ähnelt. Die Präparation musste mit größter Sorgfalt erledigt werden, um nicht unbeabsichtigt irgendeinen feinen Gesichtsnerv oder ein Blutgefäß zu zerstören. Ich fand die Arbeit beruhigend; in den vergangenen zehn Wochen hatte ich diese technische Arbeit des Präparierens schätzen gelernt, insbesondere die feineren Aspekte. Außerdem wollte ich mehr Zeit mit ihrem Gesicht verbringen, um herauszufinden, ob ich auf diese Weise weitere Puzzlestücke ihres Lebens zusammensetzen könnte.

Anders als andere ihrer Muskeln waren die Gesichtsmuskeln meiner Leiche wunderbar entwickelt. Ich gelangte zu der Überzeugung, dass sie, selbst als sie wusste, dass sie an Eierstockkrebs litt, das Leben geliebt hatte: Die starken Muskeln ihres Lächelns rund um ihre Augen herum waren ein Spiegel dafür, dass sie eine Frau gewesen war, die das Leben und alle begleitenden Gefühle genossen hatte. Das Krebsgeschwür hatte ihren restlichen Körper zerstört, doch ihre Gesichtsmuskeln hatten überlebt und waren sogar aufgeblüht trotz der Härten, die sie sicherlich erfahren hatte. Damals wusste ich noch nicht, dass meine Leiche, meine erste Patientin, darin sehr meinen lebenden Patienten ähnelte, die folgen sollten. Wenn sie wussten, dass sie nicht mehr lange zu leben hatten, dann lebten sie die ihnen verbleibende Zeit wesentlich intensiver als gesunde Menschen.

Die Anatomieprüfung fand zwei Wochen später statt. Zu diesem Zeitpunkt war das Präparieren längst zur Routine geworden. Abends verbrachten wir nahezu jede freie Minute im Anatomiesaal bei unserer Leiche, schauten uns die Körperteile an und versuchten, sie uns einzuprägen. Wenn die Zeit knapp war, bestellten wir uns eine Pizza, nachdem wir einige Stunden gearbeitet hatten, aßen hastig in der Halle und gingen dann zurück ans Sezieren. Der Geruch von Formaldehyd war Teil unseres Lebens geworden, eine Art Abzeichen, das wir mit Stolz trugen, wenn wir an älteren Studenten vorbeigingen, die den Geruch und damit unsere Identität als Mediziner erkannten. Für einen kurzen Moment fühlten wir uns als die wahren Nachfahren unserer medizinischen Vorväter, als einen Teil der Geschichte der Medizin, der sich in den letzten Jahrhunderten nicht geändert hat. Wir sezierten so ähnlich wie schon Vesalius vor vier Jahrhunderten und speicherten alles in unseren Köpfen. Wir gelangten zu der Überzeugung, dass der menschliche Körper selbst im Tode Geheimnisse des Lebens in sich birgt. Und wie jene großen Ahnen der Medizin lernten wir, instinktive Furcht und selbst Abscheu zu unterdrücken. Wir verbannten diese Emotionen aus unserem Bewusstsein, um unser medizinisches Wissen zu erweitern. Wir waren initiiert.

Am Nachmittag nach unserer letzten Prüfung ging ich noch einmal in den Anatomiesaal zurück, um die Leiche ein letztes Mal zu besuchen. Labortechniker hatten den Tag damit verbracht, die Leichen für den Transport fertig zu machen, aber die Räume waren noch ruhig und leer. Ich öffnete die inzwischen vertraute Tür unterhalb des Präpariertisches und zog das Metallbett hervor.

Sie war ordentlich in weißes Plastik gehüllt und bereit, ihre letzte Ruhestätte zu finden. Durch das Plastik hindurch berührte ich ihre Stirn, ihre Schultern und ihre Hände. Ich saß dort in meinen alten Jeans und meinem Highschool-T-Shirt und ging im Kopf meine Erinnerungen an ihren Körper durch und die Geschichte, die er uns erzählt hatte. Ich schloss meine Augen und stellte mir ihre Anatomie vor. In meiner zukünftigen Praxis sollte sie immer wieder mein Bezugspunkt, meine Orientierung sein. „Danke", dachte ich, und fühlte in jenem Moment den starken und regelmäßigen Schlag inmitten meiner eigenen Brust. „Danke für Ihr letztes Geschenk."

Kapitel 2

Der magische Augenblick

Es war überhaupt nicht so, wie es immer im Film dargestellt wird. Zwar schrie jemand „Achtung! Schock! Weg vom Bett!", als durch Defibrillation gezielte Stromstöße in den Körper des Patienten geleitet wurden. Und ein Arzt beugte sich über dessen Oberkörper und ein anderer Arzt am Fuße des Bettes rief, er brauche die Medikamente Lidokain, Epinephrin und Atropin. Aber die verstreuten, sich aufrollenden EKG-Papierstreifen, die benutzten Spritzen, der Geruch von verbranntem Fleisch, der von den Stellen aufstieg, wo die Paddle ihre Joule abgegeben hatten, und der jetzt in der Luft hing, der nackte Körper, der keineswegs friedlich, ordentlich und kerzengerade auf dem OP-Tisch ruhte, sondern so schräg dalag, als ob er gerade vom Himmel gefallen wäre – nichts von alledem hatte ich jemals auf der Leinwand oder im Fernsehen gesehen.

Ich war gerade im dritten Jahr meines Studiums. Das medizinische Institut hatte unsere Ausbildung zwei Jahre lang auf Hörsäle und Labore beschränkt; aber jetzt durchliefen wir wechselnde Stationen und bevölkerten die Krankenhausabteilungen, um am lebenden Patienten zu lernen. Unser Studienplan sah für dieses Studienjahr lediglich vor, dass wir eine bestimmte Anzahl von Wochen auf sechs verschiedenen Stationen verbringen sollten: zwölf Wochen auf der Inneren, zwölf Wochen in der Chirurgie und dann jeweils sechs in den anderen großen Fachabteilungen – Geburtshilfe und Gynäkologie, Pädiatrie, Neurologie, Psychiatrie. Abgesehen von den rigiden Vorgaben, waren die Möglichkeiten, diese Zeit zu gestalten, unendlich. Wir konnten eigene Wünsche äußern, wann wir welche Station besuchen wollten und hatten die Wahl zwischen sechs verschiedenen Krankenhäusern. Die jeweiligen Ärzte an jedem der Krankenhäuser machten die Auswahl noch komplizierter. Die Oberärzte waren ausgewiesene Fachärzte, bei denen wir uns verzweifelt einschmeicheln wollten; ein gutes Zeugnis des richtigen Arztes war der Schlüssel für den Zugang zu dem Spezialgebiet, von dem wir träumten. Meine Kommilitonen und ich waren geradezu besessen davon, die richtige Wahl zu treffen und eine möglichst gute Figur vor der besten Facharzt-Gruppe zu machen.

Ich hatte Glück, dass ich auf der Internistischen Station des Flaggschiff-Krankenhauses unseres Instituts in einem außergewöhnlich freundlichen Team von Ärzten begann. Wir hatten Stunden um Stunden überlegt, welche Ärzte wohl die besten wären und in welcher Reihenfolge wir die Stationen durchlaufen sollten. Meine Kommilitonen und ich sollten bald feststellen, dass die jungen Assistenzärzte und die Ärzte im Praktischen Jahr im Grunde die zentrale Größe darstellten. Wir verbrachten unsere Tage und Nächte mit ihnen zusammen; manche von ihnen waren erstklassige Lehrer, andere Sklaventreiber von Weltformat. Und am Ende sollte in jenem Jahr niemand größeren Einfluss auf uns haben als die jungen Ärzte im ersten Jahr, die in der riesigen akademischen Hierarchie nur wenig über uns standen.

Ich heftete mich in den ersten Wochen in jenem Sommer an die Fersen von Manny, einem PJ-ler, der ursprünglich aus New York kam. Manny liebte die klinische Medizin. Er blühte förmlich auf, wenn er sich mit den feinen Details der Arbeit auseinandersetzen konnte, berauscht von seinen überragenden Fähigkeiten im professionellen Trivial Pursuit. So ließ er in Gesprächen immer komplizierte Namen von Krankheiten, die ausschließlich Eingeweihten bekannt waren, fallen. Er zitierte die jüngsten Forschungsergebnisse aus Fachpublikationen und spulte die Laborwerte seiner Patienten ab wie ein Junge, der die Ergebnisse seiner

Lieblingsfußballmannschaft runterrattert. Manny hatte erst einen Monat zuvor sein Medizinstudium abgeschlossen, doch er nahm so schnell die Haltung eines Gastprofessors an, wie ich feuchte Hände vom Adrenalin bekam und mein Herz schneller schlug. Während Manny hochtrabend dozierte, ließ ich meine Gedanken schweifen. Oft starrte ich dann wie hypnotisiert auf seinen kirschgroßen Adamsapfel, der immer wieder über den Rändern seiner Luftröhre auftauchte.

Irgendwann während seines Vortrags legte Manny eine Pause ein, ein Zeichen dafür, dass er mir gleich eine Frage stellen würde. Mein Gedächtnis war, seitdem ich Medizin studierte, immer löchriger geworden, ich konnte kaum eine alte Information dauerhaft speichern und war mit an Sicherheit grenzender Wahrscheinlichkeit nicht in der Lage, die Details, die ich mir mühsam am Abend zuvor eingeprägt hatte, zu wiederholen. Mannys bedeutungsvolle Pausen rüttelten mich wach, und ich versuchte wie verrückt, meine Gedanken aus ihrer hypnotischen Fixierung auf seinen Hals zu lösen. Wenn Manny schließlich seine Frage stellte, ergoss sich ein Sturzbach falscher Antworten aus meinem Mund. Er war vollkommen begeistert von meiner Inkompetenz; jede falsche Antwort bot ihm eine neue Gelegenheit, mir einen Vortrag zu halten. In meinem Kopf entwickelten sich diese Treffen jedoch zur beunruhigenden Bestätigung meiner beiden schlimmsten Befürchtungen: Meine Unfähigkeit würde dazu führen, dass ich mein Studium nie abschließen würde. Meine guten Vorsätze würden nichts nutzen: Ich war vermutlich nur einen Gedächtnisfehler entfernt davon, einen Patienten unabsichtlich zu töten.

Dennoch machte es Spaß, mit Manny zusammen zu sein. Er kam wie ich von der Ostküste und war der Meinung, alle anderen würden einen merkwürdigen Dialekt sprechen. Mir gefiel, dass er wirklich Freude daran zu haben schien, sich um seine Patienten zu kümmern, selbst jene, von denen ein merkwürdiger Geruch ausging und die es eigentlich hassten, mit einem Arzt im Praktischen Jahr statt mit dem Chefarzt persönlich zu sprechen. Und mir gefiel es auch, dass er es eher lustig als nervtötend fand, dass ich ihm bei Tag und Nacht auf Schritt und Tritt folgte.

Beim allerersten Mal, als er sich mir gegenüber wie ein Professor aufführte, belehrte Manny mich über die unterschiedlichen Arten von Medikamenten gegen Bluthochdruck. Mitten in seiner Vorlesung brach er plötzlich ab und grinste. „Was ist los, Manny?“, fragte ich ihn und war schon besorgt, dass mir etwas entgangen war, weil ich wie üblich seinen Adamsapfel anstarrte.

„Weißt du eigentlich, Pauline, dass du eines Tages auf meinem Stuhl sitzen wirst und einen Medizinstudenten belehren wirst?“ Er machte eine Pause und lächelte, offenbar freute ihn dieser Gedanke. „Und vielleicht bringst du ihnen genau dasselbe bei, was ich dir gerade beibringe.“ Sein Lächeln verwandelte sich in ein breites Grinsen.

Während der Nächte, die wir gemeinsam Dienst hatten, schickte mich Manny meistens nach Mitternacht schlafen, so dass er sich allein um die letzten Details seiner Arbeit kümmern konnte. Eines Nachts jedoch, ziemlich früh in jenem Sommer, klopfte Manny eine halbe Stunde, nachdem ich mich hingelegt hatte, an die Tür des Bereitschaftszimmers. „Hey, Pauline! Es gibt eine Wiederbelebung!“, sagte Manny zu mir. Das Herz eines Patienten stand still, und ein Team aus Ärzten und Schwestern versuchte, ihn wiederzubeleben. Mannys Augen funkelten und er schwang, nervös herumzappelnd, die Tür des Bereitschaftszimmers auf und zu. Das Licht aus dem Gang fiel jedes Mal, wenn er die Tür öffnete, in den Raum; gleich darauf, wenn er die Tür schloss, war es wieder stockfinster. Ich stolperte aus meinem Bett, weil ich diesem untauglichen Versuch, eine Stroboskop-Beleuchtung nachzuahmen, ein Ende setzen und weil ich die Wiederbelebungsmaßnahme sehen wollte. „Dies wird eine lehrreiche Erfahrung für uns beide sein“, sagte er, als ich meinen kurzen, weißen Kittel anzog.

Vor dem Bereitschaftszimmer hörte ich Lautsprecher-Durchsagen. Die Stimme hallte auf den verlassenen Fluren wider. „Notfall in Raum 842, Jackson Pavillion. Notfall in Raum 842, Jackson Pavillion“, hörte ich die Stimme der Sprecherin immer wieder in einem angespannten Flüsterton sagen, als ob ihr bewusst war, dass es mitten in der Nacht war, sie aber keine Ahnung hatte, dass ihre Stimme über Lautsprecher überall im Krankenhaus zu hören war. Manny und ich rannten die Stufen in den 8. Stock hinauf, wo die Lichter auf dem Gang blitzten. Eine Menge Ärzte, Schwestern, Beatmungspfleger und Hilfsschwestern kamen aus Raum 842, weitere Klinikmitarbeiter kamen wie wir aus den Fahrstühlen und aus dem Treppenhaus, schnaufend und mit aufgerissenen Augen stürmten diese auf den Raum zu.

Ein Trio von Schwestern schob einen sperrigen Metallwagen aus dem Gang mitten hinein in die Menschenmenge. „Aus dem Weg!“, rief eine der Schwestern. „Wir haben den Notfallwagen!“ Die Menschengruppe vor der Tür teilte sich gerade lang genug, damit der Wagen und die drei Schwestern passieren konnten, schloss sich dann sofort wieder und blockierte damit erneut den Zugang. Als die Schwestern einmal im Raum waren, brachen sie die Plastikschlösser, die die Schubladen und die Kontakte des Defibrillators sicherten, auf und zogen dann Spritzen mit Dutzenden von Medikamenten auf.

Als ich in der Nähe der Tür stand, erkannte ich zwei andere Medizinstudenten im Raum, die auch gekommen waren, um etwas zu lernen. Wir lächelten uns zu und zuckten mit den Schultern; wir hatten keine Ahnung, was da auf uns zukommen würde, dachten aber, dass es sich lohnen würde, dafür wach zu bleiben. Eine der Schwestern am Notfallwagen hatte die Menschenmenge scharf im Blick – wie ein Tiger, der auf seine Beute lauert. „Alle, die nicht unbedingt hier sein müssen, verlassen jetzt bitte den Raum!“, knurrte sie. Die Menge wich zurück. Ich versuchte, in den Raum hineinzugelangen, um besser sehen zu können; doch als ob sie mich erwischt hätte, brüllte die Schwester: „Medizinstudenten und andere, die hier nicht helfen, verlassen bitte den Raum!“ Ich schlich mich zurück zum Rest der Menge.

Es war zwei Uhr morgens. Die Ärzte, die ihre Straßenkleidung ausgezogen hatten und jetzt Krankenhauskittel trugen, schienen um ein Jahrzehnt gealtert, seit ich sie das letzte Mal vor zwölf Stunden gesehen hatte. Verwischte Wimperntusche bei den Frauen und ein drei Tage-Bart bei den Männern betonten ihre Müdigkeit. Nur der blonde Pferdeschwanz der Dienst habenden Ärztin, die für die Wiederbelebungsmaßnahmen verantwortlich war, wippte zu dieser späten Stunden mühelos auf und nieder.

Ich hatte diese Ärztin tagsüber bei einer der medizinischen Besprechungen gesehen. Sie war eine der Besten ihres Jahrgangs und hatte nur noch ein Jahr fachärztliche Ausbildung vor sich. Sie legte eine Sicherheit und ein Selbstvertrauen an den Tag, das signalisierte, dass sie in nur einem Jahr eine vollwertige Fachärztin sein würde. Ich hatte immer großen Respekt vor ihrem sicheren Auftreten und der Art, wie sie die Fälle ihrer Patienten präsentierte; sie wusste genau, was zu tun war und wie die Dinge sich entwickeln würden. Meine Freunde von der Uni, die in ihrem Team waren, beteten sie förmlich an, und wir waren erstaunt, dass sie noch vor drei Jahren eine Medizinstudentin wie wir gewesen war.

Auf Zehenspitzen und vom Gang aus beobachtete ich Karen, die allein am Fuß des Bettes stand und Anweisungen gab. Ihre Nachtschicht war wahrscheinlich sehr anstrengend gewesen; sie trug immer noch ihr schwarz-weiß gemustertes Tweed-Kleid. Ihr Pferdeschwanz wippte, als sie vom EKG zum Patienten hinüberblickte, dann zu den anderen Ärzten und Schwestern. Selbst von draußen konnte ich sehen, dass ihre Hände zitterten. Und nicht nur ihre Hände – ihr ganzer Körper bebte.

Ich kannte den Patienten auf dem Bett nicht, konnte aber erkennen, dass es sich um einen Mann handelte. Das Wiederbelebungsteam hatte ihm sein Klinikhemd und alle andere Kleidung ausgezogen. Er hatte ein paar graue Haare auf dem Kopf und die knorrigen Gelenke von einem Menschen, der unter Arthritis leidet. Das Merkwürdigste an ihm war jedoch seine Hautfarbe. Sie war blau. Selbst aus einiger Entfernung konnte ich sehen, dass sich seine Haut mit dem blauen Stich wahrscheinlich wesentlich kühler anfühlte als meine.

Der Patient war in die Trendelenburg-Position gebracht worden, um eine bessere Venenfüllung zu erreichen und das Blut aus seinen Füßen und Beinen Richtung Hirn zu befördern. Das Wiederbelebungsteam hatte ihm ein hartes Brett untergelegt, da dieses den Stößen der Herzdruckmassage gegen seine Brust Widerstand entgegensetzen konnte. Aber auf dem weichen Krankenhausbett bedeutete jeder Druck auf seine Brust, dass sein Oberkörper immer mehr in Schieflage geriet, bis ein letzter Schock den Körper des Mannes vollständig vom Brett katapultierte. Jedes Mal hievte das Team den Mann wieder auf das Brett und kämpfte gegen die weiche, darunter liegende Matratze und den Abwärtssog der Trendelenburg-Position; doch als ihnen dies geglückt war, stand ein Arm ab, ein Bein hing aus dem Bett. Nach mehrfachen Bemühungen gab das Team auf und versuchte nur noch, den Oberkörper soweit wie möglich auf dem Brett zu halten und überließ Arme und Beine sich selbst, so dass sie in alle vier Himmelsrichtungen zeigten.

Als ich sah, wie zwei Ärzte in dem vergeblichen Versuch, Blut abzunehmen, Nadeln in die Lende des Patienten stießen, war ich im Innern zutiefst erleichtert, dass ich nur Medizinstudentin war und keinerlei Verantwortung tragen musste. Beim fünften Versuch trafen die Ärzte ein Gefäß und nahmen eine

Flüssigkeit ab, die sie für Blut aus der Oberschenkelarterie hielten. Die Flüssigkeit in ihrer Spritze war beinahe schwarz. Sie zeigten sie Karen, ehe eine der Schwestern die Probe schnappte und ins Labor brachte. Karen zitterte wieder und schaute dann auf die grüne Linie auf dem EKG. Die Linie auf dem Bildschirm bewegte sich erratisch auf und nieder, wie ein unglücklicher Tänzer auf der vergeblichen Suche nach dem Rhythmus der Musik.

Karen schloss einen Moment lang die Augen. Ich dachte, dass sie sich die Fließdiagramme für die Herzwiederbelebung visualisierte und die Schritte in Anweisungen für das restliche Team übersetzte. Ich dachte an das, was ich selbst zu Beginn des Monats im Hinblick auf fortgeschrittene lebensrettende Maßnahmen notiert hatte. Es war die erste Aufgabe in meinem praktischen Jahr gewesen.

Bei Kammertachykardie mit einem EKG, das wie die Zähne einer Säge aussieht, gibt man Amiodaron und dann Stromstöße mit dem Defibrillator. Bei Kammerflimmern, was einen noch schlimmeren Rhythmus bedeutet, der kaum als ein Schnörkel zu erkennen ist, sollte intravenös mit Epinephrin behandelt werden und mit Stromstößen von 200 Joule. Erhöhen Sie die Energie, mit der Sie defibrillieren, auf 300 Joule, wenn der Herzrhythmus nicht darauf reagiert. Erhöhen Sie nochmals auf 360 Joules, wenn sich kein regulärer Herzschlag einstellt, aber erhöhen Sie nicht weiter. Kontrollieren Sie den Säuregehalt des Blutes und spritzen Sie Kalzium, Magnesium und sogar etwas Bicarbonat, aber in Maßen, weil sich der Zustand des Patienten ansonsten weiter verschlechtert. Achten Sie darauf, dass niemand den Patienten berührt, wenn die Stromstöße abgegeben werden – rufen Sie „Achtung! Schock! Alle weg vom Bett!“ –, sonst könnte das Herz von jemand anderem in einen lebensbedrohlichen Rhythmus geraten. Und vergessen Sie nicht, während der gesamten Zeit zwischen den Schocks eine Herzdruckmassage durchzuführen.

Schließlich drehte sich Karen zu der Gruppe von Menschen um. Ihr Gesicht war kreidebleich. „Hat jemand eine Idee, was wir jetzt noch tun könnten?", fragte sie. Die drei Schwestern am Notfall-Wagen schauten sich nur schweigend an und schüttelten mit dem Kopf. Der Beatmungspfleger am Kopf des Bettes verlagerte sein Gewicht schweigend von einem Fuß auf den anderen und drückte weiter jene Tüte, aus der Saustoff in die Lunge des Patienten gelangte. Manny, der die Herzdruckmassage durchführte, hörte einen Moment auf, um sich den Schweiß von den Augenbrauen zu wischen. Als er seinen Arm zur Stirn hob, sah ich den großen runden Schweißfleck unter seiner Achsel.

Karen lächelte schwach als Reaktion auf das Schweigen um sie herum. Sie lächelte nicht aus Freude, sondern kämpfte gegen ihre Tränen an. Zehn Minuten später betrat ein weiterer Arzt schnaufend Zimmer 842. „Ich bin der behandelnde Arzt", schrie er. „Lassen Sie mich durch! Lassen Sie mich bitte in den Raum! Er hatte Knitterfalten auf seinen Wangen; er kam offenbar direkt aus dem Bett, war ins Auto gesprungen und dann ins Krankenhaus gerast. Alle traten einen Schritt zurück, und selbst Manny hörte auf, die Brust des Patienten zu massieren und blickte auf. „Machen Sie weiter!", bellte der Arzt Manny an.

Karen trat auf ihn zu und schilderte ihm, was sich bis zum Herzstillstand ereignet hatte. Sein Wutgeschrei ließ langsam nach; was immer seine therapeutischen Maßnahmen eingeschlossen hatten – offenbar war seine Behandlung fehlgeschlagen.

„Willst du jetzt aufhören?", fragte Karen. Der Monitor, der den Herzrhythmus maß, verzeichnete schon lange nur noch schwache Kringel, die vor allem auf die Wirkung der Medikamente und der Stromstöße und nicht so sehr auf die verbliebene Lebenskraft des Patienten zurückzuführen waren.

„Wir müssen weitermachen, für den Fall, dass es eine Chance gibt", schnappte der Arzt zurück. Ich sah, wie er im Raum auf und ab ging, laut Anordnungen erteilte und sich, Karen und selbst den Patienten angesichts des unvermeidlichen Ausgangs leise verfluchte. Nach 30 Minuten schaute er die Schwester an, die das Therapieprotokoll schrieb. „Lassen Sie uns Schluss machen“, sagte er und verließ dann den Raum.

Der Boden und das Bett waren übersät mit EKG-Ausdrucken, leeren Ampullen, einzelnen verstreut herumliegenden Nadeln und Spritzen. Die Laken im Bett des Patienten waren blutverschmiert. Es waren ovale Brandmale auf seiner Brust zu sehen, die von den Defibrillationskontakten stammten. Ein paar Schwestern und Helfer blieben zurück, um den Körper des Patienten und das Zimmer zu säubern. Eine andere Schwester bat die Sekretärin der Station, die Familie des Patienten anzurufen und sie mit dem behandelnden Arzt zu verbinden, der ihnen dann die Nachricht überbringen würde.

Die Menschenmenge löste sich schnell auf. Viele begannen sofort, die nächsten medizinischen Schritte zu diskutieren: den nächsten Patienten, der in der Notaufnahme wartete, verlegen, die Ergebnisse eines mitternächtlichen Radiologietests prüfen, einige weitere Anweisungen schreiben.

Als ich mit Manny zurück zum Bereitschaftszimmer ging, schwiegen wir beide. Das Einzige, woran ich denken konnte, war, dass diese Reanimation ganz anders war, als ich es in Filmen gesehen hatte. Es war ein Durcheinander gewesen, völlig chaotisch – und am Schluss war tatsächlich jemand gestorben.

Schon als Kind wusste ich, dass Ärzte nicht sonderlich empfindlich sind. Ein Onkel von mir war Urologe: Er hatte denselben Teint wie mein Vater, ihm waren an denselben Stellen die Haare ausgefallen und er hatte die gleichen abgerundeten Fingerkuppen wie mein Vater – doch darin erschöpften sich auch schon die Ähnlichkeiten. Mein Vater stopfte sein Büro zu Hause mit Rechnungen und Kisten mit Computerzubehör voll, im Büro meines Onkels stapelten sich medizinische Fachzeitschriften, in denen kranke menschliche Organe und amputierte Körperteile abgebildet waren. Auf die Kinderkrankheiten, die meine Eltern gleich zum Telefonhörer greifen ließen, um den Kinderarzt zu konsultieren, reagierte mein Onkel nur mit einem verächtlichen Schnauben.

Als ich in der Mittelstufe war, fragte ich meinen Onkel, der uns jedes Jahr zwei Mal besuchen kam, was das Schlimmste war, das er jemals gesehen hatte. Wie die meisten Pubertierenden hegte ich eine verhaltene Faszination in Bezug auf alles, was Ekel erregend und einfach krass war. Ein Teil von mir wollte herausfinden, ob ich die Geschichten meines Onkels aushalten konnte; aber mehr noch wollte ich austesten, wann mein Onkel selbst Ekel empfand. Doch ich konnte nie auch nur eine Spur von Ekelgefühl bei ihm feststellen. Auf unserem Sofa im Wohnzimmer, vor dem mein kleiner Bruder auf dem Boden herumkrabbelte, erzählte er mir einfach die Geschichten seiner Patienten. Seine Brille rutschte auf der Nase herunter, und jedes Mal, wenn ich nach Luft schnappte, schaute er überrascht zu mir herüber; seine sachliche klinische Stimme schwankte kein einziges Mal.

Soziologen, Anthropologen und Lehrende der Medizin wissen seit langem, dass Medizinstudenten lernen müssen, das, was andere als schwierig oder sogar Ekel erregend empfinden, zu ertragen und anzunehmen. Sie müssen an sich unvereinbare Ideale oder Gegensätze miteinander versöhnen – Werte, die diametral entgegengesetzt sind, wie Distanz und Sorge, Bestimmtheit und Unbestimmtheit, Humanismus und Technologie. Wie Adoleszente, die auf der Suche nach einer Identität sind, schwanken sie zwischen Extremen. Gerade mögen sie noch äußerst besorgt gewesen sein, dann sind sie plötzlich wieder kühl-distanziert.

Am Schluss werden sie sich um eine bequeme Ausgeglichenheit bemühen, und dieser Akt, ein neues Paradigma zu schaffen – distanzierte Fürsorge, sichere Unsicherheit, menschenfreundliche Technologie –, markiert einen wichtigen Schritt auf dem Weg des noch laienhaft agierenden Medizinstudenten zu einem professionellen Arzt.

Medizinstudenten beginnen ihre Entwicklung der Professionalisierung wie jeder andere es tun würde, der plötzlich täglich nur mit den kränksten Menschen seiner Umgebung konfrontiert wird: Sie teilen die Angst mit ihren Patienten. Als Medizinstudentin auf den Klinikstationen fühlte ich mich schon nicht wohl aufgrund meiner mangelnden klinischen Erfahrung, aber es war diese Empfindung, ebenfalls verletzlich zu sein, die mir das Gefühl gab, völlig inkompetent zu sein. Die älteren Schwestern ordneten Impfungen an, während ich in grenzenloser Empathie zusammenzuckte; wenn ich eine Spritze setzen sollte, war ich so langsam und wackelte so sehr, dass ich den Schmerz des Patienten nur vergrößerte. Als ich das erste Mal ein Skalpell bei einer Operation führte, konnte ich es nicht über mich bringen, mit der scharfen Klinge in das Fleisch eines anderen Menschen zu schneiden und brachte nur einen kleinen Kratzer auf dem Bauch zustande; bei dem Tempo hätte es Stunden gedauert, den Einschnitt vorzunehmen. Während meiner Zeit auf der pädiatrischen Station steckte ich mich mit jeder Virenerkrankung bei den Kindern an; deshalb reichten mir die erfahrenen Ärzte jedes Mal eine Maske, wenn wir ein Krankenzimmer betraten. Ich fühlte mich eher wie eine Patientin denn als kompetente und immune Ärztin.

In jenen frühen Tagen auf der Station half jedes kleine Erfolgserlebnis – das erste erfolgreiche Legen eines intravenösen Katheters, das erste eigenhändig ausgestellte Rezept, die erste eigenständige Aufnahme eines Patienten –, mein professionelles Selbstbild zu festigen. Aber was ich am allermeisten wollte, war, eine Ärztin zu *werden*. Ich wollte nicht nur die klinische Arbeit kennenlernen, sondern auch die klinischen Eigenheiten und Feinheiten.

Ich lechzte regelrecht nach mehr Aufgaben – Blutabnahmen, Einstiche, Intubieren – alles, was nicht nur meine praktischen Fähigkeiten vollkommen machte, sondern auch meine instinktiven Reaktionen auf meine Patienten betäuben würde. Zunächst war ich fasziniert von den Patienten, die an Krankheiten litten, die mich – statistisch gesehen – wohl nie betreffen würden: merkwürdige Krankheiten, die ein Patient von einer Million bekam. Aber dann zwang ich mich, mich auch für jene Krankheiten zu interessieren, an denen ein Patient von 500 000, schließlich 250 000 und dann 100 00 erkrankte. Um zu beweisen, dass ich ebenso wie andere der Müdigkeit widerstehen konnte, zwang ich mich, 48 Stunden wach zu bleiben, dann sechs Stunden zu schlafen, um am nächsten Morgen mit noch größerer Begeisterung als tags zuvor meine Patienten aufzusuchen.

Aber sterbende Patienten waren etwas anderes. Es schien, als ob jene über mir – Studenten im vierten klinischen Jahr, Ärzte im Praktischen Jahr, Assistenzärzte und Oberärzte – sterbende Patienten lediglich als klinische Ereignisse betrachteten. Ich versuchte verzweifelt, wie die anderen älteren Ärzte zu reagieren – „Super! Noch eine Wiederbelebungsmaßnahme! Eine weitere Möglichkeit, etwas zu lernen!" –, doch wenn ich Patienten sterben sah, dann rührte mich das an. Es machte mir etwas aus.

Damals hätte ich das vermutlich niemandem gegenüber zugegeben, aber für mich war der Tod nicht nur etwas Klinisches. In meinem Kopf hatte Sterben ebensoviel mit Schicksal zu tun wie mit Biologie. Selbst über meinen eigenen Tod dachte ich auf diese Weise.

So sehr ich mich auch bemühte, ich konnte nicht wie die anderen Ärzte reagieren. Der große Übergang vom Leben zum Tod war heilig; er hatte beinahe etwas Magisches. Der Tod war ein unveränderlicher Moment in der Zeit, der ebenso in unserem besonderen Schicksal wie auch in der Zeit und dem Tag unserer Geburt fest angelegt war.

Mein Vater und meine Mutter waren ungefähr drei Jahre vor meiner Geburt als Teil eines Kaders von jungen taiwanesischen Wissenschaftlern, die sich erfolgreich um Stipendien für Aufbaustudiengänge an prestigeträchtigen amerikanischen Universitäten beworben hatten, in die USA gekommen. Außerdem hatten sie die furchtbare nationale Prüfung für Auswanderungsvisa bestanden. In alten Familienalben sieht man Bilder meiner Eltern am Flughafen von Taipeh, kurz bevor sie in ihr neues Leben in die USA starten. Sie sind mit weißen Orchideen geschmückt, und neben ihnen stehen Dutzende von Verwandten, die in die Sonne blinzeln.

Innerhalb von drei Jahren war ihr Leben allerdings so trostlos wie der Januarhimmel von Neuengland. Sie waren in eine Wohnung im dritten Stock eines nur dürftig instand gehaltenen dreistöckigen Hauses in Cambridge gezogen, regelmäßige Kunden des Second-Hand-Ladens, der von der Heilsarmee betrieben wurde, und aßen selbstgebackenes, gedampftes Brot zu Mittag, dem meine Mutter ein Ei hinzufügte, um es ein wenig nahrhafter zu machen. Mein Vater arbeitete als Lehrbeauftragter, meine Mutter zunächst als Bedienung in einem Restaurant und später als Bankangestellte, wo sie sich um Geld kümmerte, von dem die anderen so viel zu haben schienen und sie so wenig. Jeden Monat schickten sie pflichtschuldig einen Großteil ihres Einkommens an die Familie meines Vaters, der es finanziell nicht gut ging.

In jenen frühen Jahren war ihre einzige größere Investition ein gebrauchtes Fahrrad. Selbst in den verschneiten Wintern fuhren sie zusammen auf dem Fahrrad zur Hochschule, um die zehn Cent zu sparen, die der Bus kostete. Mein Vater trat in die Pedale und meine Mutter, ihren Kopf in einen Schal gehüllt und ihre Arme um die Taille meines Vaters geschlungen, saß auf dem Gepäckträger.

In diese Studentenarmut hinein wurde ich an einem kühlen Herbstmorgen 1964 geboren und zu gleichen Teilen mit elterlicher Sorge und liebender Vorfreude willkommen geheißen. Es war keine echte Hilfe, dass ich verkehrt herum auf die Welt kam: mit den Füßen zuerst. Der jüngste und unerfahrenste Arzt in der Klinik betreute meine Mutter zunächst, doch die Parade an Geburtshelfern wurde immer professoraler, bis klar wurde, dass ich mich aller Wahrscheinlichkeit nach nicht *in utero* drehen würde, ehe ich zur Welt kommen würde. Meine Mutter, die des Englischen nicht ausreichend mächtig war, um die besorgten Äußerungen der Ärzte zu verstehen, steckte sich ein Stück feuchten Mull in den Mund und biss fest darauf, um zu verhindern, dass sie laut aufschrie, als ich aus ihr herauskam. Sie hatte, so kommentierte meine Großmutter später, wie eine japanische Prinzessin geboren.

Trotz ihres geringen Einkommens und ihres enormen Verantwortungsgefühls ihrer Tochter gegenüber schickten meine Eltern sofort nach der Geburt ein kleines Bündel ins Ausland. Ich habe oft den Verdacht gehegt, dass es sich dabei um eine unverhältnismäßig hohe Ausgabe handelte, aber meinen Eltern schien das Versenden dieses Päckchens wichtiger als jede Busfahrt im Winter, jede in der Cafeteria gekaufte Mahlzeit, jeder schicke neue Mantel. Ihnen war es genauso wichtig wie meine Geburt.

Als meine Großmutter mütterlicherseits das Päckchen in Taipei erhielt, brachte sie den Inhalt – einen Brief mit dem Datum und der genauen Geburtszeit und auch ein Kleidungsstück, das meine Mutter während der Schwangerschaft getragen hatte – zu einem älteren Mann, der in einem Vorort wohnte. Ich habe ihn mir schon oft vorgestellt: voller Runzeln, mit Büscheln von weißen Haarsträhnen, die ihm am Kinn wuchsen, mit einem sich kräuselnden rosa Fingernagel, schwarzen Baumwollschuhen und einem schläfrigen Ausdruck, so als würde die Schwerkraft alles an ihm herunterziehen. Meine Eltern erzählten, dass dieser alte Mann, ein Wahrsager, die Gegenstände untersuchte und dann auf einer kleinen Schriftrolle in feinem Chinesisch die Prüfungen und Probleme meines künftigen Lebens festhielt. Er machte Voraussagen zu meiner Gesundheit, zeichnete mein Studium auf und beschrieb die Reichtümer, die meinen Weg kreuzen oder auch nicht kreuzen würden. Er schrieb, dass ich ein „wildes Pferd" sein würde. Weil der „Reisestern" aufgegangen sei, als ich geboren wurde, würde ich Schwierigkeiten haben, an Ort und Stelle zu bleiben.

Am Ende der Schriftrolle schrieb der alte Mann auch etwas über meinen Tod, allerdings ohne genauere Angaben zu machen: kein Datum, keine Zeitangabe, nicht einmal ein Hinweis darauf, wie ich sterben würde.

Ich habe die Schriftrolle nie gesehen. Irgendwo auf ihrer Reise – von Taipeh in das dreigeschossige Haus in Cambridge und in die ein halbes Dutzend anderen Wohnungen, in die meine Eltern schließlich ziehen sollten – ging sie verloren. Und doch sind diese Voraussagen in die Struktur meines Lebens eingeprägt wie ein Muttermal – immer präsent, aber nur dann offensichtlich, wenn ich mich bemühe, genau hinzuschauen.

Im Laufe meines Lebens habe ich ziemlich häufig an jene Rolle zurückgedacht: als ich aufs College kam, als ich das Medizinstudium aufnahm und als ich während meiner Ausbildung die verschiedenen Klinikstationen durchlief. Ich dachte über jene Voraussagen nach, als ich heiratete, und sie waren ganz besonders präsent, als ich im Kreißsaal die ersten Schreie meiner Zwillingsmädchen hörte.

Aber die Rolle und dieser alte Mann waren in meinem Kopf am stärksten präsent während einer Nacht im dritten Jahr meines Studiums. Es war die Nacht, in der ich zum ersten Mal einen Patienten für tot erklärte.

In diesem Monat arbeitete ich mit Bill zusammen, einem schüchternen, teigigen Arzt im Praktischen Jahr, dem der Ruf vorauseilte, klinisch effizient zu sein und eine Schwäche für Essen zu haben. Jeden Morgen verließen Bill, die Mitglieder des medizinischen Teams und ich die Runde mit einer großen Menge von EKSA – *e*inige *k*linische *s*innvolle *A*ufgaben. Von dem Moment an, wo wir auseinander gingen, war Bill ein Mann mit einer Mission, der jeden Punkt auf seiner persönlichen EKSA-Liste abhakte: Er nahm Blut ab, schrieb Anweisungen und Dosierungspläne, suchte und fand Ergebnisberichte. Seine Effizienz war einzigartig. Jeden Nachmittag um zwei Uhr und mehrere Stunden vor jedem anderen im Team hatte Bill seine EKSA-Liste abgearbeitet. Dann konnte man ihn auf dem Bett des Bereitschaftszimmers beim Feiern finden, umgeben von seinen Piepsern, seinem tragbaren Fernseher und einigen Tüten voller Junk-Food.

Eines Nachts, als wir zusammen Dienst hatten, saßen Bill und ich zusammen, um die letzten Stücke einer lauwarmen Pizza zu essen, die Joe, ein anderer Arzt im Praktischen Jahr, bestellt hatte. Joe war das genaue Gegenteil von Bill: ineffizient, hager und barsch. Und seine Pizzaschnitten sahen aus wie die Prärie des Mittleren Westens – flach und beige. Außerdem hatten sie eine schwarze, verbrannte Kruste. Bill biss in ein Stück hinein und spuckte es dann in den Abfalleimer. „Bitte niemals jemanden wie Joe darum, das Essen zu bestellen", sagte er. „Wenn du wissen willst, wo es das beste Essen gibt, musst du Patienten mit Bluthochdruck, Herzkrankheiten und Diabetes fragen, wohin sie gehen würden, wenn sie deine Anweisungen unterlaufen wollten." Er klopfte auf seinen weichen Bauch und lächelte. „Oder du kannst jemanden wie mich fragen."

Von dieser Nacht an und unter Bills Fittichen nahm ich die Essensbestellungen für die Mannschaft in die Hand, die Nachtdienst hatte. Nach ein paar solcher Bestellungen wollten einige

Ärzte, dass ich meine Nachtdienste mit ihren zusammenlegte. Sie boten mir mehr klinische Verantwortung an, nach der ich mich so sehr sehnte – ein neuer Patient, an dem ich meine Kenntnisse vertiefen konnte, eine Blutabnahme, noch ein Satz Röntgenaufnahmen, die gefunden werden mussten. Andere nahmen mich während ihres Dienstes zur Seite, um mich ausführlich über die Krankheiten der Patienten zu unterrichten. Ich wusste, dass dies keine selbstlose Wertschätzung war; ich hätte mich weniger einsetzen können. Doch nichts ließ mein Herz als Medizinstudentin so sehr aufgehen, wie wenn ich einen Arzt sagen hörte: „Hey, wo ist Pauline?" – selbst wenn es nur ums Essen ging.

Am besten war jedoch, dass ich am Ende des Monats eine Mini-Ausgabe von Bill geworden war, der Prototyp eines effizienten Medizinstudenten, und meinen größten Triumph feierte ich am vorletzten Tag meiner Zusammenarbeit mit Bill. Die abgehakte EKSA-Liste in meiner Hand, verbrachte ich die Stunde vor der Abendrunde zusammengerollt in einem Sessel neben Bills Nachtdienstbett, leckte mir das Salz der Kartoffelchips von den Fingern und freute mich mit ihm an der boshaften Verschlagenheit der Diva in seiner Lieblingsfernsehserie.

Irgendwann Mitte des Monats, während eines weiteren gemeinsamen Nachtdienstes, sah ich eine Nachricht von Bill auf meinem Pager. Ich solle auf die Intensivstation kommen. „Hey, Pauline", sagte Bill, als ich zu ihm kam. „Ein Patient ist gerade verstorben. Die Schwestern brauchen einen Totenschein, damit sie den Leichnam in die Leichenhalle schicken und den Raum sauber machen können." Bill bedeutete mir, ihm zu folgen. Außer meinem Großvater und meiner Anatomie-Leiche hatte ich noch nie einen Leichnam gesehen; und meinen Großvater liebte ich so sehr und meine Leiche war so lange mit Formaldehyd getränkt gewesen, dass keiner von beiden als *echter* Toter gelten konnte. Mir fiel eine Geschichte aus der Mittelstufe ein, als ich im Krankenhaus jobbte. Eine ehrenamtliche Helferin hatte den Leichnam eines Patienten in den Autopsieraum gebracht, als die Leiche sich plötzlich auf der Liege aufrichtete, so dass sie in höchster Panik davonlief. „Das war *rigor mortis*“, sagte mir später ein Arzt. Jetzt wollte ich wissen, wann genau *rigor mortis* in einem Körper einsetzte.

Doch als ich zu Bill herübersah und nachhakte, schien er gelangweilt, müde und mitten in der Nacht kein Stück interessiert an meinen dummen Nachfragen. Auch schien keiner sonst Interesse an dem Toten zu haben. Ein paar Ärzte liefen an uns vorbei. Bill schaute sie an, hielt die Patientenakte zur Begrüßung in die Höhe und sagte einfach: „Totenschein.“ Als Antwort rollten sie nur mit den Augen und gingen weiter. Die Schwestern auf Station schrieben weiter ihre Berichte und sortierten Tabletten ein. Eine Mitarbeiterin kündigte an, in die Pause zu gehen und bat eine der Schwestern, in ihrer Abwesenheit das Telefon zu hüten.

Bill und ich gingen zusammen in das Patientenzimmer. Ich konnte das leise Summen des fluoreszierenden Lichts über mir hören und das Echo unserer Schritte. Der Patient war ein älterer Weißer, auf dessen Haut sich kleine Inseln von weißen Flocken gebildet hatten. Seine ausgetrockneten Lippen hatten sich entspannt und den Buchstaben „O“ geformt, seine Zunge hing ihm zur einen Seite aus dem Mund heraus.

Bill deutete auf den Mund. „Q-Zeichen“, flüsterte er, öffnete seinen Mund und ließ seine Zunge zu einer Seite heraushängen. Ich entdeckte ein paar Schweißperlen über Bills Augenbrauen. „Geh mal zur letzten Seite des Formulars“, sagte er und wischte sich den Schweiß mit dem Handrücken von der Stirn.

„Okay“, flüsterte ich zurück und wusste eigentlich nicht genau, wieso wir beide so leise sprachen.

„Es gibt drei Dinge, die du überprüfen musst, wenn du einen Totenschein ausstellst“, sagte Bill. Hier trat wieder seine Effizienz auf den Plan; er hatte eine Art, jede klinische Aufgabe in eine Reihe von Schritten aufzulösen. Bill legte das Stethoskop mitten auf die Brust des Patienten, horchte eine Minute lang und bat mich dann, das Gleiche zu tun.

Ich hörte das Rauschen meines eigenen Pulses, des „Ozeans“ in einer leeren Muschel.

Nach einigen Sekunden fuhr Bill mit seinen geflüsterten Anweisungen fort. „Als Nächstes musst du überprüfen, ob es spontane Atmung gibt“, sagte er. Ich fragte mich, wie lange wir beide wohl in diesem Raum stehen und die Brust des Mannes daraufhin beobachten mussten, ob sie sich hob und senkte. Ehe ich noch fragen konnte, steckte sich Bill das Stethoskop wieder in die Ohren und legte den Kopf wiederum auf die Brust des Mannes. Ich machte ihm gehorsam alles nach und hörte wieder nur den Ozean.

Zufrieden mit dem Schweigen, stopfte Bill sein Stethoskop zurück in die Tasche seines Kittels. „Schließlich“, sagte er mit einer Stimme, die sich langsam vom Flüsterton zu normaler Gesprächslautstärke entwickelte, „darf der Tote nicht auf schmerzhafte Stimuli reagieren.“

„Was heißt das, ‚schmerzhafte Stimuli‘“, wollte ich fragen, aber bevor ich meinen Mund öffnen konnte, kniff Ben schon mit seinem fleischigen Daumen und seinem Zeigefinger in die papierne Haut des toten Mannes. „Du kannst sie zwicken und kneifen, du kannst in ihre Brustwarzen kneifen. Alles, was den Leuten normalerweise höllisch weh tut.“ Er ließ die Haut los und schaute mich an. Jetzt war ich an der Reihe, ihm Schmerz zuzufügen. Ich wandte mich dem Teil des Mannes zu, der mir am nächsten war und dessen Berührung mir am wenigsten aufdringlich schien: sein rechter Mittelfinger. Ich drückte auf das Nagelbett.

Bill brach in wildes Gelächter aus. „Das würde mir nichts ausmachen, und ich bin noch ziemlich viel lebendiger als der hier.“ Bill nahm meine Hand und legte sie auf die linke Brustwarze des Mannes. Ich konnte es nicht über mich bringen, jenes kleine, spitz herausragende Stückchen Fleisch zu kneifen, deshalb zwickte ich ihn in die Haut neben der Brustwarze. Sie fühlte sich warm an, sogar weich, aber unverbunden, wie die Haut eines Hühnchens im Supermarkt.

Bill deutete auf die Akte des Patienten: „Schreib Folgendes“, wies er mich an. „Was du auf den Totenschein schreiben musst, sind nur ein paar Sätze: ‚Kein spontaner Herzschlag. Kein spontaner Atem. Keine Reaktion auf schmerzhafte Stimuli. Patient für tot erklärt um ...‘.“ Bill machte eine Pause und schaute auf die Uhr.

Es war 2.23 Uhr morgens. Der raue Wahrsager fiel mir plötzlich wieder ein. Ich sah, wie er den spitz zulaufenden Pinsel in das Tintenfass steckte und das Papier mit kleinen, gleichmäßigen Strichen bedeckte.

„Was meinst du?“, fragte mich Bill. „Er ist wahrscheinlich seit 15 Minuten tot.“ Er machte eine weitere kurze Pause. „Warum schreibst du nicht einfach, dass der Patient um 2.08 Uhr verstarb?“

Der alte Wahrsager verschwand.

Pflichtbewusst schrieb ich alles auf, was Bill mir gesagt hatte und unterzeichnete das Dokument dann mit meinem Namen. Bill unterschrieb ebenfalls und ging mit mir auf die Kinderstation zurück. „Siehst du, Pauline“, sagte er, als er die Akte einsortierte, „jetzt weißt du, wie man jemanden für tot erklärt.“ Er lächelte mich breit grinsend an. „Ist ganz einfach, nicht wahr?“

Ich nickte.

In jener Nacht konnte ich nicht schlafen. Zum ersten Mal kam ich mir wie eine richtige Ärztin vor. Ich hörte immer wieder in meinem Kopf: „Dr. Chen erklärte den Patienten um 2.08 Uhr für tot“, und ich dachte über die zehn Minuten nach, die ich mit Bill in dem Zimmer verbracht hatte. Ich wollte jedes Detail noch einmal in meinem Kopf durchgehen.

Am Morgen war ich wie zerschlagen. Ich machte Visite, erledigte alle meine Aufgaben, aber in meinem übermüdeten Zustand fühlte ich mich mürbe und ausgelaugt. Je mehr ich an die letzte Nacht dachte, umso weniger fühlte ich mich als Ärztin. In mir wuchs die Wut darüber, dass Bill den Tod eines Mannes auf drei Schritte reduziert hatte, und ich fühlte mich schuldig, dass ich mitgemacht hatte. Ich wollte zur Patientenakte zurückgehen, meine Notiz herausreißen und etwas Angemessenes schreiben, ausführlicher und gedankenvoller als bloß drei Punkte. Je länger ich über die Todesurkunde nachdachte, umso verwirrter fühlte ich mich – es war, als ob meine Welt von ihrer normalen Umlaufbahn abgekommen wäre.

Später am Nachmittag, als ich auf der Suche nach Bill war, kam mir der alte Mann noch einmal in den Sinn. Das sollte auch zukünftig so sein, wann immer ich auf meine Uhr blickte und jemanden für tot erklärte.

Und plötzlich verstand ich, warum. Ich hatte mich in jene geheimnisvolle Sphäre vorgewagt, die mit dem Schicksal verbindet, und jenen großen Übergang vom Leben in den Tod auf einen willkürlich fixierten Augenblick reduziert.

Kapitel 3

„Einmal zuschauen, dann selber machen"

Jeden Morgen gegen 7.20 Uhr trafen sich alle Ärzte im Praktikum und die Assistenzärzte in der Cafeteria zum Frühstück. Wir hatten die ersten Arbeiten erledigt. Die Oberärzte und Chefärzte waren bereits in den OPs, wo sie den ganzen Tag verbringen sollten, und wir hatten unsere Listen mit EKSA, die wir vor der Abendbesprechung abarbeiten mussten.

Inmitten dieser arbeitsreichen Tage waren jene fünfzehn Minuten in der Cafeteria ein Symbol unseres vereinten Trotzes. Alles, was nicht absolut dringend erledigt werden musste, verschoben wir auf später und trafen uns immer an denselben Tischen im hinteren Teil der Cafeteria. Wir saßen zusammen und aßen etwas, was wir „Herz-Spezial" getauft hatten: eine unwiderstehliche, Herzstillstand auslösende, die Arterien verstopfende Mischung aus Eiern, Käse sowie einem Würstchen zwischen gerösteten Brötchenhälften – die Kalorienzahl entsprach unserem Tagesbedarf – und machten uns dann lustig über alle Ärzte und Oberärzte, die uns in Knechtschaft hielten. Wir lernten, wie man sich innerhalb von nur fünfzehn Minuten über die wichtigsten Neuigkeiten austauschte, Dinge, über die wir früher gut und gerne einen ganzen Tag getratscht hätten. Am Ende dieser kurzen Frühstücksrunde gingen wir mit gefüllten Bäuchen und gestärkten Seelen zurück auf die Station.

Unvermeidlich ging es in diesen gehetzten Gesprächen letztlich immer um die Arbeit: wie viel wir zu tun hatten, was wir alles erledigen mussten, und wie unglaublich schwierig sich unser Leben deshalb gestaltete. Wir wechselten uns darin ab, uns gegenseitig unser Leid zu klagen: Jeder erzählte eine noch schlimmere Geschichte, als ob es einen persönlichen Orden einbrächte, solche Schrecken nicht nur durchlebt, sondern sie auch so unversehrt überstanden zu haben, dass man zum morgendlichen Frühstückstreff erscheinen konnte. Es gab Geschichten über „abrauschende" Patienten, deren Zustand sich plötzlich dramatisch verschlechterte, Unfälle, die ein halbes Dutzend Opfer umfassten, und natürlich Chefärzte und leitende Chirurgen, die über alle Maßen Kritik übten. Jeder von uns wusste etwas zu erzählen, jeder hatte eine Horrorgeschichte, die schlimmer war als die der anderen – der Subtext war jedoch immer derselbe: Die- oder derjenige, der die schlimmste Geschichte erzählte, arbeitete am härtesten und war deshalb der beste Arzt im Praktikum.

Eines Morgens gegen Ende meines Jahres begann der Kollege, der Mr. Roberts betreute, zu reden. Wir anderen schwiegen. Wir wussten, dass ihn niemand übertrumpfen konnte. John Roberts war schon längere Zeit Patient in dieser Klinik. Jeder von uns fürchtete den Zeitpunkt, an dem wir uns um ihn kümmern mussten.

Mr. Roberts litt an einer besonders heimtückischen Variante von Morbus Crohn, einer entzündlichen Darmerkrankung, die Schmerzen, Durchfall, Blutungen und Darmverschluss zur Folge haben kann. Mr. Roberts hatte mehrfach einen Darmverschluss mit darauf folgender Operation durchgemacht, aber bei seiner Einlieferung ins Krankenhaus war sein Darm so entzündet, dass selbst die zarteste Berührung durch einen Chirurgen Chaos in seinem Körper anrichtete.

Er wurde nicht wieder gesund. Eine Windung seines Darmes war mit der Bauchdecke verwachsen und entwickelte eine Fistel, eine Art von Tunnel zwischen Darm und Außenhaut, aus dem Darmausscheidungen nach außen traten. Reichliche Mengen an Flüssigkeit mit Bändern von grüner Galle und Flecken von abgelöstem Gewebe wurden täglich auf Mr. Roberts Haut ausgeschieden und verhinderten so, dass die neuen Zellen, die sich sowohl über der Wunde als auch der Fistel bildeten, das Gewebe schließen konnten. Um die Flüssigkeitsmenge, die aus seinen Därmen austrat, zu reduzieren, untersagten die Ärzte Mr. Roberts jegliche feste Nahrung und ließen ihn intravenös ernähren. Die Schwestern legten ihm einen Saugtubus, der die Liter von Sekreten aufnehmen sollte, dennoch war seine Kleidung schnell mit Flüssigkeit durchtränkt und verwandelte die Haut um seine Wunde in ein nasses Durcheinander. Mr. Roberts verbrachte so die Tage allein im Krankenhauszimmer, an den Tropf gebunden, mit Saugtubus und dennoch getränkt von seiner eigenen Darmflüssigkeit.

Als ich an der Reihe war, mich um Mr. Roberts zu kümmern, lag er schon seit sechs Monaten in der Klinik. Ich fürchtete mich davor, in sein Zimmer zu gehen. Jeden Morgen, wenn ich den Raum betrat, um ihn und die Wunde zu untersuchen, schaute er weder mich an noch auf das, was ich tat. Die Jalousie war immer heruntergelassen und der merkwürdige Geruch, eine süße, weniger intensive Variante von faulen Birnen, durchdrang den Raum.

Seine Antworten auf meine ungeschickten Versuche, ein Gespräch in Gang zu setzen, fielen stets äußerst knapp aus, und ich fühlte mich immer als Teil seines Unglücks. Selbst wenn ich bei der Operation nicht assistiert hatte und es keine Alternative zu dem chirurgischen Eingriff gegeben hatte, so fühlte ich mich beim Betreten dieses Zimmers so sehr verantwortlich und als Teil der medizinischen Brüderschaft wie bei nichts anderem, was ich in jenem Jahr tat.

Mr. Roberts war dünn, das sah man an seiner hageren Gestalt, die auf dem Bett lag. Er hatte ein angenehmes Gesicht – oval geformt, aber mit feinen, männlichen Gesichtszügen. Und er war groß; er lag immer mit angezogenen Beinen im Bett, und selbst dann stießen seine Füße noch an. Die Schwestern hatten erstaunlicherweise eine Methode gefunden, wie er mit all seinen Apparaten, an die er angeschlossen war, sein Zimmer verlassen konnte, aber ich sah ihn nur einmal auf dem Flur in

Begleitung einer Schwester, die seinen Tropf und den Wagen schob, in dem sich alles, was er brauchte, befand. Ich war im ersten Moment schockiert, aber berappelte mich schnell genug, um stehen zu bleiben und ihn zu begrüßen. Mr. Roberts schaute mich einen Moment lang an; seine Augen versuchten, sich auf mein Gesicht zu konzentrieren, so als ob er sich nicht richtig an mich erinnern konnte. Er lächelte und blickte dann auf meinen weißen Kittel. „Hallo, Frau Doktor."

Als der Arzt, der Mr. Roberts in diesem Monat betreute, zu reden begann, wagte deshalb niemand von uns, auch nur ein Wort zu sagen. Stattdessen saßen wir stumm da, aßen unser Frühstück und waren dieses eine Mal wirklich froh, nicht der beste Arzt im Praktikum zu sein.

Mr. Roberts Zustand verbesserte sich nicht und sein behandelnder Arzt zog eine erneute Operation in Erwägung. Es wäre ein drastischer Schritt gewesen; Mr. Roberts hätte mit dem Risiko leben müssen, dass ein weiterer chirurgischer Eingriff seine Lage eventuell weiter verschlechtert hätte. Oder er hätte sein restliches Leben im Krankenhaus verbringen müssen. Selbst in unserem zarten Alter konnten wir uns vorstellen, wie schwierig einem Mann, der noch nicht einmal 50 Jahre alt war, diese Entscheidung fallen musste. Als der Arzt weiterredete, ging sein Piepser. Er schaute drauf. „Das ist die Station mit Roberts. Ich wette, es geht um ihn." Wir sahen ihn noch einen letzten Bissen von seinem Brötchen nehmen, dann verließ er die Cafeteria, seine Kaffeetasse in der Hand.

John Roberts starb eine Woche später ohne eine weitere OP. Sein Tod war Thema unseres Gesprächs am nächsten Morgen beim Frühstück, und einige der Assistenzärzte schalteten sich ein: „Wisst ihr, jeder Ärzte-Jahrgang hat einen Patienten wie Roberts, jemanden, der das ganze Jahr über im Krankenhaus ist", sagte einer von ihnen. „Wir hatten einen Mann, bei dem das ganz ähnlich war." Die zwei anderen älteren Ärzte nickten, lächelten und erinnerten sich an ihren „John Roberts“. Dank der Tausenden von Stunden klinischer Erfahrung, die sie im Jahr zuvor erworben hatten, erschienen sie uns unendlich erfahrener als wir.

Ein anderer Assistenzarzt begann zu sprechen. „Das Wichtigste“, sagte er, „ist, alles zu tun, um nicht das arme Schwein zu sein, das Dienst hat, wenn der Mann stirbt. Du versuchst wirklich alles, um ihn am Leben zu erhalten, bis du Feierabend hast.“

Wir schauten ihn alle an, beugten uns vor, gespannt auf die Pointe.

Der Arzt nahm einen Bissen von seinem Frühstückssandwich und begann, damit in der Luft herumzuwirbeln, wie ein Professor an der Tafel. „Du versuchst alles, um den Mann am Leben zu erhalten, weil du nicht das arme Schwein sein willst, das den Stapel von Krankenberichten aus dem ganzen Jahr durcharbeiten muss, um den Abschlussbericht zu schreiben.“

Wir lehnten uns alle zurück. Jeder von uns hatte sich schon durch Entlassungsakten von Patienten, die wir nur flüchtig kannten, gequält. Man musste sich spät am Abend, nachdem alle Arbeit auf der Station getan war, durch sämtliche Berichte kämpfen und sich die Ereignisse aus gekritzelten, größtenteils unleserlichen Aufzeichnungen zusammenreimen. Im Falle von John Roberts konnte ich mir vorstellen, dass der Arzt vor einem riesigen Berg von Aufzeichnungen sitzen und dafür ein ganzes heiliges freies Wochenende würde opfern müssen.

Im Jahr darauf, als ich hörte, dass der „John Roberts“ des nächsten Jahrgangs gestorben war, dachte ich an meinen Mr. Roberts und die unangenehme Morgenvisite, den Geruch von seinem Darminhalt auf der Haut und das nagende Gefühl von Unwohlsein, das ich jedes Mal verspürte, wenn ich seinen Raum verließ und zum Frühstücken ging – etwas, was er nie durfte. Zwei Jahre später, als ein ähnlicher Patient starb, gedachten meine beste Freundin an der Klinik, Celia, und ich ein paar Minuten Mr. Roberts und diskutierten seinen Fall, ehe wir unsere nächsten Patienten aufsuchten.

Über die Jahre hinweg, als immer mehr Patienten an meinem Leben vorbeizogen, stellte ich jedoch fest, dass meine Erinnerung an John Roberts an Schärfe verlor, dass er mir weniger einzigartig erschien, weniger traurig und sogar weniger ängstigend. Mr. Roberts – seine offene Fistel, der abgedunkelte Raum und sein scheinbar endloser Aufenthalt im Krankenhaus, der schließlich durch seinen Tod beendet wurde – war in meiner Erinnerung kaum noch vorhanden. Stattdessen erinnerte ich mich einige Jahre später nur noch an eine Sache: das Frühstück am Morgen danach. Wann immer ein Patient wie John Roberts im Krankenhaus starb, waren die ersten Worte, die aus meinem Mund kamen: „Sei froh, dass du nicht das arme Schwein bist, das den Abschlussbericht schreiben muss."

Ich hatte nie vor, meinen Lebensunterhalt unter den Sterbenden zu verdienen. Als ich das Medizinstudium aufnahm, träumte ich von einer Zukunft, in der ich Menschen helfen würde. Damals bedeutete *helfen* für mich, Leben zu *retten*. Ich stellte mir ein Krankenhaus voller dankbarer, geheilter, moderner Versionen von Lazarus vor. Ich war ebenfalls davon überzeugt, dass mein Grundstudium in medizinischer Anthropologie mich zu einer Ärztin machte, die mehr Einfühlungsvermögen als die meisten meiner Kollegen besaß; meine Patienten sollten nicht nur physisch, sondern auch emotional behandelt und geheilt werden.

Wie sich herausstellte, unterschieden sich meine Träume kaum von denen der meisten anderen. Junge Menschen, die Medizin studieren wollen, glauben, dass sie als Ärzte in der Lage sein werden, ihre Patienten zu heilen und ihnen zu helfen. Nur eine Minderheit hat diesen Beruf gewählt, um sich um Sterbende zu kümmern; die meisten glauben, dass sie andere vor der Unausweichlichkeit des Todes retten werden.

Sherwin Nuland postuliert in seinem Buch *Wie wir sterben,* dass „... unter allen Berufen das Fach Medizin jenes ist, das mit der größten Wahrscheinlichkeit Menschen anzieht, die persönlich sehr große Ängste vor dem Sterben haben. Wir sind Ärzte geworden, weil die Fähigkeit zu heilen uns Macht über den Tod verleiht, den wir so sehr fürchten." Zumindest teilweise mag es zutreffen, dass wir Ärzte uns aufgrund unserer eigenen Ängste zur Medizin hingezogen fühlen. Dass wir uns also für eine ausgewählte Gruppe halten, die diese Ängste mit Gewalt unterdrückt und ein professionelles Ethos übernimmt, das auf Leugnung basiert.

Wenn wir einen Studienplatz in Medizin ergattert haben, arbeiten wir uns langsam hoch: Erst sind wir Medizinstudenten, dann Ärzte im Praktikum, dann Assistenzärzte und schließlich sogar Fachärzte. In dieser modernen Form von Lehre übernehmen wir das, was uns die Oberärzte, unsere klinischen Lehrer, vormachen. Wir ahmen ihre Denkweisen, Vorlieben und selbst ihre Einstellungen nach. Die Ärzte nehmen ihre Lehrverantwortung und die Hierarchie ihres Berufsstandes ziemlich ernst. Charles Bosk, ein Medizinsoziologe, schreibt, dass „[die] Macht von Ärzten im Alltagssystem wirklich bemerkenswert ist." In manchen Fachgebieten entfaltet diese Hierarchie eine so große Macht, dass jedes Abweichen in der Behandlung oder auch nur in verbalen Äußerungen eine Kündigung nach sich ziehen kann.

Als junge Studenten und Ärzte, die an schwerem Schlafmangel leiden, deren Leben ausschließlich auf die Arbeit ausgerichtet und daher privat häufig ziemlich chaotisch ist, sehnen wir uns nach einfachen Antworten oder zumindest beruhigenden Lehren in Bezug auf den Umgang mit unseren Patienten. Schon bald erkennen wir jedoch, dass der Tod von Patienten unvermeidbar zu unserem Beruf dazugehört und wir hoffen, dass uns unsere Ärzte in dieser Situation führen. Stattdessen stellen wir jedoch fest, dass viele von ihnen nicht nur selbst Schwierigkeiten haben, mit dem Tod umzugehen, sondern auch wenig Ahnung davon haben, wie sehr dies wiederum ihre Betreuung von schwerkranken Patienten beeinflusst. Auch die Lehrbücher, die normalerweise mit einer Fülle von Daten und Zahlen aufwarten, bieten nur wenig oder gar keine Hilfe, wenn es um Sterbende geht.

Ohne Anleitung oder Beratung lernen deshalb nur sehr wenige von uns, sich angemessen um todkranke Patienten zu kümmern. Wir forschen in unserem eigenen Erfahrungsschatz mit herzlich wenig Unterstützung, und vor unseren Augen sterben Patienten und immer trotz all unserer Versuche, sie am Leben zu erhalten, und trotz allem, was wir gelernt haben. Vielen erscheint es wie ein schmerzhafter Initiationsritus, den man einsam durchsteht; und noch Jahre, ja sogar Jahrzehnte später können wir unsere ersten Patienten nicht vergessen.

Ich war in meinem letzten Jahr an der Uni und verbrachte einen Monat auf der Intensivstation, als Juliette, eine ältere Frau mit einer Lungenentzündung, bei uns eingeliefert wurde. Juliettes Infektion hatte einen Großteil ihres Lungengewebes zerstört; von Anfang an musste sie deshalb künstlich beatmet werden und stand die ganze Zeit unter Beruhigungsmitteln.

Denjenigen von uns, die an jenem ersten Morgen Visite machten, erschien Juliette wie die typische „KAL“, eine Kleine Alte Lady, mit weißem Haar und feiner, zerknitterter, papierdünner Haut. Ihre Augen waren geschlossen, und für jemanden, der vorbeiging, wäre es vermutlich nicht einfach gewesen, sie von einer Toten zu unterscheiden, wenn nicht die Piepser gewesen wären, die der Kardiograph von sich gab. Weil es sich bei Juliette um einen „typischen“ Fall handelte – ältere Menschen mit Lungenentzündung wurden im Winter immer wieder eingeliefert –, wies der leitende Arzt auf der Intensivstation Juliette mir als Patienten zu. Sie sollte meine Patientin sein.

Jeden Morgen legte ich mein Stethoskop auf Juliettes Brust. Am Anfang bemühte ich mich, das charakteristische Rauschen von entzündetem Lungengewebe zu hören. Die Geräusche kamen von weit her, wie aus einem anderen Raum. Nach drei Wochen konnte ich jedoch von ihrem Bettkopf aus diese groben Atemgeräusche ohne Hilfsmittel wahrnehmen.

Wir verabreichten Juliette mehr Antibiotika, aber deren einzige Wirkung bestand darin, dass sie so hohen Darwinschen Druck ausübten, dass die aggressivsten Bakterien überlebten. Mit jedem Tag, der verging, sickerten mehr Verluste von Juliettes Immunsystem – Mengen von toten weißen Blutkörpern – in Form von grünem und blutdurchsetztem Auswurf aus ihrem Beatmungsschlauch. Schließlich führten Giftstoffe, die diese hyperresistenten Bakterien abgaben, zu Multiorganversagen. Als Erstes versagte ihre Atmung, dann ihre Nieren und ihr Herz-Kreislaufsystem. Sie musste künstlich beatmet werden; dann mussten wir sie an eine Dialysemaschine anschließen und sie außerdem dauerhaft per Tropf mit Medikamenten versorgen, die sicherstellten, dass ihr Blutdruck ausreichend hoch war, so dass ihr Hirn durchblutet wurde.

Innerhalb von drei Wochen wurde Juliette zu einer menschlichen Hülle. Apparate und die Ärzte im Krankenhaus sowie eine ängstliche Medizinstudentin hielten ihr Leben aufrecht und wachten auf der Intensivstation über sie.

Während der ganzen Zeit, die Juliette im Krankenhaus lag, schaffte es Joseph, ihr Mann, mit dem sie schon seit über 50 Jahren verheiratet war, sie jeden Tag zu besuchen. Das war keine leichte Sache für ihn. Jener Winter war einer der schlimmsten in den letzten zehn Jahren, und Joseph hatte keine Kinder oder Verwandte, die ihn zum Krankenhaus bringen konnten. Joseph war über 1,80 Meter groß und dünn: So stellte ich mir einen älteren Ichabod Crane vor, wenn er im Chicago der 1980er Jahre gelebt hätte. Er tauchte an Juliettes Bett auf, gekleidet in einen schwarzen Mantel, mit Hut und Handschuhen, und er roch wie das Zuhause der schon etwas älteren Klavierlehrerin meiner Schwester – eine Mischung aus Mottenkugeln und muffigen Teppichen. Seine durchscheinende Haut war so straff über seinem Gesicht und über seine gebogene Nase gespannt, dass ich die Verästelungen der darunter liegenden feinen Äderchen erkennen konnte und das „S“ der Arterie an den Schläfen, das pochte, wenn er sprach. Seine Augen waren blau und hatten Krusten in den Winkeln. Aus einer bestimmten Perspektive und bei einer bestimmten Beleuchtung schimmerte seine Iris. Am ersten Morgen, nachdem Juliette eingeliefert worden war, sah er müde aus, nachdem er stundenlang in der überfüllten, lauten Notaufnahme gewartet hatte, bis Juliette auf die Intensivstation verlegt worden war.

Juliette und Joseph bewohnten ein Apartment ein wenig außerhalb der Stadt. Beide waren Grundschullehrer; sie hatten sich vor 55 Jahren kennengelernt, als ihre Klassenzimmer direkt nebeneinander lagen. Fast das gesamte Schuljahr über hatten sie sich lediglich angelächelt; doch sechs Monate, nachdem Joseph all seinen Mut zusammen genommen hatte und Juliette zum Essen eingeladen hatte, waren sie verheiratet. Als ich Joseph nach seinem ersten Treffen mit Juliette fragte, sagte er, dass „sie die schönste Frau der Welt war.“ Ich hatte gelegentlich Studenten solche Lobgesänge auf ihre aktuelle Freundin singen hören, und normalerweise brach ich angesichts solcher Übertreibungen in Gelächter aus. Als ich diesen Satz jedoch einen 85-jährigen Mann sagen hörte, der mit derselben Frau schon seit über einem halben Jahrhundert verheiratet war, machte mich sein Understatement sprachlos.

Juliette und Joseph blieben kinderlos, aber sie waren sich gegenseitig voller Liebe zugetan und auch an der Privatschule, an der sie unterrichteten, engagierten sie sich sehr. Nachdem sie dort beide zusammen ungefähr hundert Jahre gearbeitet hatten, gingen sie in Ruhestand. Nach und nach verstarben ihre Altersgenossen und ihre eigenen Geschwister, bis aus ihrem sozialen Umfeld nur noch ein entfernter Neffe in einem anderen Bundesstaat sowie ein paar entfernte Freunde hier und dort übrig blieben. Da sie gesundheitlich relativ fit waren, verbrachten sie ihren Alltag in ruhiger Routine. Nach dem Frühstück machten sie einen Vormittags-Spaziergang. Den restlichen Tag bis zum Abendessen lasen sie Zeitungen, schrieben Grußkärtchen an ihre wenigen noch lebenden Freunde und zerbrachen sich den Kopf über Rechnungen, die am Nachmittag mit der Post eintrafen.

Am frühen Morgen des Tages, an dem Juliette ins Krankenhaus eingeliefert wurde, hatte Joseph festgestellt, dass seine Frau nicht mehr auf Ansprache reagierte. Sie hatte in der Woche zuvor einen Husten bekommen und am Tag zuvor war noch Fieber hinzugekommen. An jenem Morgen bemerkte Joseph, dass Juliette noch nicht einmal seine Fragen beantworten konnte, ohne dabei einzuschlafen. Joseph rief den Notdienst, und innerhalb einer Stunde erhielt er die Diagnose, dass seine Frau, mit der er seit über 55 Jahren zusammen war, an einer lebensbedrohlichen Lungenentzündung erkrankt war. Die Lungenentzündung, die die ganze vorhergehende Woche schon schwach vorhanden gewesen war, hatte sich über Nacht verschlimmert, und Juliette konnte nicht so atmen, dass ihr Körper ausreichend mit Sauerstoff versorgt wurde. Die Atemschwierigkeiten verhinderten gleichzeitig, dass sie richtig ausatmete. Deshalb war sie nicht in der Lage, das Kohlendioxid in ihrem Körper abzugeben. Am frühen Morgen hatte das Kohlendioxid Messwerte erreicht, die ausreichten, um ihr Hirn zu betäuben.

Die Notfallärzte, die sie in ihrer Wohnung versorgten, stülpten eine Sauerstoffmaske aus Plastik über Juliettes Gesicht, lagerten sie schnell auf eine Bahre um und brachten sie in den Rettungswagen. Als der Krankenwagen mit Blaulicht und unter lautem Sirenengeheul in die frühe Morgendämmerung fuhr, blieb Joseph allein zurück. Er sollte nachkommen. Hatte er wohl genug Bargeld für ein Taxi? Fuhren die U-Bahnen zu dieser Stunde? Konnte er den Weg durch die Stadt ohne seine Frau finden?

Als Joseph schließlich die Notaufnahme erreichte, war Juliette von einem Ärzteteam umringt. Ihre Messwerte, die den Sauerstoffgehalt im Arterienblut bestimmten, waren trotz hoher Sauerstoffgaben gefährlich niedrig. Aufgrund der hohen Kohlendioxidwerte ihres Blutes wurde sie immer schläfriger, und es strengte sie sehr an, ständig um Atem ringen zu müssen. Als Joseph in Juliettes Raum trat, sah er, dass die Ärzte einen Tubus in ihren Mund einführten, der ihr das Atmen erleichtern sollte, aber sie daran hinderte zu sprechen. Gleichzeitig verabreichten sie ihr ein Beruhigungsmittel, um ihren Impuls, sich gegen das Plastik in ihrem Mund zu wehren, zu unterdrücken.

Joseph trat schnell an Juliettes Bett und versuchte, ihre unruhige Hand zu halten. Von jenem Moment an hatte Joseph nur noch in Erinnerung, dass seine letzten Worte zu seiner Frau, die noch bei Bewusstsein war, waren: „Ich bin da, Juliette. Ich bin da.“ Als Antwort auf seine Worte, so schilderte mir Joseph später, flatterten ihre Augenlider und sie begann, auf ihrem Beatmungstubus herumzubeißen. Dies wurde von den Pflegern in der Notaufnahme gleich registriert und brachte Juliette noch mehr Beruhigungsmittel ein, die verhindern sollten, dass sie an ihrem Tubus erstickte. Juliette sollte nie mehr zu Bewusstsein kommen.

In den ersten Tagen von Juliettes nahezu vierwöchigem Aufenthalt beleuchtete das Ärzteteam auf der Intensivstation jedes winzige Detail ihres Falles bei den Visiten am Morgen und Abend. Wir werteten jeden Laborbefund aus, wir hinterfragten jede mögliche Veränderung durch Antibiotika, wir diskutierten jede Form der künstlichen Beatmung. Der leitende Arzt auf der Intensivstation war in jenem Monat ein ungestümer, brillanter junger Diagnostiker, dessen Augen ständig zuckten und dessen Blicke wie Pfeile im Raum umherschossen – die nervösen Tics eines Hochbegabten. Angehörige seiner Familie – seine Schwester und sein Bruder – waren ebenfalls Ärzte im selben Krankenhaus, und aufgrund ihrer legendären klinischen Fähigkeiten bildeten sie in dieser Klinik so etwas wie eine Herrscherdynastie. Seine Geschwister waren für einen sanfteren Umgang bekannt, doch dieser Arzt rühmte sich seines Rufs als „rauer Bursche" im Umgang mit den Ärzten im Praktikum und den Assistenzärzten. Er nahm jeden in die Mangel und erwartete, die Einzelheiten eines jeden Falles in aller Ausführlichkeit zu hören sowie die letzten Forschungsergebnisse zu unterschiedlichen Behandlungsmethoden.

Als Juliettes Lungenentzündung sich unseren therapeutischen Heilungsversuchen standhaft widersetzte, zeigten sich die Ärzte immer weniger interessiert an den Details des Krankheitsverlaufs. Und nach drei Wochen hatte ich meine Vorschläge für die weitere Behandlung kaum ausgesprochen, als die Gruppe, die sich für die Visite zusammendrängte, schon zum nächsten Patientenbett wanderte. Eines Morgens fügte ich schnell hinzu, dass ich Blut aus ihrer Magensonde austreten sah. Der leitende Arzt, der schon einige Schritte auf den nächsten Patienten zugegangen war, hielt inne, kam zurück zu mir und sah sich Juliettes Sonde mit den dunkelroten Streifen an. Er untersuchte ihren Körper, der durch die Krankheit aufgedunsen war. „Warum reinigen Sie ihren Magen nicht einfach, indem Sie den Tubus verwenden, eine Spritze und einen Eimer mit kalter Saline?", schlug er vor.

Ich wusste, dass man mit dieser Methode Magenbluten behandelte, aber ich wollte, dass er sich ausführlicher zu Juliette äußerte. Diese jüngste Veränderung von Juliettes Zustand musste doch etwas mehr Interesse auf Seiten des Arztes hervorrufen.

Schließlich hatte ich solche Fälle schon einmal gesehen und wusste, dass es manchmal erforderlich war, einen Spezialisten, einen Gastroentereologen oder einen Chirurgen hinzuzuziehen. In einigen Fällen waren die Patienten sogar gestorben.

„Sie wollen doch Chirurgin werden, oder?“, fragte er mich. Ich nickte. „Dann können Sie die Sache gewiss selbst in die Hand nehmen“, sagte er, ging und ließ mich mit Juliettes blutiger Sonde in der Hand stehen. Er blinzelte den anderen Ärzten im Team zu, aber vielleicht – davon versuchte ich mich in jenem Moment zumindest zu überzeugen – war das auch nur sein nervöser Tic. Er setzte die Visite am nächsten Bett fort und setzte niemals auch nur einen Fuß mehr in Juliettes Krankenzimmer.

Die Schwestern und ich lagerten Julietten weiterhin mehrmals am Tag um, um die tiefer werdenden, offenen Druckstellen an ihrem Rücken und Po zu säubern. Sickernde, rote Fleischkrater markierten die Gegenden, wo ihr Gewicht die Knochen durch das Gewebe gedrückt hatte. Begleitet vom ständigen Keuchen und Zischen des Beatmungsgeräts neben ihrem Bett, säuberten wir Juliettes Atmungstubus und saugten die Schleimabsonderungen in ihrer Lunge mit einem langen, biegsamen Katheder ab. Wir drehten den roten Tubus so weit in ihre Atemwege hinein, dass dies bei Juliette Hustenanfälle auslöste, was wiederum bei ihrem Beatmungsgerät einen eigenen Refrain von Pfeifen und blinkenden roten Lichtern verursachte. Obwohl man sie mit Beruhigungsmitteln vollgepumpt hatte, bemerkte ich, dass Juliette während dieser Hustenanfälle zusammenzuckte, ihr Oberkörper wölbte sich nach vorne und mit ihren Händen suchte sie verzweifelt an den Gitterstäben des Betts nach Halt.

Gelegentlich baten mich die Schwestern, bei Juliette Blut abzunehmen, eine Aufgabe, die sich als zunehmend schwierig erwies, weil ihre Arme angeschwollen und die Venen von zahllosen Einstichen vernarbt waren. Einmal fiel ein einziger roter Tropfen von der Spritze auf meine Clogs. Weil die Blutabnahme sich so schwierig gestaltete, verfluchte ich den Verlust von jenem kostbaren Mikroliter. Der Fleck ist immer noch auf meinen Clogs, die ich bis heute trage, zu sehen, genauso dunkel wie an jenem Tag.

Immer, wenn ich Joseph sah, ging ich zu ihm und versuchte, ihn in ein Gespräch zu verwickeln. Ich fragte mich, was wohl in seinem Kopf vorgehen mochte, wenn wir ihn baten, vor die Tür zu gehen, so dass wir uns um seine Frau kümmern konnten. Ich wollte wissen, ob er den schrillen Alarm oder die rauen, kehligen Schreie, die aus Juliettes Beatmungstubus drangen, hören konnte. Ich wollte ihn fragen, ob er die Türme von schmutzigen Laken sah, von denen ein abstoßender Gestank ausging – eine Mischung aus dem typischen Geruch der Reinigungsfirma des Krankenhauses und dem Schweiß und anderer Körperflüssigkeiten seiner Frau. Ich wollte mich dafür entschuldigen, dass ich seiner Frau jedes Mal, wenn ich ihn bat, das Zimmer zu verlassen, weh tat, wollte ihn fragen, ob er wütend war, dass die einzigen, mit denen er reden konnte, die Schwestern und eine Medizinstudentin waren und ihm sagen, dass es nicht nur deshalb so war, weil es viele kranke Patienten auf der Intensivstation gab, sondern dass die Ärzte das Interesse an einem Fall verloren hatten, dessen Ausgang besiegelt war.

Während ich mir einerseits verzweifelt die Autorität des leitenden Arztes wünschte, um Joseph alles mitzuteilen, was ich wusste, war ich gleichzeitig erleichtert darüber, dass es nicht mir zufiel, ihm sagen zu müssen, dass seine Frau sterben würde. Wann immer ich auf Joseph zuging, versteckte ich all diese Gedanken hinter meinem besten mitfühlenden Ausdruck und fragte ihn, ob er ein Glas Wasser oder eine Tasse Kaffee haben wollte. Wir beiden wussten, dass ich ihm auf der untersten Stufe der medizinischen Hierarchie kaum mehr anbieten konnte. Dann versuchte ich die Leere unseres Austauschs mit Plaudern über das Wetter oder die neuesten Schlagzeilen zu füllen.

Ich machte mir Sorgen um Joseph. Er kam immer allein und

manchmal schien er kaum mehr als ein Gespenst, das der berühmt-berüchtigte Chicago-Wind hereingeweht hatte. Von einem Stuhl im Schwesternzimmer gegenüber Juliettes Bett beobachtete ich verstohlen, wie er seine bewusstlose Frau besuchte. Immer öfter schlief Joseph am Bett seiner Frau ein, seinen Kopf an das Sicherheitsgitter gelehnt und seine Hand mit ihrer verschlungen. Er reagierte weder, wenn ich an Juliettes Bett trat noch, wenn ich versuchte, mich mit ihm zu unterhalten. Seine Wangen waren nur noch nachlässig rasiert und manchmal sah man einen weißen Rand eingetrockneter Zahnpasta an seinen dünnen, trockenen Lippen. Josephs Geruch veränderte sich ebenfalls; man konnte einen Hauch von Urin an ihm wahrnehmen, der sich mit dem Geruch von Mottenkugeln und muffigen Teppichen mischte.

In der Nacht, in der Juliette starb, wurde Chicago unter einem der schlimmsten Schneestürme des Jahrzehnts begraben. Einer der leitenden Ärzte rief Joseph an, um ihm mitzuteilen, dass seine Frau die Nacht vermutlich nicht überleben werde. Ich wusste, dass es für Joseph schwer sein würde, zu uns zu kommen. Ich weiß das, weil die Radiosender immer wieder berichteten, dass die Straßen wegen Streusalzmangel erst am Morgen richtig geräumt würden. Weil ich in der Nacht zuvor Dienst hatte, überlegte ich mir gerade, wie ich es anstellen konnte, dass meine Wechselwäsche für mehrere Tage ausreichte.

Ich saß im Schwesternzimmer direkt gegenüber von Juliettes Bett und starrte auf ihre Monitore. Die Herzschläge wurden immer langsamer und die einst regelmäßigen Wellenbewegungen, Bilder der letzten Kontraktionen von Leben, immer sprunghafter und unregelmäßiger. Ich wusste, dass Joseph nicht viel Zeit blieb, um zu Juliette zu kommen. Gegenüber von ihrem Bett warteten die Pfleger und ich ruhig auf eine lange Pause, die uns das Zeichen geben würde, dass wir sie für tot erklären und sie für die Leichenhalle vorbereiten konnten.

Als Joseph im Krankenhaus ankam, zog er den Stuhl, den er immer nahm, neben das Bett und zog seinen dunklen Hut, seine Handschuhe und seinen Mantel aus. Er setzte sich, suchte mit seiner Hand einen Durchlass im Gitter und hielt Juliettes Hand zwischen seinen kalten Fingern. Er sprach im Flüsterton zu ihr und beugte seinen gealterten Kopf über ihren. Eine Schwester schaltete den chaotisch piepsenden Herzapparat in Juliettes Zimmer aus und zog vorsichtig den Vorhang um die beiden herum zu.

Joseph kam schließlich mit dem Mantel in der Hand aus dem Raum. Von den Monitoren auf der Pflegestation wusste ich, dass Juliettes Herz aufgehört hatte zu schlagen. Ich ging auf Joseph zu und fragte ihn, ob er in der Lage sei, zurück in den Schnee zu gehen. Ich wusste nicht, was ich sonst sagen sollte. Außer mir war niemand da, der mit ihm redete; die verantwortlichen Ärzte waren verschwunden. Joseph schüttelte nur den Kopf, als ich ihn fragte, ob ich ihm irgendwie helfen könne, und verließ die Intensivstation.

Fünfzehn Jahre später kann ich noch immer diese große, gespensterhafte Figur sehen, wie sie die Station verlässt. Die Flure sind dunkel und leer und auf den Wänden sind schimmernde Lichtmuster zu sehen – Spiegelreflexe des Schnees, der draußen leise auf die Straßen von Chicago hinabrieselt.

Ist es möglich, die Art und Weise, wie sich Ärzte um todkranke Patienten kümmern, zu ändern? Mitte der 1990er Jahre unternahm ein Forscherteam den Versuch, eine Antwort auf diese Frage zu finden und führte eine wichtige Studie über die Betreuung von Menschen in ihrer letzten Lebensphase in Amerika durch. Mit Fördermitteln in Millionenhöhe bewertete die sogenannte SUPPORT-Studie (*S*tudy to *U*nderstand *P*rognoses and *P*references for *O*utcomes and *R*isks of *T*reatments) zunächst die Qualität der Pflege, die

Hunderte von Ärzten und Pflegern Tausenden von Patienten mit lebensbedrohlichen Erkrankungen zukommen ließen.

Die ersten Ergebnisse dieser Studie waren mehr als ernüchternd. Ein Großteil der Patienten verbrachte ihre letzten Tage auf der Intensivstation. Die Mehrzahl der Ärzte hatten keine Ahnung, ob ihre Patienten wiederbelebt werden wollten oder nicht; und laut Aussagen von Familienangehörigen klagte gut die Hälfte aller Patienten, die an ihrem Lebensende noch bei Bewusstsein waren, die meiste Zeit über mittelgroße oder sogar schwere Schmerzen.

Mit diesen ersten Ergebnissen in der Hand suchten die Forscher der Studie nach möglichen Wegen, um auf die offenbar vorhandenen Defizite in der Kommunikation und Information zu reagieren. Sie stellten speziell ausgebildete Pflegekräfte ein; diese Pfleger sprachen mit den Patienten und ihren Angehörigen über ihre Erkrankung, darüber, wie sie ihre Heilungschancen einschätzten und über ihre Wünsche in Bezug auf die Behandlung. Die Pfleger tauschten sich dann regelmäßig mit den behandelnden Ärzten und mit dem Pflegepersonal des Krankenhauses aus. Die Wissenschaftler schrieben außerdem häufig Berichte, die auf einem ausgeklügelten Computerprogramm basierten, das die Heilungschancen der Krankheiten und die in Gesprächen gewonnenen Einschätzungen der Patienten und ihrer Familienangehörigen auswertete. Diese Berichte wurden Teil der Patientenakte.

Die Folgen dieser herkulischen Anstrengungen waren vollkommen unerwartet: nach zwei Jahren aktiver Intervention stellten die SUPPORT-Forscher *keinerlei* nennenswerte Verbesserungen fest. Todkranke Patienten, die nur noch sechs Monate zu leben hatten, wurden mit immer aggressiveren Methoden behandelt, viele von ihnen waren auf der Intensivstation untergebracht. Ein hoher Prozentsatz dieser Patienten klagte weiterhin über mittelgroße bis schwere Schmerzen am Ende ihres Lebens; und eine große Anzahl von Ärzten hatte immer noch keine Ahnung, wie die letzten Wünsche ihrer Patienten bezüglich Herz-Kreislauf-Wiederbelebung und künstlicher Lebensverlängerung aussahen.

Warum schlugen all diese Versuche, die Situation zu verbessern, auf so katastrophale Weise fehl?

Experten, die sich mit der Betreuung von sterbenskranken Patienten beschäftigt haben, führen mehrere mögliche Erklärungen für diese Ergebnisse an. Einer der Gründe mag sein, dass Ärzte es nicht ertragen können, den Optimismus eines Patienten zu untergraben und eine aggressive Therapie allein deshalb fortsetzen, um einen Funken von Hoffnung aufrecht zu erhalten. Ein anderer Grund mag in der zunehmenden Spezialisierung unseres medizinischen Systems liegen; weil sterbende Patienten oft von einer Vielzahl von Spezialisten betreut werden, fühlt sich am Ende kein einzelner Arzt verantwortlich, den Patienten über die verschiedenen Behandlungsmöglichkeiten in der letzten Lebensphase zu informieren. Diese todkranken Patienten und die mit ihrer Situation verbundenen schwierigen Diskussionen werden schließlich zwischen den Ärzten wie ein schwarzer Peter hin- und hergeschoben, bis das Thema entweder in Vergessenheit gerät oder nicht mehr relevant ist.

Finanzielle und rechtliche Gründe mögen außerdem eine Rolle spielen. Lebenserhaltende Maßnahmen sind für manche Ärzte mit finanziellen Gewinnen verbunden. Häufiger jedoch setzen Ärzte ihre aggressive Behandlung fort, weil sie, manchmal auf irrationale Weise, Schadensersatzklagen fürchten. Sie befürchten, dass die Gerichte jeden anderen Umgang als nachlässig oder als den Tod beschleunigend hinstellen könnten. Manchmal zögern sie, angemessene Schmerzmittel zu verordnen, weil sie glauben, dass Rezepte über große Mengen an Betäubungsmitteln als unverantwortlich oder sogar kriminell interpretiert werden könnten.

Die Patienten sind zum Teil auch mitverantwortlich für diese deprimierende Situation, weil sie manchmal zögern, bestimmte Forderungen zu stellen und weil sie mögliche negative Reaktionen von den Ärzten fürchten. Manche Patienten glauben, dass die Ärzte sie von oben herab behandeln und ihnen ausführliche Informationen verweigern. Manche versuchen, ihre Würde nach außen hin zu bewahren, indem sie die Vorschläge der Menschen um sie herum, den Ärzten ihre Wünsche mitzuteilen, ignorieren. Eine beträchtliche Anzahl von Patienten leugnet sogar, dass sie an einer lebensbedrohlichen Krankheit leiden; 10 Prozent aller Patienten im fortgeschrittenen Krebsstadium leugnen ihre Krankheit vollkommen, während weitere 18 Prozent dies teilweise tun. Einigen Patienten hilft dies, mit der Krankheit umzugehen, doch bei anderen führt dies dazu, dass sie unrealistische Erwartungen entwickeln. Außerdem treffen sie keinerlei Vorkehrungen für ihre letzte Lebensphase. Leugnen kann schließlich auch ein Indikator für eine depressive Erkrankung sein.

Egal, welche Faktoren zu den miserablen Ergebnissen der Studie beigetragen haben, auf jeden Fall wird deutlich, dass die Ärzte offenbar unverändert so weiterarbeiteten, unabhängig von Versuchen von außen, die Kommunikation zu verbessern. Trotz der Bestrebungen von Wissenschaftlern änderten die Ärzte ihr Verhalten nicht. Sterbende Patienten verunsicherten die Ärzte weiterhin zutiefst und wurden von den Ärzten gemieden oder schlicht ignoriert.

Dieses tief sitzende Unbehagen kennen die meisten von uns, egal, ob wir Ärzte sind oder nicht. Die meisten Menschen denken noch nicht einmal gelegentlich über den Tod nach, ganz zu schweigen davon, dass sie sich Tag für Tag auf intensive Weise damit auseinandersetzten. Weil wir jedoch alle eines Tages sterben werden, ist die Rolle der Ärzte, die häufig genug zu Hütern jener letzten Tage werden, außerordentlich wichtig. Das wichtigste Ergebnis der SUPPORT-Studie ist deshalb nicht die entmutigende Situation sterbenskranker Patienten in Amerika, sondern dass wir Ärzte unsere dysfunktionalen Ängste aus dem Blick verloren haben und wie diese Ängste wiederum in unserem medizinischen System verewigt wurden.

Bei diesen tief verwurzelten ärztlichen Verhaltensweisen handelt es sich nicht um OP-Handschuhe, die wir schnell an- oder abstreifen können. Sie sind in jedem von uns schon vorhanden, noch ehe wir uns entschlossen haben, Ärzte zu werden und sind fest verwurzelt dank der unsichtbaren, aber wirkmächtigen Werte unserer Profession, die bis zum letzten Tag unserer Berufstätigkeit ihre Macht entfalten. Das System bildet weiterhin Ärzte aus, die unfähig sind, würdevoll mit Menschen am Ende ihres Lebens umzugehen, auch wenn es beispielhafte Versuche gibt, die in eine andere Richtung gehen. Unsere Einstellungen gegenüber dem Tod werden ein ums andere Mal bestätigt, wenn wir von unseren Ausbildern lernen, und in diesem Geiste bilden wir wiederum andere angehende Ärzte aus.

Genau dies drückt der klinische Aphorismus aus: „Einmal zuschauen, dann selber machen, schließlich weitergeben."

Wir könnten uns darum bemühen, die Behandlung zu verbessern, wie wir es bei Krankheiten tun würden, doch wir gehen mit dem Sterben weiterhin so ineffektiv um wie unsere medizinischen Vorväter. Diese tief verwurzelte Angst angesichts des Todes setzt sich so immer weiter fort wie eine Erbkrankheit. Und wie jene schrecklichen genetischen Defekte wird diese ebenso unwissend von einer Generation an die nächste weitergegeben.

Ich lernte Kay in meinem zweiten Jahr in der Klinik kennen. Damals war sie Ende sechzig und arbeitete am Empfang des OPs. Sie stammte aus einer Familie in Boston, die zur oberen Mittelschicht gehörte. Nachdem sie ihr Studium abgeschlossen hatte, heiratete sie ziemlich bald und bekam zwei Söhne. Mit Mitte dreißig gründete Kay ein Catering-Unternehmen im Südwesten von Massachusetts, das, so lautete ihr Werbeslogan, „für Eleganz sorgt", und zwar auf jeder Hochzeit, Abschlussfeier und bei jeder Konferenz in der Region.

Jugendbilder von Kay zeigen eine große schlanke Frau mit den Wangenknochen einer Katherine Hepburn und einem intensiven Blick. In ihren wie auf den Leib geschneiderten Kleidern, weißen Handschuhen und Hüten sah sie wie eine Frau auf den Schwarz-Weiß-Modefotos aus den 1950er Jahren aus. Sie hatte noch immer diese umwerfende Ausstrahlung, als wir uns kennenlernten, doch sie sah ganz anders aus als auf den alten Bildern. Mit Anfang fünfzig war sie so spielsüchtig und alkoholabhängig geworden, dass sie ihr Unternehmen, ihre Ehe und ihren Respekt vor sich selbst allesamt innerhalb von fünf Jahren verlor. Die Kay, die ich kennenlernte, trug Jogginghosen und übergroße Sweater mit aufgedruckten Werbeslogans, sie schminkte sich nie und trug kaum Schmuck. Sie wohnte in einer kleinen Einzimmerwohnung, die mit alten Weihnachtskarten, Fotos und Fertiggerichten von Weight Watchers vollgestopft war. Das einzige Laster, das sie noch hatte, war das Rauchen. Neben ihrer Arbeit im OP und ihren regelmäßigen AA-Treffen waren die einzigen, die in Kays Leben eine Rolle spielte, ihre AIDS-Patienten.

Kays ältester Sohn, ihr geliebter Joseph, war an AIDS gestorben und zwar einige Jahre, nachdem Kay aus der Suchtklinik entlassen worden war. Dass sie Joseph hatte sterben sehen, führte dazu, dass Kay unzählige Stunden damit verbrachte, Menschen, die an AIDS starben, zu begleiten. Manchmal fragte ich mich, ob Kay all diese Menschen so sehr liebte, weil sie sich in den Jahren, in denen sie getrunken und gespielt hatte, nicht um ihren Sohn gekümmert hatte. Warum auch immer sie sich so engagierte – Kay wurde zu einer bekannten Figur in der AIDS-Gemeinde von New Haven und zu einer Quelle fragloser Fürsorge und Liebe in Zeiten, in denen die Familien der Kranken, die oft andere Vorstellungen von Sitte und Anstand hatten oder sich der Kranken schämten, sich häufig nicht um ihre sterbenden Angehörigen kümmerten.

In den beiden letzten Jahren meiner Tätigkeit als Assistenzärztin zog ich in eine Wohnung gegenüber von Kay. An manchen Abenden, wenn ich müde von einer 40-Stunden-Schicht aus dem Krankenhaus nach Hause kam, ging ich zu ihr hinüber und lauschte ihren Geschichten über Joseph und ihre AIDS-Patienten. Da gab es John, der seine Wohnung nicht mehr verlassen konnte und der jemanden brauchte, der ihm die Wäsche machte. Es gab Linda, die nicht genug Geld hatte, um ihre Arzttermine wahrzunehmen und ihre Krankheit behandeln zu lassen. Und es gab Sandra, die ihrer Familie entfremdet blieb, obwohl sie nur noch einige wenige Wochen zu leben hatte.

Kay war immer für sie da.

Und es schien, dass sie nahezu für jeden da war, mich, die Chirurgin, die häufig zu ihr herüberkam, um ihren Ärger über die Arbeit und die Männer loszuwerden, eingeschlossen. Eines Abends klopfte Kay an meine Tür und bat mich um ärztliche Hilfe. Im achten Stockwerk unseres Wohnkomplexes hatte ein älteres Brüderpaar, beides katholische Priester, gesundheitliche Probleme – der eine hatte einen Leistenbruch, der andere litt unter einem diabetischen Fußgeschwür. Kay, die sie schon aus ihrer Gemeinde in Boston kannte, hatte ihnen ihre Tabletten gegeben und sie auf ihre Winterreise nach Florida vorbereitet. Sie wollte, dass ich mir die Leiste des einen Priesters und die Füße des anderen ansah. In den nächsten vier Wochen sorgte Kay dafür, dass ich an meinen freien Abenden einige Stunden mit Pfarrer Bill und Pfarrer John verbrachte, ihre Wunden inspizierte, ihre Füße massierte und ihnen half, in und aus dem Bett zu kommen.

Als ich von New Haven nach Los Angeles zog, um meinen Facharzt zu machen, hielt ich brieflichen Kontakt zu Kay. Im Grunde war es Kay, die die meisten Briefe schrieb; meine Arbeit war noch turbulenter als jemals zuvor, und ich hatte kaum Zeit zu schlafen. Im ersten Jahr hatte ich nur vier Tage Urlaub, in denen es mich zurück nach New Haven zog, wo ich Kay besuchte.

Sie hatte sich gerade ein neues Auto gekauft, einen gebrauchten weißen Cadillac, den sie besonders günstig erworben hatte, und sie war absolut begeistert. Ich bewunderte ihn gebührend und hinterher tranken wir einen Tee in ihrer vollgestellten Wohnung. Bevor ich wieder ging, machten wir einige Fotos. Auf diesen Bildern ragt Kay neben mir auf, ihre übergroße Brille betont ihre großen braunen Augen. Ich erinnere mich, dass dieser Besuch in die Weihnachtszeit fiel, weil Fensterschmuck im Hintergrund zu sehen ist. Sie trägt ein weißes Sweatshirt mit einer roten AIDS-Schleife in der Mitte, die ein „O" für das Wort „Hoffnung" bildet. Der Rollkragen ist rot und die Hose weiß. Weiß symbolisiert in der chinesischen Kultur den Tod; ich erinnere mich an ihr Lachen, als ich ihr sagte, dass sie diese Kleidung besser nicht tragen solle, wenn sie ihre AIDS-Kranken besuchen ging. Auf dem Bild lächele ich und sie wischt sich die Lachtränen mit der linken Hand aus dem Gesicht. Sie sieht robust und gesund aus.

Sechs Monate später erhielt ich einen Brief von Kay. Sie schrieb, dass sie an Leberkrebs erkrankt sei. *Weißt du irgendwas darüber?* Sie wusste, dass ich mich auf Leberchirurgie spezialisierte und dachte, dass ich ihr vielleicht helfen könnte. Ich rief sie an und fragte nach einer Kopie ihres Ultraschalls und ihres Biopsieberichts. Kay wirkte optimistisch am Telefon: „Oh, das ist nichts, womit ich nicht umgehen könnte", sagte sie. „Außerdem muss ich mich ja um meine Patienten kümmern."

Die Biopsie von Kays Leber zeigte ein Adenokarzinom mit unbekanntem Primärtumor; der bösartige Tumor hatte sich schon auf ihre Leber ausgedehnt. Im selben Umschlag mit dem Biopsiebericht fand ich Kopien von Kays Ultraschall. Als ich die Bilder ins Licht hielt, offenbarte sich mir ein furchtbarer Zustand. Auf dem Ultraschall sahen die Tumore wie schwarze Löcher in Kays Leber aus; jeder Teil ihrer Leber war befallen: Sie schien wie von einer wilden Schießerei durchlöchert. Kay würde nur noch ein paar Monate leben. Ich nahm ihre Unterlagen mit und zeigte sie Experten in meiner Klinik – sie stimmten meiner Einschätzung zu. Chemotherapie war die einzige Behandlungsoption, doch die Chancen auf Heilung standen sehr schlecht. Ich rief Kay an, um ihr die Botschaft zu übermitteln. Sie klang immer noch optimistisch am Telefon. Ihre Ärzte in New Haven hatten ihr dasselbe gesagt, und sie wollte in der folgenden Woche mit der Chemo beginnen.

Ich rief Kay nicht wieder an.

Eines Abends sechs Monate später hinterließ Carla, eine frühere Kollegin, eine Nachricht auf meinem Anrufbeantworter. Sie war ebenfalls eine Bekannte von Kay. Kay war jetzt im Hospiz und fragte nach mir. Carla sagte, sie wolle Kays Botschaft übermitteln. Ich weinte, aber ich rief Kay nicht an.

Einen Monat später rief Carla noch einmal an. Dieses Mal war ich am Apparat. „Kay liegt im Sterben", sagte Carla, als ob ich Kays Prognose nicht kannte. „Viel Zeit ist nicht mehr." Ich sagte Carla, dass ich sehr viel Arbeit gehabt hätte und dass ich anrufen wollte. Ich versprach, am nächsten Tag anzurufen.

Eine Woche verging. Jedes Mal, wenn ich einen sterbenskranken Patienten vor mir hatte, dachte ich an Kay. Tatsächlich dachte ich sogar ständig an sie in jener Woche, aber ich brachte es nicht fertig, sie anzurufen. Dann, eines Nachmittags, als ich allein in meinem Büro saß, fiel mir ein Brief von Kay in die Hände, den sie mir vor einem Jahr geschickt hatte, bevor sie die Diagnose Krebs bekommen hatte. Am Schluss des Briefes stand das, was sie immer schrieb. Ihre Handschrift war, wie Kay selbst, groß und kringelig. Ich bete für dich, Pauline. *Ich bete, dass dieses Jahr besser für dich sein wird. Alles Liebe, Kay XXOO*

Ich nahm den Telefonhörer in die Hand und rief Kay an. Ihre Stimme am anderen Ende war ekstatisch. Sie verzieh mir schnell, dass ich nicht eher angerufen hatte. „Ich weiß ja, wie viel du zu tun hast", sagte sie. Als ich sie fragte, wie es ihr gehe, sagte sie, dass sie schon einige Schmerzen habe, aber dass die

Menschen im Hospiz so nett seien und dass einer ihrer Lieblingspriester, Pfarrer George, sie regelmäßig besuche. „Ich habe wahrscheinlich noch eine Woche zu leben", sagte sie zu mir, deshalb war sie froh, meine Stimme noch einmal zu hören. „Ich denke immer, Pauline, dass ich schließlich meinen Joseph wieder sehen werde." Kay muss gehört haben, dass meine Stimme zitterte, weil sie dann sagte: „Ich habe keine Schmerzen, Pauline. Es wird wirklich sehr gut für mich gesorgt."

Einige Monate später erhielt ich einen Brief von Kays anderem Sohn, Tom. Kay war eine Woche nach unserem Telefongespräch gestorben, ohne Schmerzen und friedlich. Tom dankte mir, dass ich seiner Mutter eine Freundin gewesen war und schrieb, wie viel ihr die Freundschaft bedeutet habe. Ich schaute den Totenbrief an, der ebenfalls im Umschlag lag. Das Gebet, das darin abgedruckt war, war eines der Lieblingsgebete von Kay gewesen, darüber war ein Foto von ihr, lächelnd und so, wie ich sie in Erinnerung hatte. Ich fühlte mich plötzlich, als ob mein Herz aus meiner Brust verschwunden wäre und ein großes leeres Loch hinterließ, das auch meine Lungen nicht schließen konnten. Ich wollte weinen, aber stattdessen ließ ich den Brief in einer der hintersten Ecken meiner Schreibtischschublade verschwinden.

In der Zeit meiner Ausbildung hatte ich einen immer wiederkehrenden Traum. Ich spaziere in einem riesigen Gebäude umher und schaue mich nach einem Raum um, in dem ich mich niederlassen könnte. Das Gebäude ist dunkel, kaum irgendwo ein Fenster, und jeder Raum, in den ich komme, ist entweder zu klein oder zu groß. Schließlich finde ich einen Raum, der genau passend erscheint, außer dass die Gardinen am Fenster nicht ganz zugezogen sind. Anfangs muss ich blinzeln und meine Augen abschirmen; ich war so lange im Dunkeln, dass selbst dieser kleine Lichtstreifen meine Augen schmerzt.

Ich bin mir nicht sicher, ob ich diesen Raum wirklich will. Schließlich gewöhnen sich meine Augen jedoch an das Licht und ich gehe zum Fenster hinüber, fasziniert von der Wärme der Sonne auf meiner Haut. Ich möchte den Vorhang aufreißen, hinausschauen und den Sonnenschein den ganzen Raum durchfluten lassen. Aber dann wache ich auf.

Meine sterbenden Patienten und ihre Familien haben mein Leben so beeinflusst, dass ich viele Jahre von ihnen träumte, manchmal auf höchst symbolische Weise. Sie erinnern mich auf sehr menschliche Art daran, dass mein Beruf komplex ist, und sie waren die unerwarteten Entdeckungen in meiner Ausbildung.

Einer der Glaubenssätze der Chirurgie lautet, dass eine Operation völlig selbstverständlich wird, je öfter man sie ausführt. Die einzelnen Schritte schaffen den Rahmen, und doch werden die unerwarteten Komplikationen, auf die man mit zunehmender Praxis trifft, unsere größten Herausforderungen. Mit einem geplatzten Blinddarm umzugehen, sich durch die verfilzten Gedärme eines vernarbten Unterleibs zu arbeiten, die lebensbedrohlichen Blutungen eines an Leberzirrhose leidenden Patienten zu stoppen – diese Ereignisse verlangen unsere ganzen Fähigkeiten. Erst dadurch werden die chirurgischen Techniken zu einer wirklichen Kunst.

Ein Arzt zu werden ist nichts anderes. Genauso wie in der Chirurgie übten meine Kollegen und ich, Ärzte zu sein, indem wir uns um unsere Patienten kümmerten. Aber was meine gut antrainierte Routine durcheinander brachte, waren die sterbenden Patienten, die trauernden Hinterbliebenen und die Toten selbst. Ich hatte nie erwartete, mit den Toten so eng zu tun zu haben oder der Sterblichkeit so unverwandt ins Gesicht zu blicken.

Wie die unvorhergesehenen Komplikationen im OP sollten diese unverhofften Befunde meines Berufsstandes, vielleicht sogar mehr als alles andere, die junge Chirurgin, die ich eines Tages sein sollte, herausfordern und dann prägen.

II. Praxis

Kapitel 4
Der informelle Lehrplan

Über zwei Jahre lang hatte ich Angst, meine Hände zu desinfizieren. Schon den Beginn dieser Prozedur fand ich überwältigend; jedes Mal, wenn ich über das Becken des Operationssaales griff und eine dieser eingepackten Bürsten nahm, fiel ein ganzes Dutzend herunter. Sie fielen auf mich wie Lemminge, die sich ins Meer stürzen. Und dann das Reinigen der Hände selbst, das für mich immer angstbesetzt war: Mehr als zehn Minuten vor der ersten Operation am Tag. „Zwanzig Mal Schrubben pro Oberfläche 30 Sekunden lang“, „eine Minuten für die Finger einer jeden Hand“, „eine Minute für den Handrücken“, „eine Minute für die Innenhand“ und „eine Minute auf jeder Armseite bis zum Ellbogen.“

Jeden Morgen stand ich da wie gelähmt. Ich war überzeugt: Wenn ich meine Hände nicht ausreichend desinfizierte, hätten die hinterlistigen, hyperreaktiven Bakterien leichtes Spiel, von meinen Armen auf den nichts Böses ahnenden Patienten herunterzuspringen und Chaos anzurichten. Und ich fürchtete um meinen Ruf. Ein einziger Fehler am Waschbecken konnte jede Hoffnung vernichten, als „vielversprechend“ oder auch nur „hilfreich“ zu gelten. Ich wäre eine „kontaminierte Medizinstudentin“. Nach all den Jahren des Studiums wäre das ein Versagen erster Ordnung. Vor den Augen aller – Chirurgen, junger Ärzte in der Facharztausbildung, Anästhesisten, Schwestern und OP-Technikern, selbst gegenüber dem schlafenden Patienten – würden die Schwestern mich energisch zurück ans Waschbecken drängen. Ihre mahnenden Worte – „Jetzt waschen Sie sich bitte erst einmal richtig die Hände!“ – würden die heilige Stille zerschneiden. Die fünf oder sechs

Mal, die das passierte, habe ich mich so geschämt, dass ich es kaum aushalten konnte.

Endlich hatte ich die Kämpfe am Waschbecken überstanden und das Desinfizieren wurde mir zur zweiten Natur. Ich konnte mit geschlossenen Augen mein linkes Knie so drehen, dass ich einen angenehmen Wasserstrom aus dem Hahn, der sich nicht per Hand betätigen ließ, in Gang setzen konnte. Mit der Zeit entwickelte ich eine Vorliebe für eine bestimmte Seifenmarke und die Bürsten mit den safranfarbenen Schwämmchen und den sanften Borsten. Nach einer durchgearbeiteten Nacht und einer raschen Visite bei meinen Patienten am frühen Morgen waren diese zehn Minuten vor dem Waschbecken für mich nun eine angenehme Pause, sie ermöglichten einige Momente der Stille während eines ansonsten hektischen Tages.

In all den Jahren habe ich diese Reinigungsprozedur von Händen und Unterarmen kaum verändert. Selbst in den langen kalten Wintern Neuenglands, in denen ein eisiger Wind durch die Straßen fegt, bürstete ich sie so, wie ich es als Studentin gelernt hatte. Ich stellte das Wasser an, ließ es über meine Arme laufen, schrubbte mit der Bürste rauf und runter und ließ die Flüssigseife auf jedem Quadratmillimeter meiner Haut aufschäumen. Währenddessen blickte ich über das Waschbecken hinüber in den OP. So konnte ich meine Patienten sehen, wie sie von der Trage auf den Operationstisch gelegt wurden und wie die Anästhesisten mit kühlem Kopf ihr Gebräu für den Narkoseschlaf zusammenmischten. Manchmal spürte ich in diesen Minuten ein durch die scharfen Borsten verursachtes Brennen, aber das Gefühl ging vorüber, wenn ich einen anderen Teil meines Arms bearbeitete und mich die kreisförmigen schrubbenden Bewegungen in eine Art Trance versetzten.

Nach zehn Minuten warf ich die Bürste in den Abfalleimer und hielt meine Arme unter das fließende warme Wasser. Erst dann, nachdem der Seifenschaum abgewaschen war, bemerkte ich erneut das Stechen auf meiner Haut. Inmitten der funkelnden Sauberkeit meiner Haut fiel mir der Rücken meiner rissigen Hände auf und wie dort, nach der rituellen Waschung, mein Fleisch von gezackten roten Linien überzogen war.

Als junge Erwachsene habe ich fast meine gesamte Zeit der Ausbildung zur Ärztin geopfert.

Nach dem Medizinstudium absolvierte ich das Praktische Jahr und eine fünfjährige Facharztausbildung zur Chirurgin, unterbrochen von zwei Jahren in der Krebsforschung und -behandlung. Dann rundete ich meine Ausbildung durch ein zweijähriges Fachstudium mit dem Spezialgebiet Transplantation und Leberchirurgie ab. Neun Jahre insgesamt, neun Jahre, die ich damit verbracht habe, klinische Chirurgie zu leben.

Menschen, insbesondere Medizinstudenten, die sich für eine Richtung entscheiden müssen, haben mich immer wieder gefragt, wie es war, so viele Jahre in der Ausbildung zu sein. Ich habe immer geantwortet, dass die klinische Ausbildung wie eine Priesterschaft sei: Das gewählte Fach ist wie eine „Berufung", und diese Berufung macht es erforderlich, dass man sich einige Jahre von der Welt zurückzieht. Mir gefiel das Romantische an dieser Antwort, und fast neun Jahre lang glaubte ich fest daran. Schließlich ist die Pflege von Kranken eine der nobelsten Berufungen überhaupt.

In meinem neunten Jahr änderte sich das jedoch. Ich hatte die ganze Nacht wegen einer schwierigen Transplantation durchgearbeitet; in diesem Fall drohte die Leberarterie des Empfängers immer weiter zu reißen. Die Leberarterie ist die Hauptader für das sauerstoffreiche Blut in einer transplantierten Leber, und deshalb ist diese Rekonstruktion – d. h. das Festnähen der neuen Arterie an der Empfänger-Arterie – eine der wichtigsten Voraussetzungen für den Operationserfolg. Wenn diese Handgriffe gut ausgeführt sind, erholen sich die Patienten innerhalb einer Woche und sehen bei der Nachuntersuchung einen Monat später so aus, als ob sie noch nie einen Operationssaal von innen gesehen hätten. Verläuft dieser Teil der Operation nicht ausreichend gut, versagt das Organ. Eine Abwärtsspirale setzt sich in Gang: Leberversagen, das häufig tödlich endet. Es gibt nur wenige solch eindeutiger Korrelationen von Ursache und Wirkung in der Medizin.

In dieser Nacht wurde die Empfänger-Arterie mit jedem Stich weniger, der Stumpen wurde mit jedem neuen Versuch nur kürzer und löchriger. Drei Versuche später gelang uns schließlich die perfekte Verbindung. Es war 4 Uhr morgens.

Um 4.30 Uhr, nachdem die Operation im Grunde fertig war, überließ es der die Operation leitende Chirurg meiner Kollegin und engen Freundin Susan und mir, die Wunde des Patienten zu versorgen. Wir waren beide über 48 Stunden wach gewesen. Um uns aufzumuntern und uns daran zu hindern, vor Müdigkeit umzufallen, hatten die wohlmeinenden Schwestern „Schlussmusik" eingespielt – pulsierende Party-Musik. Die Muskeln in meiner Hand schmerzten von der Operation und meine Füße taten weh. Über die Jahre stellte ich fest, dass dies bei mir die typischen Anzeichen von Erschöpfung sind.

Als der letzte Stich schließlich gemacht war, schaute mich Susan an. Sogar hinter ihrer Chirurgenmaske und der glotzenden Chirurgenbrille sah man ihr die Müdigkeit an. Unsere Gespräch waren schon Stunden zuvor verstummt, jetzt wollten wir nur nach Hause und schlafen – deshalb überraschte es mich, als sie doch noch redete.

„Ist das alles, was wir in der Ausbildung lernen?", fragte sie mich. Sie nahm ein steriles nasses Tuch und wischte das Blut von der Haut des Patienten, bevor sie ihm den Umhang überlegte. Susan fuhr fort, ohne meine Antwort abzuwarten. „Du oder ich, hätten wir diese Leberarterie immer neu zu nähen versucht?“ Sie lachte kurz auf, dann sagte sie: „Ich betete die ganze Zeit, dass es endlich klappen würde, damit ich ins Bett käme.“ Ich antwortete nicht, aber mein Schweigen war ausreichend Bestätigung. „Aber der Chef“, fuhr Susan fort und meinte unseren Mentor, „der hat nicht aufgegeben.“

Wir traten beide einen Schritt vom Tisch zurück und legten unsere OP-Umhänge und Handschuhe ab. Nach den 15 Jahren Ausbildung, die wir zusammen vorzuweisen hatten, war niemand von uns beiden gewillt zuzugeben – selbst nicht in erschöpftem Zustand –, dass wir uns für nichts und wieder nichts durch die ganze Ausbildung gekämpft hatten.

„Vielleicht ist die beste Ausbildung die, in der man das Richtige so lange macht, bis man schließlich nichts anderes als das Beste akzeptieren kann“, meinte Susan. Sie machte eine Pause und fügte dann hinzu, „selbst wenn man total erschöpft ist.“

Ich dachte am nächsten Tag über Susans Worte nach. Ich dachte noch sechs Monate später, als ich meine Ausbildung abschloss, darüber nach. Als ich schließlich die Leberarterien selbst operierte, wurde mir klar, dass sie Recht hatte. Egal, wie erschöpft ich bin – oder wütend oder glücklich oder beschäftigt –, wenn es um diese Rekonstruktion geht, verschwindet alles aus meinem Kopf außer jenen einfachen, eine perfekte Spannung aushaltenden Stichen, die ich um die bleistiftdünne Arterie nähen muss.

Und weil wir darüber gesprochen hatten, fiel mir auf, dass Susans Beobachtung sich auch jenseits der Leberarterie bewahrheitete. Es gab andere Operationen, die ich in jenen zehn Jahren so oft durchgeführt hatte, dass sie für mich wie das Zähneputzen am Abend selbstverständlich geworden waren.

Nach neun Jahren in der klinischen Ausbildung fand ich es schwer, mir vorzustellen, diese Aufgaben anders durchzuführen oder dass es eine andere Art geben könnte. Denn diese Rituale sicherten die Qualität meiner Arbeit. Sie machten mich zu einer guten Ärztin.

Die meisten Ärzte versuchen ihr Leben lang, ihre Arbeit gut zu machen. Wir wollen schließlich, dass unsere Patienten uns lieben, unsere Kollegen uns respektieren und unsere Familien und Freunde uns stolz auf die Schulter klopfen. Aber alle zukünftigen Erfolge gründen auf unserer Ausbildung. Wir beginnen mit einem nahezu blinden Vertrauen in diese Ausbildung und widmen ihr freiwillig einen Großteil unseres frühen Erwachsenenlebens. In dem Glauben, dass wir nur so am Ende „richtig" ausgebildet sein werden, stellen wir all unsere anderen Interessen hintan.

Die Kliniken werden zu unserem provisorischen Zuhause und die behandelnden Ärzte, die anderen jungen Ärzte in der Facharztausbildung und das Pflegepersonal zu unserer Ersatzfamilie. Zweimal jährlich habe ich Medizinstudenten, die ihr Praktisches Jahr vor sich hatten, durch das Krankenhaus geführt. Ich habe immer das gleich gesagt, als wir an der Cafeteria oder den unaufgeräumten Bereitschaftszimmern vorbeikamen. „Dies ist meine Küche", sagte ich. „Hier sehen Sie mein Schlafzimmer." Sie kicherten dann immer, aber ein Jahr später redeten sie genauso.

Wie Kinder lernen wir, die Vorzüge unserer neuen Familie zu lieben. Zum Beispiel gibt es eine starke Tradition mündlicher Überlieferung in den Krankenhäusern. Ältere Ärzte tauschen Geschichten mit den Neuankömmlingen aus und geben damit eine über Generationen in den Schützengräben der Ausbildung gewachsene Kultur weiter. Wie Fabeln sind diese Anekdoten durchsetzt von den Werten dieses Berufsstandes. In den ersten Jahren meiner Ausbildung konnte ich von diesen Geschichten nicht genug bekommen. Ich war einerseits erpicht darauf, sie um ihrer selbst willen erzählt zu bekommen; andererseits bildeten sie die gemeinsame Basis mit den anderen jungen Ärzten. Sie gaben mir ein anderes Bild vom Mikrokosmos Krankenhaus. Meine ersten klinischen Erfahrungen bekamen so ihre unerschütterliche Basis und wurden immer wieder bestätigt.

Medizinsoziologen haben schon lange erkannt, dass die Ausbildung im Krankenhaus weit mehr vermittelt als Wissen über Krankheiten und Therapien. Durch das, was sie den „informellen“ oder „versteckten“ Lehrplan der Ausbildung nennen, werden junge Ärzte in eine Medizinkultur assimiliert, die bestimmte Verhaltensnormen und Emotionen fördert und unterstützt. Spezielle Begriffe, subtile Gesten, unausgesprochene Entscheidungen ebenso wie ein Geschichten-Kanon aus dem klinischen Alltag stützen dieses Wertesystem. Indem junge Ärzte diese Lehren des versteckten Lehrplans in sich aufnehmen, hören sie auf, Laien zu sein und lernen, Ärzte zu werden. Und zu den am höchsten geschätzten Lehren zählt, dass Rituale an sich etwas Gutes sind.

Ärzte schätzen Rituale über alles. Das überrascht nicht, wenn man die vielen Unwägbarkeiten bedenkt, mit denen menschliche Erkrankungen und Emotionen verbunden sind. Auch im Alltag sind die sich wiederholenden Muster und Strukturen der Rituale für viele Menschen eine angenehme und Sicherheit bietende Stütze. Rituale wie das gemeinsame Abendessen am Sonntagabend, Gute-Nacht-Geschichten oder Kaffee und Zeitung am Morgen suggerieren uns Sicherheit. Wir verlassen uns auf diese Rituale, um durch die Tage und Wochen zu kommen; Rituale erlauben uns auch, dem eigenen Platz in der Welt Sinn zu verleihen. Denn sie bringen jene Werte zum Ausdruck, die für uns am wichtigsten sind.

Medizinstudenten und junge Ärzte verbringen einen Großteil ihrer Ausbildung mit dem Einüben dieser klinischen Rituale, die auch „Verfahren“, „Protokolle“ und „Behandlungsschemata“ genannt werden. Bei der Begegnung mit Patienten gehen wir einer Geschichte nach und fragen jeweils kritisch nach. Wir gehen im Kopf eine genormte Checkliste von Fragen durch, die jeder Arzt auswendig weiß. Unsere Aufnahme- und Entlassungsformulare sind standardisiert. Unsere Operationsatlanten listen jeden einzelnen Schritt für jeden Eingriff auf. Auch die Politik legt Wert auf solche Rituale, wenn sie zum Beispiel Protokolle zur gesetzlichen Voraussetzung von Erstattungen macht.

All diese Rituale veranschaulichen, was auch meine Freundin Susan zum Ausdruck brachte: Wir glauben, dass unsere Ausbildung uns die Rituale vermitteln wird und dass wir mittels dieser Rituale den Makel menschlicher Fehlbarkeit abstreifen können.

Und nicht nur die Ärzte suchen in diesem Glauben Zuflucht. Auch die Patienten sehen in dem Übermaß an standardisierten Protokollen und Behandlungsschemata ein verlässliches Kontrollsystem. Jeder, der schon einmal lediglich mit einem dünnen Umhang bedeckt auf einem Untersuchungstisch gelegen hat, jeder, der auf einem Operationstisch, umgeben von scharfen, spitzen Instrumenten, darauf gewartet hat einzuschlafen, findet es vermutlich sehr beruhigend, wenn schon den kleinsten Details Aufmerksamkeit geschenkt wird.

Auf den Medizinstudenten oder jungen Arzt kann es recht einschüchternd wirken, jedes kleine Ritual lernen zu müssen, selbst ein so einfaches wie das Desinfizieren. Und je komplizierter ein Ritual ist, etwa jemandem den Bauch aufzuschneiden oder ein verstümmeltes Traumaopfer wiederzubeleben oder eine Lebertransplantation durchzuführen, desto Schwindel erregender ist es. Wir müssen angeborene Reaktionen unterdrücken, um die notwendigen Eingriffe tun zu können.

Schließlich aber, nach Jahren der Praxis, zuckt man nicht mehr innerlich zusammen, wenn man das glänzende, scharfe Skalpell in die Haut schneiden sieht und Blut austritt. Man hat keinen Knoten mehr im Magen, wenn ein Patient mit schweren Verbrennungen in die Notaufnahme kommt und es nach verbranntem Fleisch riecht. Der Zauber, einen Menschen heilen zu können, lässt niemals nach – egal, ob man eine schwierige Operation durchführt, einen Menschen wiederbelebt oder nur eine einfache diagnostische Anamnese durchführt –, doch man vergisst dabei den Patienten, der sich vor einem befindet. Der jeweilige Mensch wird zu einem weiteren Fall in der klinischen Erfahrung und alles, worauf man sich konzentrieren kann, ist, keinen Fehler zu machen. Je schwieriger der Fall, umso stärker ruft man die positiven Erinnerungen darüber ab, wie oft man dieses Ritual schon erfolgreich durchgeführt hat. Man will nichts weiter, als die Aufgabe perfekt zu erledigen und dem Patienten mittels besonderer Beachtung der Rituale seine volle Lebenskraft wiederzugeben.

Diese klinischen Rituale stützen zwar das ärztliche Handeln. Und doch habe ich Momente größter Angst erlebt – vor allem wenn es sich bei dem zu behandelnden Patienten um ein Kind handelte, das eine Lebertransplantation benötigte. Kindergerechte Organspenden sind selten, deshalb müssen Kinder mit Leberversagen häufig noch dann auf ein Organ warten, wenn die Krankheit bereits ihre wenigen körperlichen Reserven angegriffen hat. Häufig fallen sie in ein Koma, liegen in Betten, die für Erwachsene gedacht sind, umgeben von unzähligen Apparaten, die bei der kleinsten Bewegung schwirren, pfeifen und piepsen – mechanische Schwestern, die einfach nicht aufhören, sie zu beglucken. Warum, fragte ich mich jedes Mal, wenn ich an einer solch aberwitzigen Einrichtung stand, hat diese Kinder ein so anderes Schicksal ereilt als jene, die draußen auf dem Spielplatz spielen?

Im zweiten Jahre meiner Ausbildung zur Transplantationsärztin verbrachte der zweijährige Michael eine Woche auf unserer Intensivstation. Sein Vater, ein Hüne von Mann mit Händen so groß wie mein Kopf, und seine Mutter, eine sehnige, athletisch wirkende Frau, saßen die ganze Zeit über am Bett ihres Sohnes. Michaels Vater erzählte mir, dass er immer wieder an ein besonderes Bild denken musste: „Erst vor ein paar Wochen hat er zum ersten Mal getanzt. Er stand vor den Boxen und wippte mit einem Lächeln auf seinem Gesicht auf und nieder." Die wenigen Fotos, die um Michaels Bett herum an die Wand geheftet waren, zeigten ein glucksendes Kleinkind mit tiefen Grübchen, die seine Wangen in ein ewiges Lächeln zu fixieren schienen.

Mein jüngerer Bruder hat die gleichen Grübchen.

Michael litt an akutem Leberversagen nach einer zunächst völlig harmlos wirkenden Virusinfektion. „Normalerweise lief er morgens gleich nach dem Aufstehen los, aber dann wollte er sich nur noch hinlegen und gehalten werden", berichtete mir Michaels Mutter. Nach einigen Tagen bemerkte sie, dass das Weiße in seinen Augen sich gelb verfärbt hatte. „Das war der Moment", sagte sie, „wo ich plötzlich tief im Bauch dieses furchtbare Gefühl hatte."

Als Michael nach Einschätzung der Ärzte nicht mehr als einen Tag zu leben hatte, erhielten wir die Nachricht, dass eine passende Leberspende gefunden worden war. Als ich für Michael seine neue Leber holte, hatte ich bereits fast 50 Organtransplantationen durchgeführt und die Operation war, mit ihren vielen Einzelschritten und komplexen Entscheidungen, ziemliche Routine geworden. Aber die Organe und Blutgefäße von Kindern, egal ob Spender oder Empfänger, sind so viel kleiner als die von Erwachsenen und jeder nicht ganz perfekte oder unsauber ausgeführte Stich kann verheerende Folgen haben.

Als wir in jener Nacht mit dem Hubschrauber entlang der Küste des Pazifischen Ozeans flogen, fielen mir die funkelnden Lichter von Los Angeles kaum auf. Im Operationssaal der Klinik hatten die Schwestern den Spender schon vorbereitet, als wir dort eintrafen; nur ein Streifen seines Körpers, der sich vom unteren Ende des Halses bis zum Schambein erstreckte, war inmitten der Schichten von Operationstüchern entblößt. Ich erinnere mich daran, wie angespannt ich den Einschnitt entlang des schmalen Pfades machte: Es war alles so klein im Vergleich zu einem erwachsenen Körper. Ich hatte das Gefühl, als wäre ich in einem Porzellanladen für Liliputaner gelandet und dass jede unbedachte Bewegung alles zu Bruch gehen ließe. Ich fragte immer wieder nach kleineren, feineren, schärferen Scheren; ich bekam Nackenschmerzen, weil ich versuchte, jedes auch noch so kleine Detail zu sehen. Mein Skalpell wurde warm und krätzig unter der heißen Operationslampe.

Als wir schließlich die Leber entfernten, ein pflaumenfarbenes Organ mit einer zarten samtigen Oberfläche, wollte ich nur so schnell wie möglich alles zunähen. Ich dachte nur daran, möglichst schnell zurück zu Michael zu fliegen.

Mit dicken schwarzen Nähten schloss ich die Ränder der klaffenden Wunde. Nachdem ich fertig war, wäre ich fast über Kabel auf dem Boden gestolpert, so schnell wollte ich raus. „Sie sehen für diese späte Uhrzeit furchtbar wach aus", bemerkte eine Ärztin, als ich mich aus meinem OP-Umhang auswickelte und ihn in den Abfalleimer warf. Ich war erleichtert und hatte das Gefühl, einen Triumph errungen zu haben.

Kurz vor dem Abflug musste ich jedoch noch einmal in den Operationssaal zurück, um einige Dokumente zu holen. Jetzt hatten die Schwestern die Tücher von dem Körper entfernt, und ich sah einen kleinen Jungen, der nackt auf dem OP-Tisch lag.

Der Anblick dieses Jungen, kalt und tot unter den hellen Lampen, machte mich fassungslos. Ich war gerade bis zu den Handgelenken in seinem Bauch gewesen, aber mir waren die Grasflecken auf den eckigen Knien oder das mit Sommersprossen übersäte Gesicht nicht aufgefallen, ebenso wenig wie das abstehende rote Haar, dass ihn wie einen Heiligenschein umgab.

Eine große, rote Abschürfung mit Reifenmuster erstreckte sich über die ganze Seite seiner Brust, dazwischen hatten sich Kieselsteine in die Haut gegraben. Die Krankenschwestern erzählten mir dann die Geschichte: Seine Mutter hatte die Einkäufe aus dem Auto ausgeladen, als die sechsjährige Schwester des Jungen auf den Fahrersitz kletterte und den Schalthebel aus der Parkposition löste. Der Junge geriet vor die Vorderreifen. Als die Mutter die Schreie der Schwester hörte, atmete der Bruder nur noch unregelmäßig, sein Oberkörper wurde durch das Gewicht des Autos auf die Kiesel in der Einfahrt gedrückt.

Ich sah den langen Schnitt und die schwarzen Stiche, die ich hinterlassen hatte. Während der Rest seines Körpers noch Spuren von Babyspeck zeigte – runde, kleine Finger und rundliche Füße –, war sein Unterleib, der eigentlich die weichste und rundeste und vollste Region seines Körpers hätte sein sollen, eingesunken. Mir erschien er wie eine ausgenommene Höhle, die er jetzt ja auch war.

Ich stand da mit offenem Mund. Mein eigener Oberkörper fühlte sich leer an, in meinem Kopf pochte es. Ich fragte mich, was seine Mutter gedacht haben musste, als sie aus dem Haus kam und ihn sah. Ich stellte mir vor, wie ihr gellendes Schreien durch die Nachbarschaft gehallt haben mochte und was die kleine Schwester dachte, als sie ihre Mutter schreien hörte und ihren Bruder regungslos daliegen sah. Einen Moment lang verspürte ich den Impuls, die schwarzen Wundnähte aufzureißen, die Organe zurückzugeben und den toten Jungen zurück ins Bewusstsein zu schütteln. Ich wollte seine Mutter, die schon lange nicht mehr im Krankenhaus war, in meinen Armen halten und mich dafür entschuldigen, dass ich mit all meinen Instrumenten und Methoden und all meiner Ausbildung und Erfahrung die Uhr nicht zurückdrehen konnte.

Auf dem Flug zurück entlang der Küste hatte ich keine Augen für das, was sonst die Lieblingsphase dieser frühmorgendlichen Beschaffungsaktion war. Ich sah nicht, wie die aufgehende Sonne sich in den Wellen des Pazifiks brach, wie sich die Delfine in den Wellen tummelten oder die emporragende Steilküste von Südkalifornien. Für einen Moment vergaß ich sogar Michael. Alles, woran ich denken konnte, was ich sehen konnte, waren die kleinen Organe in der Kühlbox neben mir und das Kind, das ich zurückgelassen hatte.

In der klinischen Medizin wird folgender Satz immer wieder gerne zitiert: Jede Behandlung ist wie ein zweischneidiges Schwert. Jede positiv wirkende Medikation hat schädliche Nebenwirkungen.

Das trifft auch auf unsere Rituale zu. Einerseits verhindern sie, dass wir falsche Dinge tun, auf der anderen Seite schützt uns ihre Logik davor, die volle Verantwortung zu übernehmen. Es ist eine mächtige, auf den Kopf gestellte Selbstverteidigungsstrategie für Ärzte: Ich habe alles auf die richtige Weise gemacht, es ist deshalb schlechterdings unmöglich, dass ich einen Fehler gemacht haben könnte.

Genau dann, wenn die Verantwortung am größten ist – und wenn große Emotionen auftauchen oder sogar das Leben selbst auf dem Spiel steht –, konzentrieren wir uns auf die Rituale. Sie lassen uns mit der Situation zurechtkommen. Sie machen es uns möglich, dem Tod aus dem Weg zu gehen, im direkten und übertragenen Sinne. Wir konzentrieren uns auf die Behandlungsschemata und verbringen möglichst wenig Zeit mit sterbenden Patienten. Wir halten unsere Sprache unpersönlich und brauchen das Wort „sterben" nicht einmal zu erwähnen; wir diskutieren solche Fälle im Kontext objektiver Befunde und Daten. Jüngere Ärzte ziehen aus dem verborgenen Lehrplan der Medizin intuitiv den Schluss, dass Fälle im Endstadium irgendwie weniger wichtig sind als das Ritual, das in diesen Fällen ja versagt, und ältere Ärzte entlastet schon das Ritual an sich. Diese Lehren sind sehr wirkmächtig. Und selbst Studenten, die während ihres Studiums etwas über die Betreuung todkranker Patienten gelernt haben, vergessen dies ganz schnell, wenn sie in den klinischen Alltag eintreten.

Wir lernen dabei nicht nur, den Tod zu meiden, sondern ihn als Ergebnis von Fehlern zu definieren, als Folge mangelhafter Technik und von Fehldiagnosen. Der Tod ist nicht mehr ein natürliches Ereignis, sondern ein Ritual, das schief gegangen ist.

Zwei führende Ärzte im Bereich der Sterbebegleitung, Dr. Susan Block und Dr. J. Andrew Billings, haben die komplizierte Beziehung zwischen dem informellen Lehrplan und dem, wie junge Ärzte die Betreuung todkranker Patienten angehen, untersucht. Entgegen den unausgesprochenen Leitsätzen in vielen Krankenhäusern glauben Block und Billings, dass der Umgang mit todkranken Patienten für die Ausbildung junger Ärzte äußerst wichtig ist. Sie schreiben: „Wenn die jungen Ärzte in der Ausbildung emotionale Unterstützung erhalten, bieten die Unmittelbarkeit und die unverstellten Gefühle, die bei Patienten, ihren Angehörigen und den Ärzten im Zusammenhang mit dem Tod auftauchen, eine Gelegenheit, auf einer tiefen Ebene zu lernen und Erfahrungen zu machen. Die Begleitung todkranker Patienten kann jungen Ärzten auch helfen, einen Grad an Intimität und persönlicher Nähe zu ertragen, der von anderen Aspekten der medizinischen Ausbildung geradezu ausgeschlossen wird."

Wenn wir dem Tod aus dem Weg gehen, verpassen wir eine der besten Gelegenheiten, um zu lernen, wie wir ärztlich handeln können. Denn der Umgang mit sterbenskranken Patienten fördert unsere besten menschlichen Anlagen und lässt sie weiter wachsen.

Diese Möglichkeiten wahrzunehmen, würde eine Veränderung des informellen Lehrplans bedeuten. Und das ist eine enorme Herausforderung. Denn der informelle Lehrplan entzieht sich jeder Definition, obwohl er jeden einzelnen Bereich im Leben eines jungen Arztes durchdringt. Um eine Veränderung dieses informellen Netzwerks von Werten und Erfahrungen zu erzielen, braucht es grundlegendere Reformen, als Kurse in Sterbebegleitung anzubieten. Wie der Medizinsoziologe F.W. Hafferty betont hat, setzt dies bei den Ausbildern in den Kliniken die Bereitschaft voraus, „zu bewerten, welche Botschaften von und in exakt jenen Strukturen, die sie selbst entwickelt haben und für die sie verantwortlich sind, hervorgebracht werden." Um diesen informellen Lehrplan zu reformieren, ist es notwendig, dass die klinischen Institutionen, die Lehrkrankenhäuser und Universitätskliniken ihren Wertekanon und ihre Politik grundlegend verändern.

In den letzten zehn Jahren gab es einige kleine, aber bedeutsame Veränderungen. Nationale Vereinigungen, die die Richtlinien der medizinischen Ausbildung festlegen und die die Anforderungen für die ärztliche Approbation bestimmen, fordern jetzt praktische Erfahrungen mit und Kenntnisse in dem Fach „Palliative Care". Zwar garantiert dies allein noch keine angemessene Ausbildung, doch es ist eine Wertentscheidung. In den letzten fünf Jahren hat das American College of Surgeons, der größte Ärzteverband in den USA, eine Arbeitsgruppe eingesetzt, die sich mit „Palliative Care" auseinandersetzt. Sie sollte unter anderem die Ausbildung von Fachärzten in der Chirurgie genauer untersuchen und hat auch Erfahrungen aus anderen Bereichen miteinbezogen: Die Arbeitsgruppe der Chirurgen hat damit begonnen, jungen Ärzten aus anderen Bereichen eine Teilnahme an ihrem Kurs „Palliative Care" zu ermöglichen und erwirkte für diese Gruppe eine Befreiung von den für gewöhnlich äußerst strengen Arbeitsanforderungen. Innerhalb eines Jahres wurden 32 Kurse für angehende Chirurgen angeboten, und diejenigen, die den Kurs absolvierten, berichteten, dass sie sich im Umgang mit todkranken Patienten wesentlich wohler fühlten und mehr Selbstvertrauen besaßen. Diese positiven Veränderungen waren auch noch sechs bis acht Monate später zu spüren, als die jungen Ärzte noch einmal befragt wurden. Offenbar hat dieser Kurs eine bedeutsame und nachhaltige Wirkung entfaltetet.

Als ich eines Winters wieder einmal an aufgerissener, spröder Haut litt, beschloss ich, in der Fachliteratur etwas über Desinfizierungstechniken nachzulesen. An den Waschbecken des OPs war ich immer eher der Fußballer-Typ gewesen – ich schrubbte so lange, bis es wehtat. Ich war mir jedoch nie sicher, ob meine Zehn-Minuten-Schrubberei einer wissenschaftlichen Überprüfung standhalten würde.

Ich entdeckte Richtlinien, die 2002 unter dem Titel „Handhygiene im Gesundheitswesen" von den „Centers for Disease Control" herausgegeben worden waren. Die Autoren des Berichts hatten die gesamte Fachliteratur aufgearbeitet und schließlich herausgefunden: fünfminütiges Reinigen reduziert die Bakterienanzahl genauso effektiv wie zehn Minuten. Sanfte Einmalschwämme sind genauso geeignet wie harte Bürsten mit groben Borsten; und man könnte sogar auf die Bürste verzichten, wenn man die richtige Seife benutzt.

Ich rechnete: Mehr als ein Jahrzehnt hatte ich mit der zehnminütigen Schrubbmethode verbracht und so beinahe eine ganze Woche Seifenschaum für nichts und wieder nichts produziert.

Das zehnminütige Schrubben war eines der ersten Rituale, das ich gelernt hatte. Ich hatte fest geglaubt, dass es für die chirurgische Antisepsis notwendig sei, absolut unabdingbar, um bei meinen Patienten eine schwächende postoperative Infektion zu verhindern. Ich hatte geglaubt, dass meine Hingabe an dieses OP-Ritual mich zu einer guten und verantwortungsbewussten Chirurgin machte. Aber die neuere Forschung widersprach diesem Glauben. Plötzlich erschien mir mein blindes Vertrauen beinahe töricht. Viele in der Medizin praktizierte Rituale versuchen zu strukturieren und einen einheitlichen Qualitätsstandard zu sichern. Doch die exzessive Ergebenheit lässt andere, wichtigere Dinge aus dem Blick geraten, wie etwa die Gefühle sowohl des Patienten als auch des behandelnden Arztes. Und obwohl der Trend im Moment zur Evidence-Based Medicine geht – d. h. eine auf klinische Forschung gegründete wissenschaftliche Medizin, die auch externe Forschungsergebnisse berücksichtigt –, fallen wir doch schnell wieder in die vertraute Routine, wenn es um die Behandlung sterbenskranker Patienten geht. Wie die SUPPORT-Studie gezeigt hat, suchen wir trotz aller anderen Anstrengungen doch immer wieder Zuflucht in den alten Ritualen, um dem Sterben zu entgehen.

So schwierig mir das mitunter auch selbst erscheint: Ich muss und will an die Möglichkeit glauben, die professionellen Rituale zu praktizieren und gleichzeitig ihre Grenzen zu erkennen. Wenn Rituale blind befolgt werden, behindern sie uns und fördern ein falsches Gefühl von Unfehlbarkeit; werden sie menschlich praktiziert, können sie weitere Bereiche des Heilens öffnen. Ich weiß das, weil ich Ärzte kenne, die durch kleinste Veränderungen Rituale auf fundamentale Weise verändert haben.

Wenn ein Patient auf der Intensivstation im Sterben liegt, dann ist das Vorgehen immer das gleiche. Die Tür des Zimmers oder die Vorhänge um den Patienten und seine Familie herum werden geschlossen, die

Schwester schaltet die Geräte aus, so dass die Angehörigen nicht mitzuerleben brauchen, wie der Herzmonitor nur noch flache Linien anzeigt, und die Ärzte verschwinden, um die Privatsphäre der Familie zu schützen.

Auch ich habe mich stundenlang rar gemacht, während ich auf den Tod eines Patienten wartete. Manchmal dauerte das Sterben eine Stunde, manchmal einen ganzen Nachmittag. Ich lungerte um die Computer herum und beschäftigte mich mit Untersuchungsergebnissen. Ich besuchte andere Patienten auf der Intensivstation. Meistens zappelte ich auf der Pflegestation herum, unsicher, ob ich gehen oder doch besser bleiben sollte.

Endlich sah ich, wie die Angehörigen aus dem Zimmer kamen, feuchte Taschentücher in den Händen. Wenn sie lange genug dort standen und wenn die Monitore der Schwesternstation keine Atembewegung und schließlich Herzstillstand signalisierten, wusste ich, dass alles vorbei war. Nachdem das letzte Familienmitglied aus dem Zimmer war und der Ansprechpartner der Familie mein langes Gerede über „was jetzt zu tun ist" gehört hatte, ging ich hinter den Vorhang. Dort, allein mit dem Verstorbenen, erklärte ich den Patienten offiziell für tot und füllte die notwendigen Formulare aus.

Der Tod eines Patienten war anders. Er war ein Geschäftsmann, der sich zur Ruhe gesetzt hatte und dessen Dickdarmkrebs sich bis auf seine Leber und seine Lunge ausgedehnt hatte. Es war vier Uhr morgens, als das Herz des Mannes versagte und ich den behandelnden Arzt zu Hause anrief.

Innerhalb von einer halben Stunde war der Arzt da; er kam direkt aus dem Bett, seine Haut zeigte noch Knitterfalten. Gleich darauf tauchte auch die Frau des Patienten am Eingang der Intensivstation auf. Sie war mittelgroß, hatte glitzernde Diamanten in den Ohren und trug ihr langes graues Haar hochgesteckt. Ich hatte mich oft mit ihr unterhalten: über ihren Beruf als Lehrerin an einer High School ganz in der Nähe, über ihre dreißigjährige Ehe. Sie wusste, dass ihr Mann nicht mehr lange zu leben hatte. Auch darüber sprachen wir. Jeden Nachmittag sah ich sie am Bett ihres Mannes sitzen, ganz aufrecht. Sie hielt seine Hand oder las ihm ein Buch oder einen Zeitungsartikel vor. Wenn ich kam, sprang sie auf, um mir die Hand zu geben und bat mich, mit ihr einen Schritt vor die Tür zu gehen. Auf dem Gang fragte sie mich, wann ihr Mann das Krankenhaus verlassen könne, um zu Hause zu sterben.

Sie fragte nicht mehr, als ihr Mann ins Koma fiel und auf die Intensivstation verlegt wurde.

Die Frau stand nun steif vor dem Tisch der Sekretärin, ihre Augen waren rot und verquollen und ihre Lippen bildeten einen schmalen Strich. Ich versuchte ein Lächeln, unsicher, wie man eine Frau grüßen sollte, die ihren lebenslangen Partner nun sterben sehen würde. Alles, was ich sagte, war: „Es tut mir leid". Sie nickte mir zu und schaute zum Zimmer ihres Mannes hinüber.

Ich fühlte, wie ich mich entfernte. Ich konnte mich zwar nicht überzeugen, dass die Frau allein mit ihrem sterbenden Mann glücklicher wäre. Doch es war, als ob das altvertraute Ritual bereits in Gang gesetzt war, ich konnte es nicht stoppen. Ich ging einen Schritt zurück, fiel über einen Stuhl und stolperte über meine eigenen Füße.

Der Arzt nahm die Frau bei der Hand und erklärte ihr in ruhigem Ton, was jetzt gerade geschah. Ihr Mund öffnete sich und sie begann zu weinen. Er führte sie sanft in den Raum, wo ich sah, wie sie nach vorne schoss und vor dem Bett ihres Mannes wie in sich zusammenfiel. Der Arzt kam zu mir zurück, aber statt die Frau allein in dem Raum zu lassen, schloss er den Vorhang um sie drei. Ich blieb einige Minuten zurück, wurde dann aber neugierig, als der Arzt nicht herauskam. Was machte er denn bloß da drinnen? Warum ließ er die Frau nicht allein, wie wir das immer machten?

Verstohlen warf ich einen Blick hinter den Vorhang, die Frau weinte immer noch, aber sie hielt die Hand ihres Mannes fest umschlossen. Der Arzt stand neben ihr und flüsterte etwas; die Frau nickte und ihr Weinen ließ nach. Ihre Schultern entspannten sich und ihr Atem ging wieder regelmäßig. Der Arzt flüsterte noch einmal, zeigte auf die Monitore und auf die Brust des Patienten und legte dann seine Hand sanft auf den Arm des Mannes. Er erklärt, so dachte ich, wie das Leben den Körper verlässt – das letzte Zusammenziehen des Herzmuskels, die unregelmäßigen Atemzüge – und er spricht vom Trost, der ihre Anwesenheit ihm schenkt. Die Frau nickte und begann leise zu weinen und streichelte den Arm ihres Mannes.

Ich wollte bei ihnen sein, aber konnte mich irgendwie nicht überwinden. Ich zog die Vorhänge wieder zu, ging zurück auf die Station und wartete.

Dreißig Minuten vergingen, ehe der Arzt aus dem Zimmer kam. Gleich darauf erschien auch die Frau des Patienten: Ihr Mann war verstorben. Sie dankte uns, lächelte schwach und verließ die Intensivstation.

Mehrere Wochen später schickte sie mir ein cremefarbenes Kärtchen mit blauem Rahmen. Ihre Handschrift war schwungvoll.

Sie schrieb, ihr Mann sei zwar nicht zu Hause gestorben, wie sie immer gehofft hatte, doch er habe einen würdevollen und friedlichen Tod gehabt. „Und das", schrieb sie, „war alles, was wir wollten."

Ich bewahrte die Karte lange Zeit auf. Sie sollte mich daran erinnern, was Ärzte vermögen. Noch lange, nachdem ich die Karte unter „Patientenkorrespondenz" abgelegt hatte, tastete ich in meinem weißen Kittel nach dem Kärtchen, als ob es immer noch dort steckte. Es war, als ob die Erinnerung an diesen Morgen mir Mut machte, vorwärts zu gehen.

Von diesem Zeitpunkt an stahl ich mich nicht mehr von meinen sterbenden Patienten und ihren Familien davon. Eine Hand in der besagten Tasche meines Kittels, versammelte ich die Angehörigen auf der Intensivstation. Ich führte sie ans Bett ihres geliebten Angehörigen und zog die Vorhänge nicht hinter ihnen, sondern hinter uns zu. Ich deutete auf die unregelmäßigen Bewegungen auf dem Monitor und beschrieb die charakteristischen letzten Atemzüge von Sterbenden. Ich berührte die Angehörigen, umarmte jene, die besonders mitgenommen aussahen und sagte ihnen, wie tröstlich ihre Gegenwart für den Sterbenden ist.

Mit dem Arzt sprach ich jedoch weder über das, was an jenem Morgen geschehen war, noch über den Inhalt der Karte. Ich zeigte nie, dass sein Abweichen von der Norm mich berührt hatte. Ich sagte ihm nie, dass es so war, als ob ein tiefer Schatten sich ein kleines bisschen gehoben hatte und die ersten Lichtstrahlen durchließ – und dass ich von jenem Moment an daran glaubte, dass ich noch mehr konnte als heilen.

Mit diesen Worten möchte ich dem Arzt danken.

Kapitel 5

M und M

Wenn man ein Loch durch den Bauch bis zum Zwerchfell bohrt und mit den Fingern das spinnwebartige Gewebe, das das Herz vom Rückgrat trennt, beiseite schiebt, reicht der Platz genau aus, um den Arm darin zu versenken. Und wer einen kleinen Einschnitt am Genickende vornimmt, wie bei einer Speiseröhrenentfernung, kann bei einem ausreichend langen Unterarm sogar seine Fingerspitzen hervorschauen sehen, während der Ellenbogen im weichen, gummiartigen Magen und Leberlappen eingehüllt bleibt.

Man ist verlockt, den Arm an jenem warmen, beruhigenden Ort zu lassen. An der Rückseite des Unterarms spürt man die Härte der Wirbelknochen, an den Fingerspitzen die kühle Luft von Draußen und am Ellenbogen die gleitenden Kontraktionen des Dünndarms. Was einen jedoch am meisten erstaunt und weshalb man den Arm ein paar Sekunden länger verweilen lässt, als man vielleicht sollte, ist das Gefühl an der Unterseite des Handgelenks, jener überaus zarten Stelle, an der Mütter die Temperatur der Milch für ihre Babys testen.

An dieser kleinen Hautstelle und im Einklang mit dem eigenen Rhythmus fühlt man die starken, sich windenden Kontraktionen des Herzens. Wenn man dann auf den offenen Bauch und die blutverschmierten Instrumente auf dem Tisch herabsieht, erinnert einen dies daran, dass die Person, in deren Körper man versunken ist, sehr wohl am Leben ist.

Da die praktische Ausbildung in der Chirurgie bekanntermaßen schwierig ist, bat ich einen Monat vor Abschluss meines Medizinstudiums einige meiner Lieblings-Assistenzärzte um Rat.

„Schlaf, wenn du kannst, iss, wenn du kannst", riet einer.

„Mach Fingerübungen", sagte ein anderer und zeigte auf das Telefon.

„Wenn du einen Donut siehst, dann iss ihn auch", schlug wieder ein anderer vor.

Ein weiterer riet mir, eine Liste mit den fünf wichtigsten Dingen in meinem Leben zu machen und dann alle durchzustreichen, bis auf das erste. „Das ist alles, wofür du während der Ausbildung Zeit haben wirst", sagte er, „und vielleicht nicht einmal besonders viel."

Ich merkte mir diese Hinweise und sah mich schon im Geiste, wie ich sie eines Tages an meine Nachfolger weitergeben würde. Doch von all den eingängigen Ratschlägen gab es nur einen, den ich je beherzigte.

Rob hatte seine Assistenzzeit für die allgemeine Chirurgie abgeschlossen und war im letzten Jahr seiner Facharztausbildung, als ich mit ihm zusammen arbeitete. Wenn er nicht operierte, machte er eine ganze Reihe sonderbarer Bewegungen, die an nervöse Tics erinnerten; er hatte ein hektisches Augenzwinkern, das der Rhythmik eines Maschinengewehrfeuers entsprach, wippte ständig auf den Zehenspitzen und fuhr sich durch sein braunes, widerspenstiges Haar.

Trotz seiner nicht enden wollenden hektischen Bewegungen war Rob der ausgeglichenste Assistenzarzt, mit dem ich je gearbeitet hatte. Hilfreich war auch, dass er Situationen mit Humor nehmen konnte, in denen die meisten von uns die Nerven verloren hätten. Er war äußerst selbstsicher und übertrug uns mehr Verantwortung und Unabhängigkeit, als ich es bis dahin gekannt hatte. Als unerfahrene Absolventin erwies ich Rob meine Dankbarkeit, indem ich als menschliches Schutzschild fungierte und die unangenehmeren Aufgaben für ihn übernahm. Ich führte die Telefonate und vereinbarte mit den missgelaunten Angestellten der Radiologie Termine, nahm unangenehmen Patienten Blut ab und wimmelte regelmäßig störende Oberärzte der Chirurgie ab. „Vergiss nicht, Dr. Miller eine Frage über Amputationen zu stellen", flüsterte mir Rob vor der Visite zu. „Er liebt dieses Thema und das wird ihn mir eine Weile vom Hals halten."

Als ich Rob schließlich um Rat bat, so tat ich dies, weil ich hoffte, auf diese Weise herauszufinden, wie man die Assistenzzeit am besten übersteht.

Ich erwischte Rob, als er einen Patienten vom OP zurück zur Intensivstation schob. „Ich muss einen Augenblick darüber nachdenken", sagte er, nahm die Akte seines Patienten und verschwand in Richtung Schwesternzimmer.

Es war ruhig auf der Intensivstation. Alle Patienten schienen zu schlafen und einige der Schwestern waren in der Mittagspause. Der frisch gebohnerte Boden glänzte unter der fluoreszierenden Beleuchtung. Rob saß im Schwesternzimmer und schrieb seinen Operationsbericht. Ich sah, wie seine Knie unter dem Tisch wackelten und es war mir ein Rätsel, wie er den Stift ruhig genug zum Schreiben halten konnte.

Rob schloss die Krankenakte und winkte mich zu sich. „Okay, Pauline", sagte er. „Hier ist mein Rat." Nichts an ihm bewegte sich. Ich lächelte und dachte, dass das vielleicht Teil eines spaßigen Spiels sei.

Rob sah mich geradewegs an. „Irgendwann", sagte er „wirst du einen deiner Patienten töten."

Ich schüttelte den Kopf, nicht sicher, ob ich ihn richtig verstanden hatte. Ich wusste, dass Patienten während meiner Behandlung sterben würden, aber meine Aufgabe war es, sie zu retten, nicht sie zu töten.

Rob lehnte sich in seinem Stuhl zurück, den Blick noch immer auf mich gerichtet. „Du wirst es nicht absichtlich tun, aber es wird passieren.“ Er saß vollkommen bewegungslos da. Ich konnte das leise surrende Geräusch der Ventilatoren im Hintergrund hören.

„Pauline“, sagte er schließlich. „Das passiert uns allen. Das gehört zu dieser Arbeit, wenn man lang genug dabei ist. Du wirst es als einen Teil des Lernprozesses akzeptieren müssen.“

Rob stand auf. Er führte seine Hand zum Kopf, nahm seine Chirurgenkappe ab und begann, sich mit den Fingern durchs Haar zu fahren. Die nervösen Bewegungen fingen erneut an und ich sah ihn angespannt zum OP blicken.

„Hör zu“, sagte er auf dem Weg zur Intensivstation, „wenn es passiert, ruf mich an und dann sprechen wir darüber. Du wirst es dann verstehen. Ganz sicher.“

Als sich die Türen hinter ihm schlossen, fragte ich mich, ob das, was er gesagt hatte, wirklich wahr sei. Noch Tage später war der einzige Gedanke, den ich hatte, wenn ich einen der Ärzte sah: „Wen hast du getötet?“ Während ich meinen Pflichten als angehende Assistenzärztin nachkam, wollte ich jeden Einzelnen anhalten und ihn danach fragen. Wie ist es passiert? Hast du es in dem Moment gespürt? Oder hast du den fatalen Fehler erst danach bemerkt?

Robs Worte nagten in meinem Bauch wie ein eiterndes Geschwür. Und als es mir schließlich im zweiten Jahr meiner Assistenzzeit selbst passierte, sprach ich weder mit Rob noch mit irgendeinem anderen der Kollegen darüber, selbst mit meiner Familie nicht. Stattdessen fragte ich mich damals nur, wenn ich die anderen Chirurgen an mir vorbeilaufen sah: „Wie bist du jemals darüber hinweggekommen?“

Anfang der 1970er Jahre untersuchte Charles Bosk achtzehn Monate lang ein chirurgisches Ausbildungsprogramm und schrieb darüber an der University of Chicago seine Magisterarbeit. Bosk beschäftigte sich damit, wie Chirurgen als Berufsgruppe mit Fehlern umgingen. Er begleitete sie bei der Visite, besuchte Konferenzen und ging in den Operationssaal. Er wurde im Wesentlichen ein vollwertiges Mitglied des chirurgischen Betriebs.

Während jener anderthalb Jahre entdeckte Bosk eine Berufskultur, die ihren Mitgliedern höchste Kompetenz abverlangte: Unfehlbarkeit in einer äußerst unbeständigen Welt. Er bemerkte auch, dass die Gruppenidentität der Chirurgen eng mit diesem Perfektionsstreben verbunden war. Während die Chirurgen bei der individuellen Behandlung ihrer Patienten freie Hand hatten, mussten sie während ihrer Ausbildung und beruflichen Entwicklung bereit sein, sich für jede Entscheidung, die sie trafen, der eigenen Gruppe gegenüber zu verantworten.

Bosk beobachtete, dass diese Rechenschaftsberichte, sofern sie Todesfälle beinhalteten, in erster Linie auf Morbiditäts- und Mortalitäts-, kurz auf sogenannten M und M-Konferenzen besprochen wurden. Diese Konferenzen boten der Gemeinschaft der Chirurgen die Möglichkeit, aus den jüngsten Komplikationen und Todesfällen in der Chirurgie zu lernen. Bosk zufolge war M und M jedoch auch ein Ritus, der zwischen ansonsten äußerst autonomen Individuen einen starken Gemeinschaftssinn stiftete. Diese Konferenzen waren, wie Bosk es ausdrückte, ein spezielles Ritual, „um Zeugnis über diese Fehler abzulegen, die Irritation, die sie erzeugen, zu klären und sie in die Geschichte der Gruppe und die Biografie des Einzelnen einzugliedern." Und diese rituelle Funktion war so wichtig, dass sogar „diejenigen, die daran gewöhnt waren, andere auf sich warten zu lassen", all ihre Verpflichtungen verschoben, um bei M und M dabei zu sein.

An den Untersuchungsergebnissen von Bosk hat sich bis auf den heutigen Tag im Wesentlichen nichts geändert. Wenn man einer Gruppe von Chirurgen das Wort „Patiententod" entgegenwirft, werden sie fast reflexartig zu einer M und M gehen wollen. Und außer den besprochenen Patienten und den beteiligten Chirurgen ändert sich kaum etwas an der Art, wie die M und Ms abgehalten werden. Auch die Art der Präsentation – immer in der Passivform und so nüchtern wie möglich – unterscheidet sich nicht von Bosks Erfahrungen. Zwar gibt es einige ruhige und besonnene Wortwechsel, doch andere sind hitzig und die erregten Stimmen deuten immer, wenngleich unterbewusst, auf etwas anderes hin als auf eine bloße Meinungsverschiedenheit unter Kollegen.

Hin und wieder werden Todesfälle dem natürlichen Verlauf einer Krankheit zugeschrieben. Weit öfter entdecken Chirurgen einen einzigen Fehler und stufen ihn als Fehler der Technik, des Urteilvermögens, der Diagnose oder des Managements ein. Welcher Kategorie er auch zugeschrieben wird, die Chirurgen kommen am Ende der Konferenz fast immer und unausweichlich zum selben Schluss: Die Verantwortung für den Fehler – und somit für den Tod des Patienten – lastet direkt auf den Schultern des behandelnden Chirurgen.

Als ich Bosks Arbeit vor Kurzem noch einmal las (meine Schwester hatte mir das Buch während meines Studiums geschenkt), verwirrte es mich, wie vertraut mir seine Themen waren; es war, als ob Bosk tief in mein Gehirn getaucht wäre und Erinnerungen an M und M hervorgeholt hätte. Ich nahm das Verhör wahr und sah den schuldigen Chirurgen vor mir, allein im Rampenlicht stehend. Mir wurde flau, als der im Kreuzfeuer stehende Chirurg Ausflüchte machte, und mein Magen krampfte sich zusammen, als die alte Wunde wieder aufriss.

Ich habe selbst in jenem Kreuzfeuer gestanden und weiß, wie sich diese Wunde anfühlt. Sie hat wenig mit der Konferenz oder mit den Angriffen oder gar mit dem Fehler selbst zu tun. Es ist vielmehr dieses schreckliche Gefühl, dass es möglicherweise dein Fehler war und dass du möglicherweise wirklich an dem Tod deines Patienten schuld bist.

Dutch Smulder war ein 65 Jahre alter Veteran des Zweiten Weltkriegs, trockener Alkoholiker und reueloser drei-Päckchen-am-Tag-Raucher, bei dem sich Speiseröhrenkrebs entwickelt hatte, als ich im zweiten Jahr meiner Assistenzzeit war. Widerborstige Büschel blonden und weißen Haars bildeten ein Gegengewicht zu seinen herabhängenden Backen. Die Konturen seines langen Gesichts waren so weich, als ob eine Fettschicht unter seiner Gesichtshaut hervorquellen wollte. Er war das letzte noch lebende Mitglied seiner Familie, ein schroffer, fast ein wenig abweisend wirkender, überzeugter Junggeselle, der den Menschen niemals viel Anreiz für ein längeres Gespräch bot. Natürlich schloss ich ihn auf der Stelle ins Herz. In der Woche vor seiner Operation besuchte ich ihn während meiner offiziellen Visite zweimal täglich und auch während meiner Nachtwachen schaute ich bei ihm vorbei.

Wenn ich Dutch dazu anregte, spuckte er misstrauisch ein paar Anekdoten über den Krieg aus. Wenn ich laut genug über einen seiner Scherze gelacht hatte, brach er selbst in schallendes Gelächter aus; seine wulstigen Lippen öffneten sich weit und seine Augen verschwanden in der Tiefe seiner Wangen, wie bei einem jener zerknautschten chinesischen Hunde.

Mir gefiel der Gedanke, dass Dutch meine Besuche genoss und sogar eine gewisse Zuneigung für mich entwickelte. Eines Abends beschwerte sich Dutch über das Mittagessen. Er hätte Probleme damit. Ich dachte sofort an seinen Tumor und war besorgt, dass er so schnell wachsen würde, dass wir ihn nicht mehr entfernen könnten. Er sah mich einen Moment lang an und begann zu lachen. „Es ist nicht wegen des Tumors, Doc“, sagte er und klopfte mir auf die Schulter. „Es ist dieses furchtbare Essen hier.“

In der Nacht vor Dutchs Operation ging ich mit einem Einwilligungsformular in der Hand in sein Zimmer. Ich erzählte Dutch, dass der behandelnde Chirurg für sein Können berühmt sei, insbesondere bei dieser Operationsmethode. Er würde den Eingriff vornehmen, während ein Facharzt und ich assistieren würden. In Anbetracht der Schwere dieser Operation würde Dutch danach sicherlich einige Tage auf der Intensivstation verbringen müssen.

Dutch nickte und betrachtete das Formular. Er zeigte wortlos auf die Liste der möglichen Komplikationen, die unten aufgeführt waren. Einige davon waren für diese Operation typisch, wie beispielsweise durch neue Nahtverbindungen entstehende Lecks; andere, wie Wundinfektionen, gehörten zu den möglichen Risiken eines jeden chirurgischen Eingriffs. Ich ging hastig meine Erläuterungen durch. Ich wollte nicht, dass Dutch Angst bekam. „Das Risiko einer möglichen Komplikation liegt bei dreißig Prozent und das Risiko zu sterben vielleicht bei fünf Prozent", sagte ich.

Dutch schaute mich an. Sein Mund war verzogen und er fingerte an einem losen Band seines Krankenhauskittels herum. „Also denken Sie, dass die Operation das Richtige ist, Doc?", fragte er.

Ich wusste aus meiner Lektüre von Büchern und Fachzeitschriften, dass Dutch in das Profil derjenigen Speiseröhrenkrebspatienten passte, die von der Operation am meisten profitierten. Natürlich müsste die Operation komplikationslos verlaufen und er müsste sich erholen, aber das schienen mir nur unbedeutende Schritte zu sein.

Ohne zu zögern, schaute ich Dutch an und nickte. „Ja, Dutch, es ist richtig, die Operation machen zu lassen."

Dutch lächelte, nahm mir den Stift aus der Hand und schrieb seinen Namen mit zittriger Schrift auf die für die Patientenunterschrift vorgesehene Zeile.

„Machen Sie weiter, Doc", sagte er. „Machen Sie weiter."

Am Abend nach Dutchs Operation hatte ich Bereitschaft. Die Operation war ausgesprochen gut verlaufen. Durch einen Schnitt in seinen Bauch und einen am Ende seines Nackens hatten wir Dutchs gesamte Speiseröhre entfernt. Da der Tumor nur einen kleinen Teil der Speiseröhre befallen zu haben schien, gaben wir Dutch die größtmögliche Überlebenschance.

Im Chirurgenteam war ich diejenige mit den kleinsten Armen und Händen und hatte, mit meinem ganzen Arm in Dutchs Brustkorb steckend, bestätigt, dass wir seinen Magen hochziehen und seinen Darm wieder verbinden könnten.

Um zwei Uhr in der Nacht nach der Operation besuchte ich kurz die chirurgische Intensivstation. Die normale Abteilung wurde gerade renoviert, deshalb befanden sich Dutch und die anderen Patienten der Intensivstation in einer provisorischen Station, die eigentlich für weniger kritische Patienten vorgesehen war. Dutch lag in einem Eckzimmer. Er war noch immer nicht von der Operation erwacht und hatte einen Schlauch, der ihn bei der Atmung unterstützte. Die Schwestern hatten seine Hände locker fixiert, um ihn daran zu hindern, in einem Moment der Verwirrtheit den Schlauch oder irgendeine andere seiner vielen Verkabelungen herauszuziehen.

„Dutch", flüsterte ich ihm zu. „Ich bin es, Dr. Chen."

Er drückte benommen meine Hand und schlief wieder ein.

Ich verließ die Intensivstation, doch eine halbe Stunde später erreichte mich auf meinem Pager eine verzweifelte Botschaft, ich solle zurückkehren. Da Dutch in einem Eckzimmer lag, hatte niemand sehen können, wie er seinen rechten Arm aus der Schlaufe gezogen hatte und dann in seinem durch die Beruhigungsmittel völlig benommenen Zustand seinen Beatmungsschlauch herausgerissen hatte.

Als ich ankam, war Dutchs Herzschlagfrequenz, die bei meinem ersten Besuch bei 95 lag, auf 60 gefallen. Er sah bläulich aus und ich fühlte, wie die Haut auf der Innenseite meiner Handgelenke kalt wurde.

Eine Schwester bemühte sich Dutchs Brustkorb zusammenzupressen, während die anderen den Notfallwagen in den kleinen Raum rollten und Medikamente aus den Fläschchen zogen. Ich konnte die dünne Stimme der Telefonistin der Klinik – wir nannten sie Glynda, da sie wie die Hexe aus *Der Zauberer von Oz* klang – immer wieder über die Lautsprecheranlage hören: „Notfall auf der chirurgischen Intensivstation. Notfall auf der chirurgischen Intensivstation." Ich schob mich bis zum Kopf des Bettes vor und bat die Stationssekretärin den Arzt zu kontaktieren, der diese Nacht zuhause auf Abruf bereitstand.

Der Facharzt für Atemwegserkrankungen und ich versuchten, Dutch zuerst mit der Maske Sauerstoff zuzuführen. Jeder von uns zog Dutchs Kiefer und Wangen hoch, um so das Plastik abzudichten und den Sauerstoff unter der Maske am Austreten zu hindern. Die Schwellung seines Halses versperrte die Luftröhre und jede unserer Sauerstoffzufuhren blähte nur seine Wangen auf und schob die Maske aus unseren Händen. Beim Blick über meine Schulter konnte ich sehen, dass Dutchs Herzfrequenz auf 45 gesunken war.

Er war dabei zu ersticken.

Ich rief nach einem Tubus und blickte in Dutchs Mund. Alles, was ich sehen konnte, war rosa geschwollenes Gewebe anstatt des dunklen Tunnels, den sein Atemweg hätte formen sollen. Ich versuchte zweimal, den Schlauch in Dutchs Hals zu zwängen, ohne Erfolg. Nach dem zweiten Versuch blickte ich zum Herzmonitor auf und sah, dass Dutchs Puls weiter auf 30 gefallen war. Die Schwestern verabreichten ihm Atropin, um seinen langsamen Herzrhythmus wieder anzukurbeln, doch wir wussten, dass ohne Sauerstoff alles andere zwecklos war.

In der Klinik gibt es Momente, in denen die Zeit sich selbst aufzuheben scheint. Jede Sekunde zieht sich in die Länge und Bewegungen erscheinen langsam und traumartig, als ob sie sich im Augenblick ihres Entstehens wiederholen. Wenn sich die Ereignisse vor einem entfalten, stellen Betrachter und Beteiligte gleichermaßen fest, dass man nicht mit jenen rationalen und wohlüberlegten Gedanken reagiert, die man gelernt hat, sondern so als ob die Natur selbst und nicht irgendein Professor einem diese Reaktionen in die Neuronen geätzt hätte. In diesen Momenten, in denen es um Leben und Tod geht, ist es, als sammelte sich das Destillat all jener Stunden, in denen man kranke Patienten behandelte, an der Oberfläche des Gehirns und als sei alles, was man tut, so natürlich wie ein ureigenster Reflex.

Als ich Dutchs sinkende Herzfrequenz und seinen geschwollenen Hals sah, wurde mir klar, dass er eine Koniotomie brauchte, einen zentimeterlangen Schnitt genau unter dem Adamsapfel, um den Beatmungsschlauch einzuführen. Ich bat um Betadine, ein Skalpell und eine sterile Klammer. Ich hatte davor nur einmal einen Luftröhrenschnitt durchgeführt – bei einem Schwein in einem Kurs für erweiterte lebensrettende Sofortmaßnahmen eine Woche vor Beginn meiner Assistenzzeit – doch meine Hände bewegten sich so routiniert, als ob es sich um eine genetische Veranlagung handelte. Ich schüttete die Betadine über Dutchs Hals und die braune Flüssigkeit spritzte über das Bett und auf meinen Arztkittel. Ich ertastete die flache Stelle unter seinem Adamsapfel und stach mit dem Messer hinein. Ich drückte die stumpfe Klemme in Richtung seines Nackens, tauchte sie dabei in seine Atemwege und spreizte die Stahlbacken, um ein Loch zu schaffen, das für den Beatmungsschlauch groß genug wäre. Ich führte den Tubus in Dutchs Hals und hinunter zu seinen sterbenden Lungen.

Wir schlugen gegen Dutchs Hals, flößten ihm Medikamente ein und führten seinem Körper genügend Joule zu, um dort, wo wir unsere Defibrillationspads angesetzt hatten, ovale Brandmarken zu hinterlassen. Sein lebloser Körper rutschte durch unser anhaltendes, rhythmisches Zusammenpressen des Brustkorbs auf dem Bett umher; und jedes Mal, wenn wir ihm durch die Defibrillationspads einen Schock versetzten, schlugen seine Arme und Beine wild um sich, wie die Glieder einer Stoffpuppe, die durch den Raum geworfen wird. Der Beatmungsschlauch funktionierte, der Sauerstoffgehalt seines Blutes war in diesem Moment wahrscheinlich höher als meiner, aber wir waren letztlich zu spät. Sein Herz begann nie wieder zu schlagen.

45 Minuten später erklärte ich ihn für tot.

Zehn Minuten später traf der Assistenzarzt ein. „Oh, verdammt“, hörte ich ihn flüstern, als er Dutchs toten Körper erblickte. Ich folgte ihm in Dutchs Zimmer, doch er ignorierte mich, während er in den auf dem Bett verstreuten EKG-Berichten und den Laborbefunden auf dem Boden stocherte. „Was zur Hölle ist hier passiert?“, fragte er und blickte dabei nicht auf mich, sondern auf Dutchs Körper. Ich erzählte es ihm und er schmiss das verstreute Papier, das er zuvor aufgesammelt hatte, wieder auf den Boden.

„Verdammt, Pauline. Du hättest ihn länger wiederbeleben sollen, mindestens eine Stunde lang. Es ist mir egal, wenn sein Herz nach 45 Minuten nicht wieder zu schlagen anfängt.“

Ich fühlte, wie ich in mich zusammensank.

„Nun müssen wir diesen Kerl bei M und M präsentieren und eine Erklärung dafür abgeben, warum er starb.“ Er ging hinüber zu einem der Telefone, um den Oberarzt zu informieren. „Mist“, wiederholte er wieder und wieder.

Plötzlich hielt er inne und sah mich an. „Nein, Pauline, ich werde diesen Fall nicht präsentieren“, sagte er. „Du wirst es tun. Du wirst zur M und M gehen.“

Ich hörte, wie er am Telefon mit dem Oberarzt sprach, und ich ging, um mir Dutch noch einmal anzusehen. Die Schwestern entfernten gerade die Nadeln und das Blut und bereiteten seinen Körper für das Leichenschauhaus vor. Er sah kalt und bleich aus. Der Beatmungsschlauch ragte aus der Stelle hervor, an der ich seinen Hals aufgeschlitzt hatte.

Ich stand regungslos da. Ich dachte an den Sommer, als ich sechs Jahre alt gewesen war. Ich war zum Schwimmen gegangen und stieg gerade die Stufen des Beckens hinunter. Meine Beine schienen ihren eigenen Rhythmus zu haben. Als das Wasser mein Kinn erreichte, fühlte ich, wie mein rechtes Bein hervorschnellte und auf den Grund stampfte und mich ins schimmernde Weiß des Wassers zog. Ich sah, wie das Sonnenlicht zusammen mit meinem Atem verschwand, wie sie von der Helligkeit verschluckt wurden. Meine Füße berührten den Grund und ich versuchte, mich mit meinen Zehen abzustoßen. Als mein Kopf die Wasseroberfläche durchbrach, begann ich zu schreien, nur um gleich darauf wieder, geblendet von den Luftblasen meines eigenen Atems, zurückzusinken und von dem Wasser, das in meinen Mund und in meine Lungen drang, zum Schweigen gebracht zu werden.

Als ich weinend aus Dutchs Zimmer kam, fühlte ich mich, als sei ich noch einmal in den Pool gefallen; ich bekam bei jedem Atemzug weniger Luft, bis ich nicht mehr atmen konnte. Nur dass ich diesmal Dutch Smulder mitgenommen hatte.

Ich verbrachte die folgenden Wochen in Gedanken an Dutch und ging im Geist jede Minute jener unglückseligen Wiederbelebung und die zehn Minuten durch, die ich davor mit ihm allein verbracht hatte. Ich versuchte mich an seinen Händedruck zu erinnern, an die Fixierung der Gurte an seinen Handgelenken, an die Koniotomie. Ich träumte sogar davon, dass ich die Fixiergurte gelöst hätte, und der Traum war so lebhaft, dass ich mich nicht mehr an die Wahrheit erinnern konnte.

Doch was sollte ich den Oberärzten, Assistenzärzten und Studenten sagen, die vor mir saßen, fragte ich mich an jenem Freitagmorgen nach seinem Tod. Ich hatte mich vor der M und M gefürchtet, doch würde ich es über mich bringen zu gestehen, dass ich es gewesen war und nicht der verwirrte Patient, der seine Hände aus dem Fixiergurt befreit hatte?

Auf der Bühne des Audimax begann ich mit der Präsentation. „H.S. war ein 65 Jahre alter Mann, dessen Patientengeschichte Alkohol- und Tabakmissbrauch aufwies und der vor zwei Wochen mit einem Adenokarzinom der Speiseröhre eingewiesen wurde.“ Würden die anwesenden Ärzte merken, dass ich Dutch Smulder umgebracht hatte, fragte ich mich, während ich mit monotoner Stimme fortfuhr.

„H.S. hatte sich einer transhiatalen Ösophagektomie unterzogen, die nur durch eine übermäßige Gesichts- und Halsschwellung erschwert wurde. Nach der Operation blieb er intubiert und am Beatmungsgerät angeschlossen.“ Als ich sprach, bemerkte ich kaum, wie die Notizen in meiner Hand ineinander verschmolzen, sondern fühlte stattdessen, wie Dutchs Herz gegen mein Handgelenk schlug. Ich sah seinen geöffneten Bauch im Operationssaal vor mir und ich fühlte, wie seine geschwollene Hand in der Intensivstation die meine drückte. Ich hörte, wie er ein paar Nächte vor dem Eingriff gelacht und sich wieder einmal über das Krankenhausessen lustig gemacht hatte.

„Um 2.40 Uhr entfernte der Patient seinen Tubus selbst.“ Ich biss mir auf die Lippen und versuchte, meine Stimme und mein Gesicht teilnahmslos erscheinen zu lassen.

„Eine Notfallmeldung wurde ausgerufen. Es wurde eine Notfallkoniotomie durchgeführt.“ Die Szene erschien noch einmal vor meinen Augen: die Betadine, die über seinen Hals spritzte, das Messer an seinem Hals und die Klemme, die in seine Luftröhre eintrat. Ich sah, wie Dutchs Haut und seine Lippen blau wurden, und hörte wie das Piepen seines Herzmonitors langsamer wurde.

„Trotz 45-minütiger Wiederbelebungsversuche wurde H.S. um 3.27 Uhr für tot erklärt. Ich betonte die „45 Minuten“, da ich sicher war, anderenfalls rechenschaftspflichtig zu sein. Im Raum herrschte Stille und die Zuhörer sahen mich grimmig an.

Der stellvertretende Leiter der Chirurgie bestieg das Podium. Ich hatte ihn einen Tag nach Dutchs Tod aufgesucht und ihn in der Hoffnung auf Absolution von den Ereignissen in Kenntnis gesetzt. „Tja, das ist ganz schön hart", antwortete er. „Mal sehen, was auf der M und M passiert."

Er richtete seinen bohrenden Blick auf mich und mir wurde auf einmal klar, dass ich ganz allein war und auf dem Präsentierteller stand. „Frau Doktor", fragte er, „was ist die Standardmethode für Patienten mit Speiseröhrenkrebs?"

In meine Antworten ließ ich alles einfließen, was ich gelesen und studiert hatte, aber auf jede erfolgreiche Antwort folgte eine noch genauere und bohrendere Frage. Aus dem Publikum strömten unablässig Fragen zu jeder Kleinigkeit von Dutchs letztem Tag, bis die letzte Frage alle anderen verstummen ließ.

„Frau Doktor", fragte der Chefarzt. „Wie erklären Sie sich seinen Tod?"

Ich konnte die Uhr im Saal ticken hören. Dann öffnete ich meinen Mund. Das Wasser strömte wieder herein.

Der Chefarzt kam auf mich zu und wandte sich dann ans Publikum. „Ich habe mit den Krankenschwestern gesprochen, die in jener Nacht Dienst hatten, mit der Stationsschwester und allen Ärzten, die mit dem Fall H.S. zu tun hatten." Er machte eine Pause, die ausreichte, dass ich einen weiteren Blick auf das reglose Publikum werfen konnte. „Mein Gefühl sagt mir in diesem Fall ganz klar", fuhr er fort, „dass der bedauernswerte Tod darauf beruhte, dass die provisorische Intensivstation nicht angemessen eingerichtet war. Ich habe mir das Eckzimmer noch einmal angeschaut, und nicht einmal ich kann mir vorstellen, wie jemand einen sedierten, intubierten und gerade operierten Patienten dort überwachen konnte."

Ich erinnere mich an ein zustimmendes Raunen, das in diesem Augenblick durch das Publikum ging. Eine andere Ärztin erzählte bereitwillig die Geschichte eines ihrer eigenen Patienten, der im Eckzimmer gelegen hatte und schlecht überwacht worden war. Danach gestattete mir der Chefarzt, mich wieder hinzusetzen.

Ich war offiziell freigesprochen worden.

Nach dem Ende der Versammlung kamen ein paar Oberärzte und Assistenzärzte auf mich zu und klopften mir auf den Rücken. Der Chefarzt legte die Hand auf meine Schulter. „Das mit der Notfallmeldung war gut“, sagte er. „So etwas kann passieren.“

Ich verließ den Saal. Das war's. Der behandelnde Arzt führte in diesem Krankenhaus nie wieder eine Operation wie an Dutch durch, die provisorische Intensivstation wurde durch eine neue ersetzt und das Krankenhausleben ging ungestört weiter. Der junge Assistenzarzt grinste, wenn wir zusammen Dienst hatten, der Vertreter des Chefarztes nahm andere bei der M und M in die Mangel und der Name Dutch wurde nie wieder erwähnt. Und obwohl ich das Bedürfnis hatte, meinen Kummer mit anderen außer meiner besten Freundin Celia zu teilen, glaubte ich schließlich selbst, dass es nichts mehr zu tun und daher nichts mehr zu sagen gab. Es war am besten, Dutch Smulder mit allen anderen Patienten, die an jenem Morgen in den Annalen der Morbiditäts- und Mortalitätskonferenzen der Station abgehakt wurden, ruhen zu lassen.

Es gibt etwas sehr Persönliches in der Chirurgie. Unsere Hände befinden sich in den Körpern der Patienten und liebkosen sie, wie kein Liebhaber es je tun könnte. All die gängigen Vorstellungen von Besitz verschwinden und wir werfen uns im wahrsten Sinne des Wortes in die Behandlung einer Krankheit. Wir benutzen unsere Finger, um die hauchdünnen Netze infizierter Taschenbildungen auseinanderzureißen, unsere hohlen Handflächen, um das verklumpte Blut herauszuschöpfen, und die Fingernägel unter unseren behandschuhten Händen, um festsitzende Darmschlingen frei zu pulen. Unsere

Arbeit ist eine Verlängerung unseres Selbst, doch wir gelangen immer mehr zu der Überzeugung, dass wir unsere Arbeit sind.

Diese Lektion lernen wir in unserer Ausbildung schon früh. Ich erinnere mich weder genau an meinen ersten Patienten noch an die erste Naht, die ich jemals machte, doch an die Visite am Tag darauf. Ich war Medizinstudentin in der Herz- und Kreislaufchirurgie, und an diesem Morgen schloss sich der Abteilungsleiter der Visite an. Unsere große Gruppe betrat das Zimmer des Patienten. Nachdem der behandelnde Arzt ihm einige Fragen gestellt und ihn flüchtig untersucht hatte, drehten wir uns alle um, um zu gehen. Der behandelnde Arzt machte am Eingang des Zimmers plötzlich kehrt, ging zurück zum Patienten und riss einen Teil von dessen Wundverband ab.

„Haben nicht Sie die Naht gemacht?“, fragte er mich.

Ich nickte und er winkte mich an die Seite des Patienten. Die Naht war meiner Meinung nach schön, die Stiche waren perfekt in einer Linie und gleichmäßig gesetzt. Sogar der Patient strahlte, obwohl man an ihm herumfummelte und ihn blöde anstarrte.

„Kommen Sie her und bewundern Sie Ihre Handarbeit!“, befahl der Chirurg lachend. „Sie ist ziemlich gut geworden, nicht wahr?“, kicherte er. Er wackelte mit seinen zarten Fingern in der Luft herum, um seinen Standpunkt zu betonen: unsere Hände sind Instrumente, unsere Eingriffe eine direkte Verlängerung unseres Selbst.

Mit der Zeit verschwimmt die Grenze zwischen uns und unserer Arbeit. Wir sehen einen Patienten und kennzeichnen ihn mit „Ich habe ihren Darm operiert“ oder „Ich habe ihre Leber gemacht“, als ob wir für den jeweiligen Teil zuständig wären. Das sind narzisstische Augenblicke – doch auch die Patienten genießen sie. Ich habe mehr als nur einmal mitbekommen, wie meine Patienten sagten: „Das ist Dr. Chens Werk!“, während sie auf die Narben zeigten, die ich hinterlassen hatte.

Folglich überrascht es wenig, dass für die Chirurgen der Tod mehr als ein passiver Prozess ist. Er ist ungeheuer und er ist zutiefst persönlich; es geht um uns selbst. Chirurgen werden beispielsweise alles in ihrer Macht Stehende tun, um zu verhindern, dass ein Patient „auf dem Operationstisch“ stirbt. Der Versuch, einen Patienten im OP am Leben zu halten, ist durchaus zu respektieren. Als Assistenzärztin machte mich jedoch das Ritual betroffen, das dann einsetzte, wenn der Tod unausweichlich war. Die behandelnden Chirurgen versuchten, den Patienten möglichst schnell zuzunähen und aus dem OP zu rollen, auch wenn er nur wenige Minuten später auf der Intensivstation verstarb. Als ich dies zum ersten Mal mitbekam, kam mir dieses hastige Hinausrollen abergläubisch vor. Später, als ich zum zweiten Mal Zeugin eines solchen Todesfalls geworden war, fragte ich meine Freundin Celia, warum alles so eilig vor sich ging. „Weil“, antwortete sie auf meine Frage, die ich einige Tage zuvor schon einem anderen Kollegen gestellt hatte, „ein Todesfall im OP bedeutet, dass der Chirurg einen Fehler gemacht hat, und man muss alles tun, um das zu verhindern.“

Unsere Finger sind, ganz gleich wie flink und zierlich sie sein mögen, immer mit dem Schicksal unseres Patienten verknüpft. Wenn ein Patient stirbt, ist es unmöglich, sich diesem Verantwortungsgefühl zu entziehen. Wir quälen uns selbst mit „Was-wäre-wenn-Fragen“. Wenn wir vielleicht jenen Stich etwas anders gesetzt hätten oder wenn wir jenen Krebs ein bisschen weiter oben entfernt hätten oder etwas länger gearbeitet hätten, dann wäre die Krankheit unseres Patienten vielleicht anders ausgegangen.

M und M, unser fachmännisches Ritual rund um den Tod, ist ein Versuch, die Risse zu kitten, die unser berufliches Gefüge durch den Tod der Patienten bekommen hat. Chirurgen haben kaum eine andere Möglichkeit, um über den Tod zu diskutieren. Wir erwähnen ihn vielleicht einmal beiläufig, aber die Diskussion bewahren wir eisern für die Konferenz auf, die uns als Gruppe rituelle Absolution erteilt. M und M verlangt einen öffentlichen Rechenschaftsbericht und verwandelt dadurch den Tod in ein Ereignis, das einen Grundwert unserer beruflichen Identität bestätigt: die Notwendigkeit, in einer äußerst unbeständigen Welt unfehlbar zu sein. So gesehen hat M und M Ähnlichkeit mit den Sterberitualen anderer Kulturen. Der Ritus versucht, den durch den Tod erlittenen Verlust in eine positive Erfahrung zu verwandeln.

Unglücklicherweise können genau jene Rituale, die dazu gedacht sind, eine Gemeinschaft im Todesfall zu heilen, diesen Prozess auch verhindern. Peter Metcalf und Richard Huntington, zwei Anthropologen, die Bestattungsrituale untersucht haben, schreiben: „Welch geistige Anpassungen das Individuum im Angesicht des Todes auch immer vornehmen muss, es wird dabei auf Rituale, wie die Gesellschaft sie vorgibt, zurückgreifen müssen. Zweifelsohne helfen Riten oft bei der Verarbeitung, aber es gibt keinen Grund zu glauben, dass sie diese nicht genauso oft verhindern." Im Falle von M und M wird der Tod nur durch die Lupe persönlicher Verantwortung betrachtet. Der Tod wird zur bloßen Möglichkeit; und die Sterblichkeit wird ein beziffer- und korrigierbarer Fehler.

Durch die Definition des Todes als ein Resultat von Fehlern löschen wir das Gesicht unserer Patienten aus und setzen unsere eigene, äußerst optimistische Version von Unsterblichkeit an dessen Stelle. Dies mag in mancherlei Hinsicht zu bewundern sein, und doch verneint dieses Paradigma unsere eigentliche Menschlichkeit. Wenn wir die eigene Fehlbarkeit nicht akzeptieren können, verleugnen wir auch unsere Trauer.

Dann mag M und M uns letztendlich sogar an dem, was wir so verzweifelt erreichen wollen, hindern: an der bestmöglichen Behandlung unserer Patienten.

Rituale haben etwas Paradoxes. Sie sichern den Status quo und regulieren unvorhersehbare individuelle Schwankungen, doch sie können gleichzeitig auch die Kreativität fördern. Sie können den notwendigen Rahmen liefern, der einem Ereignis eine neue Bedeutung zu geben vermag.

M und M ist in den letzten Jahren zum Zentrum einer neuen Haltung zu Tod und Sterben geworden. M und M galt lange als eine Technik zur Leugnung des Todes – inzwischen ist es ein äußerst wichtiger Ort, an dem die Sterbebegleitung zu einem integralen Bestandteil geworden ist und auch die persönliche Bedeutung solcher Todesfälle auf der Tagesordnung steht. 2002 gab das American College of Surgeons neue Richtlinien heraus, um die Ausbildung der Chirurgen in Palliativmedizin zu verbessern. Die treibende Kraft für diesen Wandel ist eine M und M-Konferenz gewesen. Die Innere Medizin hat M und M nicht nur in ihre Ausbildungsprogramme übernommen, sondern nutzt diese Konferenzen inzwischen auch zur Weiterbildung in der Sterbebegleitung.

Möglicherweise hat genau das, was uns dazu zwingt, die Schuld zuallererst bei uns zu suchen – der zutiefst persönliche Anteil am Tod eines Patienten –, dieses Ritual in etwas Großartiges verwandelt.

Es ist jetzt zwölf Jahre her, seit Dutch starb. Und obwohl die Chirurgen bei der M und M Dutchs Tod den Mängeln der provisorischen Intensivstation zuschrieben, stellte ich mir noch jahrelang Fragen über den Verlauf der Ereignisse an jenem Abend. Was wäre gewesen, wenn ich sorgfältiger gewesen wäre und die Fixiergurte an Dutchs Handgelenk bei meinem ersten Besuch fester angezogen hätte? Was wäre geschehen, wenn ich ihn fünfzehn Minuten länger wiederbelebt hätte? Was, wenn ich ihn nicht dazu ermutigt hätte, die Einwilligungserklärung für den Eingriff zu unterschreiben?

Ich habe seit Dutchs Tod Hunderte weiterer Patienten behandelt. Und mit dieser Erfahrung kann ich die Ereignisse jener Nacht etwas differenzierter betrachten, vielleicht eher wie der vertretende Abteilungsleiter und nicht so sehr wie die junge Assistenzärztin, die ich damals war. Ich habe für mich etwas Frieden gefunden, doch Dutch erscheint mir immer noch. Er ist eine geisterhafte Erscheinung, die ich immer dann sehe, wenn ich einen Patienten mit Speiseröhrenkrebs behandle, eine Koniotomie vornehme oder bei einem Notfall eine Wiederbelebung durchführe.

Und es gibt noch ein anderes Ereignis, das Dutch zu mir zurückbringt. Jeden 1. Juli erscheint ein neuer Jahrgang von Assistenzärzten in den Abteilungen. Ich schaue sie an, erinnere mich an meine ersten Wochen und versuche mir dann vorzustellen, was die Jahre, die vor ihnen liegen, für sie bereithalten werden. Ich frage mich, ob sie ähnliche Bürden tragen werden.

Dann sehe ich Dutch wieder vor mir, wie er für mich das Einwilligungsformular unterschreibt und mir sagt, dass ich weitermachen soll.

Ein Jahr, nachdem ich meine Facharztausbildung beendet hatte, starb ein Patient in der Abteilung für Leberchirurgie. Ein Assistenzarzt hatte den Patienten untersucht, das Zimmer verlassen und wurde nach ein paar Minuten zurückgerufen, als eine Schwester bemerkte, dass der Patient nicht mehr reagierte. Ein Team, zu dem auch der zuständige diensthabende Chirurg zählte, versuchte fast eine Stunde lang, den Patienten wiederzubeleben, ohne Erfolg.

An diesem Nachmittag rief mich eine der Schwestern an. „Ich weiß, dass Sie nicht zuständig sind, aber würden Sie bitte mit dem jungen Kollegen sprechen?“, fragte sie. Ich ging auf den Flur. Er sah wie immer aus. Die Schwestern waren in den Patientenzimmern beschäftigt, Phlebologen gingen mit ihren Picknickkörben aus Plastik vorbei, die mit glänzenden leeren Schläuchen und flatternden Zetteln mit Bedarfsanforderungen gefüllt waren. Ich betrat das kleine Büro, das für die Assistenzärzte reserviert war. Papiere und Filme lagen hastig aufeinander getürmt herum. Der junge Arzt saß zusammengekauert vor einem Computer.

Ich stellte mich vor. Einen Augenblick lang sah ich Angst in seinen Augen flackern, als ob er erwartete, dass ich ihn anschreien würde.

Ich fragte ihn, was passiert sei und wie er sich fühle. Zuerst war er verschlossen. Dann erzählte ich ihm von Dutch. Ich erzählte ihm, wie hart es für mich gewesen sei und wie ich noch Jahre später an Dutch dächte. „Aber wissen Sie was?", sagte ich zu ihm. „Ich glaube, dass ich durch Dutch eine bessere und mitfühlendere Chirurgin geworden bin."

Er saß mit teilnahmslosem Gesicht da. Ich war mir nicht sicher, ob ich nicht zuviel gesagt hatte.

Doch einige Tage später klopfte es an meine Bürotür. Mein Büro ging von einem Flur im anderen Flügel des Krankhauses ab, grenzte an die Kardiologie und war weit weg von der Leberchirurgie. Besuch war selten.

Ich öffnete die Tür und sah den jungen Arzt vor mir. Sein Gesicht war noch immer teilnahmslos.

„Ich wollte Ihnen nur danken", murmelte er.

Als er schnell wieder verschwand, konnte ich nur noch „Kein Problem" sagen. Doch ich verbrachte den Rest des Tages mit Dutchs grinsendem Gesicht im Hinterkopf.

Kapitel 6

Die gläserne Frau

In meiner Kindheit war ich lange fest davon überzeugt, dass sich hinter den lachenden blauen Augen meines Kinderarztes, Dr. Kirkland, ein allwissendes Wesen versteckte. Denn er entdeckte nicht nur heimtückische Krankheiten, sondern auch die Süßigkeiten, die ich vom „Berühren-Verboten-Regal" meiner Mutter gemopst hatte, den Dreck, den ich bei einem Wettkampf im Schulhof geschluckt hatte, und die Lügenlitanei, die ich jedes Mal auftischte, wenn ich zu spät zum Essen kam.

Schon Tage vor dem jährlichen Besuch war ich ganz aufgeregt. Vor Angst unterzog ich mich einer selbstauferlegten strikten Keine-Süßigkeiten-keinen-Unsinn-Kur und hoffte, dass sie die kleinen Sünden des ganzen Jahres aufwiegen würde. Als ich schließlich auf Dr. Kirklands Untersuchungstisch lag und er meine Augen und Ohren untersuchte, vorsichtig meinen Bauch abtastete und mit seinem Gummihammer die Reflexe meiner Knie testete, gab ich kaum einen Mucks von mir. Es war für mich ein zu großes Risiko – ich hatte Angst, dass er die Ausrutscher des vergangenen Jahres entdecken und meinen Eltern erzählen würde. Er fragte mich nach meinen Lehrern und meinen Freunden und was ich werden wollte, wenn ich einmal groß wäre. Als meine Mutter dann meine dürftigen Antworten ergänzte, drehte sich Dr. Kirkland zu mir um, wendete meiner Mutter den Rücken zu und wiederholte mit hochgezogener linker Augenbraue und einem Grinsen im Gesicht ihre Antworten. Ich fragte mich, ob er die Wahrheit kannte.

In der fünften Klasse änderte sich jedoch alles. Ich glaubte, den Schlüssel zu Dr. Kirklands Allwissenheit gefunden zu haben. Ich fand ihn auf dem Regal eines Spielwarengeschäfts in unserer Nähe, das bald geschlossen werden sollte.

Die „Gläserne Frau“ war nicht viel größer als eine Barbiepuppe, ein Modellbausatz mit weißen Plastikorganen, die man anmalen und in einen durchsichtigen Plastikfrauenkörper legen konnte. Auf der Packung war eine faszinierende Abbildung von den Schätzen, die in ihr steckten: weiße Knochen, blaue Lungen, ein rotes Herz und eine pflaumenfarbene Leber, die unter einem glänzenden weiblichen Körper hervorschimmerten und Blitze aus roten und blauen Adern, die sich über die durchsichtigen Arme und Beine zogen. Im Laden schüttelte ich die Schachtel vorsichtig und hielt sie gegen das Licht in der Hoffnung, dass sich das zweidimensionale Bild in ein dreidimensionales verwandeln würde – ich hatte die Antwort auf Dr. Kirklands Macht in den Händen.

Noch Monate später lag ich meinen Eltern wegen der Gläsernen Frau in den Ohren und zog dabei alle psychologischen Register. Mit der Gläsernen Frau könnte ich etwas über Anatomie lernen, erzählte ich ihnen. Ich könnte sezieren, ohne dabei eine richtige Sektion vornehmen zu müssen, argumentierte ich. Und als diese Argumente ihre Wirkung verloren hatten, zog ich meine schärfste Waffe, eine, von der ich wusste, dass sie bei Immigranteneltern hundertprozentig wirken würde: Ich hätte dadurch einen Vorsprung bei der Bewerbung um ein Medizinstudium.

Ich war die Art Kind, bei dem die Süßigkeiten von Halloween bis zum Frühjahr reichten, und als ich die Gläserne Frau schließlich zu Weihnachten geschenkt bekam, verbrachte ich die ersten Tage einfach nur damit, das Bild auf der Schachtel anzuschauen und all das zu genießen, was es verhieß. Danach brauchte ich ein paar Wochen, um die Einzelteile zu bewundern. Ich berührte liebevoll die immer noch in ihrer Halterung befestigten Plastikorgane und gestattete meinen Fingerspitzen, sich die Windungen und Furchen eines jeden Gegenstandes einzuprägen. Ich stellte die leere weibliche Hülle auf meinen Schreibtisch, damit ich täglich an meine Zukunft denken würde. Ich legte sogar ein Anatomienotizheft an, in das ich mit Buntstiften die Organe zeichnete und die jeweiligen Funktionen darunter schrieb. Es war eine schöne Arbeit und ich machte sie langsam, um jeden Augenblick voll auskosten zu können.

Am Ende hatte ich die Gläserne Frau doch nicht zusammengesetzt. Damals waren mein jüngerer Bruder und meine Schwester, heute selbst Ärzte, eifersüchtig auf all die Aufmerksamkeit, die ich der Gläsernen Frau schenkte. Sie rissen die meisten Organe aus ihrer Plastikhalterung und hinterließen sie irgendwo in Haus und Garten. Es gelang mir auch nicht besonders gut, die restlichen Organe anzumalen; die Rot- und Blautöne mischten sich und alles wurde lila. Die leere Hülle fiel von meinem Tisch und zerbrach. Dennoch blieb das Bild der Gläsernen Frau in meinem Kopf – noch lange nachdem Knochen, Organe und Hülle verschwunden waren. Ich konnte die Perfektion der Teile, die sie in sich barg, einfach nicht vergessen.

Von diesem Tag an bis zu meinem letzten Besuch, kurz bevor ich aufs College ging, betrachtete ich Dr. Kirkland mit anderen Augen. Er stellte mir weiterhin Fragen – wie ich mich in der Schule machte und wohin ich aufs College gehen würde und die peinlichste der Fragen, ob ich einen „besonderen Freund" hätte – doch er kam mir gar nicht mehr so überlegen vor. Stattdessen konnte ich, wenn er das Zimmer verdunkelte und durch das beleuchtete Ophtalmoskop schaute, seinen Blick geradewegs und ohne zu blinzeln erwidern. Ich starrte an seiner schwarzumrandeten Brille und seinen blinzelnden Augen vorbei. Ich sah keine Reflektion meiner selbst, sondern ein glänzendes durchsichtiges Gehäuse. Ein Knäuel roter Blutbahnen erschien vor dem weißen Hintergrund – die Spiegelung meines Augapfels in den Linsen. In jenem Moment war ich davon überzeugt, dass ich die Welt mit Dr. Kirklands Augen gesehen hatte.

Ärzte sind – ähnlich wie Schriftsteller, Künstler und Spione – professionelle Menschenbeobachter. Genauer gesagt stützt sich die Arbeit eines Arztes auf die Fähigkeit, unter Tausenden von biologischen Hinweisen die darunter liegende Krankheit zu erkennen. Es ist eine Fähigkeit, die zum Teil Kunst, zum Teil Wissenschaft ist, und je mehr wir sehen, fühlen und klassifizieren, umso besser ist unsere Behandlung.

Der „künstlerische Teil" erfordert Klarsicht, eine Art sechsten Sinn dafür, wie die Teile zusammenpassen. Meines Erachtens ist das eine echte Gabe. Es ist nahezu ein Wunder, wenn Dutzende von Ärzten sich tagelang den Kopf zerbrochen haben und dann eine jener begabten Personen das Patientenzimmer betritt und in wenigen Minuten die korrekte Diagnose stellt.

Auf der anderen Seite kann fast jeder den „wissenschaftlichen Teil" erlernen. Die „Wissenschaft" vermittelt die Fertigkeit, Einzelteile ohne deren Bedeutung zu erkennen. Ärzte beginnen schon früh damit, dies zu lernen. Zuerst übt man an einer Leiche, der Feinschliff erfolgt dann am lebenden Objekt. Wir lernen unsere Sinne zu gebrauchen, um zwischen kleinsten Abweichungen zu unterscheiden – eine bestimmte Gefäßzeichnung im Gesicht, das Spreizen der Finger, ein süßer, beinahe kandiert riechender Atem. Wir nehmen Menschen auseinander, wie Kunstexperten Gemälde dekonstruieren. Anstelle von Wasserlilien in einem Teich oder Sternen am Himmel sehen wir lila und rosa Tupfer, eine graue Schattierung und gelbe Lichter.

Schließlich wenden wir diese Methode nicht nur bei der Diagnosestellung an, sondern interpretieren damit alles in unserer klinischen Welt. Die Dekonstruktion hat sich zu unserem Interpretationswerkzeug entwickelt und wir verlassen uns darauf, dass sie die immer komplizierter werdenden klinischen Probleme zu lösen vermag. Wenn ein Patient mit Multiorganversagen nur auf seine neurologischen, pulmonalen und kardialen Körpersysteme reduziert wird, ist er selbst für den unerfahrensten Medizinstudenten leicht zu behandeln. Wenn man den Bauch nach Planquadraten untersucht, bilden die Wunden, die durch unberechenbar fliegende Kugeln verursacht wurden, ein deutliches und potenziell zu reparierendes Muster. Sogar eine Lebertransplantation kann in kleinere, leichter auszuführende Abschnitte aufgeteilt werden. Wenn wir alle diese Elemente kennen, behalten wir noch in den erschreckendsten Situationen ein Gefühl der Kontrolle; und wenn wir diese Fähigkeit immer wieder trainieren, werden wir darin richtig gut.

Im Verlauf meiner Ausbildung fand ich Gefallen an der wissenschaftlichen Zergliederung. Sie verschaffte eine mentale Befriedigung, etwa wie wenn man Puzzlestücke nimmt, sie ordnet und dann zu einem Bild zusammenfügt. Mein einziges Problem bestand darin, dass ich nicht *aufhören* konnte. Ich habe es bei der Arbeit fast ständig getan und ertappte mich dabei, wie ich in meiner Freizeit weitermachte. Wenn ich Leute im Laden oder Restaurant sah, fixierte mein Blick ihren schreitenden Gang, die breite Brust oder die fein gerunzelte Haut. „Schlaganfall, Lungenaufblähung, starker Raucher", sagte meine innere Stimme. Es erregte mich auf eine eigenartige Weise, als hätte ich einen Röntgenblick.

Dann bat mich eines Tages meine Tante Grace, die jüngste Schwester meiner Mutter, um medizinischen Rat. Chirurgen hatten ihr gerade einen sogenannten Dialyse-Shunt eingesetzt, indem sie mit einer kurzen Röhre eine Vene mit einer Arterie ihres Oberarms verbunden hatten. Die Blutgefäße in ihrem Unterarm waren sehr klein, weshalb das Transplantat dort nicht funktioniert hatte und keine für die Dialyse hinreichende Blutzufuhr liefern konnte. Als sich schließlich ein Blutgerinnsel bildete, wechselten die Chirurgen zu ihrem Oberarm, in der Hoffnung, dass sich die nur wenig größeren Blutgefäße als kräftiger erwiesen.

An jenem Nachmittag krempelte meine Tante in ihrem Wohnzimmer den Ärmel hoch, um mir die Stelle ihres neuen

Transplantats zu zeigen. Im Verlauf der letzten zehn Jahre war sie kleiner geworden und reichte mir jetzt kaum noch bis zur Brust. Unter ihrem Oberarm zeichnete sich das schlangenartige Transplantat ab. Ferner war eine zehn Zentimeter lange Narbe zu sehen, die mit schwarzem Nylonfaden genäht war. Die Haut war gerötet. Als ich sie berührte, spürte ich nur den Puls meiner eigenen Finger.

Meine Gedanken begannen zu schweifen. Ich sah, wie sich der gerötete Schnitt öffnete und eine winzige Arterie und Vene freilegte. Es kamen unzählige blaue Fäden zum Vorschein, einer feiner als der andere, mit denen die Blutgefäße und das Transplantat verbunden waren. Aber das Transplantat pulsierte nicht mit frischem, rauschendem Blut, sondern war mit festem, purpurnem Blut gefüllt.

Ich warf einen Blick auf ihren rechten Arm, aber er wirkte so klein wie der andere. Dann schaute ich hinunter auf die Schenkel meiner Tante, aber als die Haut vor meinem inneren Auge verschwand, erwiesen sich die Adern dort ebenfalls als hoffnungslos winzig. Mein Geist eilte voraus und übersprang ein Jahr oder zwei. Ich sah, wie jeder neue Versuch ihres Chirurgen, jedes neue Transplantat, scheiterte. Eines nach dem anderen wurde verstopft, bis meine Tante keine Lebensader mehr hatte.

Ich spürte, wie sich in meinem Kopf Druck aufbaute, der gleiche Druck, der jedes Mal kam, wenn ich Stücke zurückbehielt, die unmöglich zusammenpassen konnten. Ich hatte keine Antwort parat, nur einen Blick in die Zukunft. Und von diesem Moment an konnte ich mich auf nichts anderes konzentrieren.

In meiner Jugend erzählte mir Tante Grace gerne, warum ich eine gute Ärztin werden würde. „Du kannst den Leuten so gut zuhören", sagte sie. „Die Menschen werden dein Wartezimmer belagern." Jetzt konnte ich ihr jedoch nicht zuhören. Ich nahm alle Willenskraft zusammen, um mich auf ihre Worte zu konzentrieren, während ich meine Augen von ihrem letzten

Transplantat zu ihren Nasenflügeln lenkte. Wenn sie mir eine medizinische Frage stellte, hielt ich den Atem an, da ich Angst hatte, die Haltung zu verlieren, wenn ich weiter atmete.

In den folgenden anderthalb Jahren spürte ich jedes Mal diesen Druck, wenn ich mich von ihr verabschiedete – am Telefon, in ihrem Haus oder im Krankenhaus. Die ersten Male war der Druck pochend, wie bei einem beginnenden Kopfschmerz. Später kam der Druck nur vorübergehend, als Vorspiel zu einer intensiven Welle der Trauer.

Die Fähigkeit, die mein Leben einmal vereinfacht hatte, machte mich nun einsam, und der Beruf, der mir einmal Heilkräfte versprochen hatte, machte mich nun völlig hilflos.

Sie hatte von Anfang an zu meinem Leben dazu gehört. Tante Grace kam eine Woche vor meiner Geburt nach Cambridge. Eigentlich war sie gekommen, um zu studieren, doch während ihres ersten Jahres in den Vereinigten Staaten bestand ihre Aufgabe darin, meiner Mutter dabei zu helfen, mit einer jungen Ehe, einem fremden Land, einem eigenen Studium und einem Baby, das stark an Koliken litt, zurecht zu kommen.

Tante Grace hatte gerade ihr Studium an einer erstklassigen Universität Taiwans beendet und war eine erfolgreiche Amateursportlerin. Auf einer Fotografie aus jener Zeit sieht man sie breit lächelnd und so locker neben meiner Mutter stehen, wie es Menschen tun, deren Körper sich zu einer geradezu natürlichen Anmut entwickelt hat. Ihr Gesicht hat die herrliche Fülle der Kürbisse, die im Oktober in Neuengland reifen, und ihre Waden sind rund und stark. Wenn ich aus meiner jetzigen Perspektive, in der Mitte meines Lebens zurückblicke, kann ich mir gar nicht vorstellen, wie sie in einer engen Wohnung mit ihrer Schwester, ihrem Schwager, einer von Koliken geplagten

Nichte und den Erinnerungen an goldene Zeiten in einem unvorstellbar fernen Land zurecht kam.

Doch als kleines Kind interessierte ich mich weder für das Glück noch für die früheren Leistungen meiner Tante. Stattdessen dachte ich nur an mein eigenes Vergnügen und das kreiste von Anfang an ums Essen. Die heimliche Jagd nach adrenalinauslösenden, im Mund prickelnden, sinneserweiternden leckeren Genüssen war es, die zwischen mir und meiner Tante die erste Bindung schuf, eine Art Gaumenverschwörung. Sie wurde die Tante, die mir nicht nur Dinge zu essen gab, deren Verzehr mir meine Mutter niemals erlaubt hätte, sondern die dieser Sündhaftigkeit genauso huldigte wie ich. Von meiner Tante Grace lernte ich, wie man teelöffelweise Zucker in warme Milch gibt, ihn in schneeweißen Kristallen über Reis streut und die süßen Frühstücksflocken direkt aus der Packung isst. Wo immer sie war, kreierte sie ein Glukoseparadies, und wenn ich vorsichtig die Ermahnungen meiner Mutter nachplapperte, winkte sie nur ab, lachte schallend und forderte mich auf, noch mehr zuzuschlagen, wenn meine Mutter nicht in der Nähe war.

Nach ihrem Umzug sahen wir sie nur noch selten, doch ihre Gestalt erschien mir in meinen Augen wunderbar groß. Eine ihrer ersten Arbeitsstellen fand sie als Lehrerin. In meinen Gedanken war sie jetzt nicht mehr nur Tante Grace, sondern auch noch eine Lehrerin, deren Schüler vier oder fünf Jahre älter als ich waren. In ihrer Wohnung gab es, abgesehen von der paradiesischen Küche, Schubladen voll mit Künstlerzubehör, Arbeitsheften und Arbeiten aus ihrem Klassenzimmer. Das bot mir die Gelegenheit, wenn auch indirekt, mich mit den älteren Kindern zu messen, und Tante Grace machte immer ein großartiges Ereignis daraus. Sie zog Buntstifte und Papier und Arbeitshefte heraus, verwöhnte mich mit Geschichten über ihre Schüler und zeigte so viel echte Begeisterung für meine Kunstwerke, dass ich zutiefst von meiner Fähigkeit überzeugt war, den Kindergarten überspringen und direkt in die dritte Klasse gehen zu können. Ein paar Jahre später, als sie dann selbst Kinder hatte, füllten Hausarbeiten, Freunde und andere Aktivitäten die Nachmittage nach der Schule, doch ich war immer ein bisschen neidisch auf die Kinder meiner Tante Grace.

Nach dem College sah ich Tante Grace immer seltener und während meiner klinischen Ausbildung sprach ich vielleicht ein Dutzend Mal mit ihr. Sie litt unter Nierenversagen und ich studierte gerade Transplantation. Vor einigen Jahren zog ich in ihre Gegend. Ich war jetzt eine vollständig ausgebildete Transplantationschirurgin und sie wartete mittlerweile seit sieben Jahren auf ihre Nierentransplantation. An den wenigen Tagen, an denen es ihr gut ging, trafen wir uns gelegentlich zum Mittagessen.

Meine zwei kleinen Zwillingstöchter genossen diese Besuche bei ihr genauso, wie ich es in ihrem Alter getan hatte. Meine Tante und ihre Familie waren die zuverlässigste Quelle für Spielzeug, Kartoffelchips und Eis mit Schokoladenüberzug. Während unserer gemeinsamen Essen lutschte meine Tante jedes Mal auf ein paar Eiswürfeln herum und genoss die köstliche kalte Flüssigkeit, doch immer in der Angst, dass ein Eiswürfel zuviel sein könnte und sie bis zur nächsten Dialyse nach Atem ringen müsste. Meine Töchter warfen Teile ihres Essens von ihren hohen Kinderstühlen herunter: Reisklumpen, halbaufgegessene Maiskölbchen und halbzerkaute Shrimpstücke. Und jedes Mal, wenn ich mich nach vorne beugte, um ihre Schweinerei sauber zu machen, erhaschte ich einen Blick auf Tante Graces Beine, die unter ihren kurzen Hosen herausschauten. Die einst so wunderbaren Waden waren geschrumpft und, so schien es mir, kaum größer als die Bambusstäbchen, mit denen die Zwillinge gerade essen lernten.

Doch nach der zweiten Shunt-Operation gab es solche Mittagessen nicht mehr. Das Transplantat des Oberarms war bald wieder verklumpt und die Chirurgen planten schon, ihr ein anderes in den linken Oberschenkel zu legen.

„Wird es offen bleiben?", fragte sie mich eines Tages. „Und was passiert, wenn keine Arterien oder Venen mehr für ein Transplantat da sind?"

Ich hielt einen Moment lang den Atem an, bevor ich antwortete. Die Angst um ihre Zukunft kam wieder hoch und ich musste fast weinen. „Dann bleibt nur noch eine Notfalltransplantation", erzählte ich ihr schließlich. Ich wusste, dass dies in Anbetracht ihrer geringen Größe und der Schwierigkeit, eine passende Niere zu finden, nahezu aussichtslos war.

Sie lehnte sich zurück und nickte. Ihr Gesicht war teilnahmslos, als ob sie es schon lange gewusst hätte. Ein paar Minuten lang, während derer ich meinen unregelmäßigen Atem hören konnte, sagte sie nichts. Dann fuhr sie fort: „Weißt du, Pauline, ich hatte lange Zeit Angst vor einer Transplantation. Doch ich habe jetzt einen so ausgezeichneten Nierenspezialisten und Herzspezialisten. Und du solltest dir mal die Leute ansehen, die auf Besuch ins Dialysezentrum kommen, nachdem sie eine neue Niere bekommen haben. Die sehen so toll aus. Sie können alles essen, was sie wollen, und sie sagen, dass sie sich niemals besser gefühlt hätten." Sie hielt inne, sah mich an und wartete auf meine Antwort.

„Wir werden dich wieder gesund machen", sagte ich.

Tante Grace lächelte mich an und ging dann in ihre Küche. Meine Töchter stopften friedlich die Blaubeeren in sich hinein, die ihnen meine Tante gegeben hatte, um sie zu beschäftigen, während ich sie untersuchte. Sie schauten auf, als sich meine Tante ihnen näherte, ihre Augen strahlten vor Freude und ihre Wangen und Hände waren lila verschmiert. Ich lief, um eine Serviette zu holen, doch meine Tante winkte ab. Sie lehnte sich über die Mädchen, ihr Körper nur wenig größer als der der Kinder. Sie flüsterte: „Na, wollt ihr ein Waffeleis?"

Im Leben eines jeden Arztes gibt es Patienten, die seine Einstellung zur Arbeit für immer verändern. Wir nennen diese Patienten „Schlüsselfälle“, doch wir diskutieren kaum mit Kollegen über sie, außer als „interessanten“ Fall. Ansonsten müssten wir uns eine, möglicherweise peinliche, Verwundbarkeit eingestehen.

1992 beschrieb der Kardiologe Hacib Aoun im Rahmen eines Vortrags, der später in den *Annals of Internal Medicine* veröffentlicht wurde, einen solchen Fall, der sich während seiner Assistenzzeit ereignet hatte. Der Patient, Herr D., hatte eine rasch voranschreitende neurologische Krankheit, die „ihn in ein abgemagertes, an den Rollstuhl gefesseltes, hilfloses Wesen verwandelt hatte“. Für einen Arzt war Herr D. die schlimmste Form von Patient: Er hatte nicht nur eine tödliche Krankheit, sondern litt auch unter zahlreichen Komplikationen, die der ständigen Aufmerksamkeit des damaligen Assistenzarztes Dr. Aoun bedurften. Eines Tages schenkte die Freundin des Patienten Dr. Aoun eines von Herrn D.'s Tiergemälden und zeigte ihm eine drei Monate alte Aufnahme, die den Patienten vor seinen Bildern zeigte. Der Herr D. auf diesem Foto hatte keinerlei Ähnlichkeit mit dem Patienten, den Dr. Aoun kannte. Aoun erinnert sich: „Es traf mich wie ein Schlag, dass ich aufgehört hatte, meine Patienten als menschliche Wesen zu sehen, und begonnen hatte, sie als eine andere Art von Spezies zu betrachten: als Patientenspezies ... Der Ausbildungsweg eines Arztes ist so lang und so beschwerlich, dass man dabei leicht die anfänglichen Beweggründe und Ideale vergisst, die einen dieses Berufsziel haben wählen lassen. Dies ist heute in besonderem Maße so, weil der medizinische Werdegang sich an der Krankheit und nicht am Patienten orientiert.“

Hacib Aouns eigene Lebensumstände machen seine kritischen Bemerkungen besonders ergreifend. Neun Jahre vor seinem Vortrag war ein blutgefülltes Reagenzglas in seinen Fingern zerbrochen. Das Blut stammte von einem Teenager mit Leukämie, der schon mehrere Male eine Transfusion erhalten hatte. Drei Jahre nach diesem Vorfall im Jahre 1986 fühlte sich Aoun so krank, dass er einen Arzt aufsuchte. Über den Augenblick schrieb er: „Das Geheimnis war gelöst und der Albtraum begann." Er wurde als HIV-positiv diagnostiziert.

Dennoch sprach Aoun die nächsten fünf Jahre an medizinischen Fakultäten und auf Konferenzen und machte auf das Thema berufsbedingter Verletzungen bei Ärzten aufmerksam. Mit der Zeit wurde er ein leidenschaftlicher Redner, der sich für die Qualität der Pflege bei todkranken Patienten einsetzte. Hacib Aoun starb einen Tag nach der Veröffentlichung seines Vortrags.

Ich habe weder eine tödliche Krankheit noch die innere Gelassenheit von Dr. Aoun. Ich versuche jedoch, das, was mich die Medizin gelehrt hat, mit eben den Gründen zu verbinden, die mich ursprünglich zu ihr hingezogen haben. Ich könnte um die Patienten, in deren Bäuchen ich einen streuenden Tumor finde, weinen, aber ich darf es nicht. Denn ich könnte nicht mehr klar genug sehen, um sie zuzunähen. Ich möchte bei meinen Patienten sitzen und Zeit mit ihnen verbringen, aber ich weiß, dass ein derartig unproduktives Verhalten in der Welt der Klinik niemals funktionieren würde. Ich möchte meine leidenden Patienten beruhigen, ohne den unerbittlichen Verlauf ihrer Krankheit zu kennen.

Ich habe Hacib Aouns Rede fast ein Dutzend Mal gelesen. Ihn und mich trennt fast eine Generation medizinischer Entdeckungen voneinander – Aouns Prognose sähe vielleicht anders aus, wenn heute bei ihm HIV diagnostiziert worden wäre. Seine Worte berühren mich wie nur wenige, wenn er schreibt: „Wir müssen mehr Zeit und Aufmerksamkeit darauf verwenden, Einstellungen, Fertigkeiten und Verhaltensweisen zu vermitteln, und zwar zu Lasten unserer gegenwärtigen Obsession für technisches Wissen."

Jedes Mal, wenn ich diese Worte lese, erreicht mich Hacib Aoun aus einem Raum jenseits der Zeit. Mit Würde und unerschrockener Offenheit sagt er mir, wie ich meine eigene ferne Zukunft vielleicht anders gestalten könnte.

Etwa zu der Zeit, in der ich mich an der medizinischen Fakultät einschrieb, begann die Universität Harvard mit einem Experiment in der medizinischen Ausbildung. Harvards New Pathway Programm basierte auf einem ganzheitlichen Lehransatz und bedeutete damit eine radikale Abkehr vom Jahrhunderte alten reduktionistischen Paradigma.

Bis zum frühen 20. Jahrhundert absolvierten Mediziner eine Ausbildung oder studierten an Fakultäten, deren Niveau erheblich voneinander abwich. 1910 beauftragte die Carnegie Stiftung den Pädagogen Abraham Flexner damit, die Situation an amerikanischen Fakultäten zu untersuchen. Die aus der Arbeit resultierenden Empfehlungen, oft auch „Flexner Report" genannt, waren Anlass für zahlreiche durchschlagende Reformen in der medizinischen Ausbildung. Die medizinischen Fakultäten begannen mit der Vereinheitlichung des Studienplans und der Lehre klinischer Tätigkeit im Rahmen einer Ausbildung in wissenschaftlichen Grundlagen. Der Flexner Report hatte über ein Jahrhundert lang großen Einfluss auf die amerikanische Medizin und war in vielerlei Hinsicht dafür verantwortlich, dass das ehemals uneinheitliche Gesundheitssystem zu einem der besten der Welt wurde.

Einer der Punkte, auf die Flexner Wert legte, war die richtige Abfolge der Kurse der medizinischen Fakultät, wobei von den vier Jahren zwei Jahre wissenschaftlichen Grundlagen und zwei Jahre der klinischen Ausbildung gewidmet sein sollten. Die ersten zwei Jahre wurden nochmals in zwei Blöcke unterteilt, wobei sich das erste Jahr auf normale menschliche Anatomie und Physiologie und das zweite Jahr auf abnorme Physiologie und Krankheiten konzentriert.

Ich begann mein Studium an der medizinischen Fakultät 75 Jahre nach dem Erscheinen des Flexner Reports, doch der Lehrplan meiner Fakultät richtete sich noch immer fast genau nach diesen Richtlinien. So begabt einige meiner Lehrer auch waren, ich verbrachte doch die meiste Zeit des ersten Jahres und einen großen Teil des zweiten Jahres damit mich zu fragen, welche Bedeutung all die Namen, Formeln und Nervenbahnen hatten, die ich mir einzuprägen versuchte. Während der ersten zwei Jahre erwähnten die Professoren im Vorbeigehen einige Male, dass ein bestimmter Umstand bei der Behandlung der Patienten wichtig sei. Ich erinnere mich, wie ich die isolierten Informationsbrocken sorgfältig aufschrieb und sie mit Sternen und Ausrufezeichen versah.

Der größte Teil des Studiums war meiner Meinung nach stumpfsinnige Plackerei, und als ich meine Kommilitonen fragte, wie sie es empfanden, kicherten sie mitfühlend in sich hinein. Mary, meine außerordentlich ruhige Laborpartnerin, sagte schließlich: „Pauline, es ist, als ob man lesen lernt. Stell dir einfach vor, du würdest Wörter auswendig lernen."

Der Lehrplan von Harvards New Pathway unterteilte die Wissenschaften nicht. Stattdessen basierte er auf problemorientiertem Lernen und beinhaltete „Vorlesung, Labor, wöchentlich zusammengefasste Lernerfahrung, die sich auf die humanistischen Aspekte der Medizin konzentrieren, und klinische Erfahrungen, die die Menschlichkeit und die Arzt-Patienten-Beziehung fördern sollen." Einzelfälle waren eine Art Linse, durch die man alle Teile betrachten sollte. Die New Pathway-Studenten lernten die einzelnen Fächer als ein geschlossenes und koordiniertes Ganzes kennen, als Teil eines größeren Bildes. Die Befürworter dieser revolutionären Veränderung glaubten, dass diese Form der medizinischen Ausbildung zu einer einheitlicheren und daher menschlicheren Behandlung der Patienten führen würde.

Etwas mehr als ein Jahrzehnt später untersuchten Pädagogen den Einfluss des New Pathway Programms auf die Studenten. Das Experiment schien geglückt zu sein. Man fand heraus, dass die erste Generation von Studenten, die diesen Studienplan durchlaufen hatten, sich besser auf das Praktizieren von Humanmedizin vorbereitet fühlte als ihre traditionell ausgebildeten Kollegen und mehr Selbstvertrauen bei der Behandlung von Patienten mit psychosozialen Problemen besaß. Seit 1985 haben weitere medizinische Fakultäten versucht, ähnliche Programme wie das New Pathway Programm einzuführen, und Teile ihres Studienplans überarbeitet, um den jungen angehenden Ärzten eine ganzheitlichere Ausbildung bieten zu können.

Diese neue Einstellung zur medizinischen Ausbildung kann unsere Zukunft möglicherweise verbessern, denn sie betont vor allem Beziehungen – zwischen Wissenschaft und Kunst, zwischen Geist und Körper und zwischen uns allen. Dieses Gefühl des gemeinsamen Menschseins ist am Ende vielleicht das beste Gegenmittel zu körperlichem Leid, jedenfalls ein besseres als die rein medizinische Dekonstruktion. Und für die Ärzte ist es vielleicht auch der Schlüssel zur besseren Behandlung.

Am Ende seines Vortrags spricht Aoun über die Suche nach „jenem guten Arzt, der sagt: ‚Ich weiß, dass *Sie* die Krankheit haben, aber bekämpfen werden *wir* sie gemeinsam'." Er schreibt: „Da besonders bei verhängnisvollen und unheilbaren Krankheiten die Rolle des Arztes wichtiger und nicht weniger wichtig wird, möchte ich vorschlagen, dass die Beteiligung des Arztes umso größer sein sollte, je weniger therapeutische Möglichkeiten zur Verfügung stehen. Wenn es keine Heilung mehr gibt, so bleibt doch immer noch viel zu tun, um das Leiden zu lindern."

Meine Tante Grace hatte an meine Fähigkeit geglaubt, Menschen zuzuhören. Sie wusste, was Krankheit bedeutet und dass sich das Leiden wandelt, wenn man dem Patienten zuhört und bei ihm ist. In ihrer Nichte sah sie jemanden, der dazu möglicherweise in der Lage war.

Doch nach all den Ausbildungsjahren hatte ich diesen Teil der Behandlung vergessen. Ich hatte gelernt, das Prinzip des wissenschaftlichen Zergliederns auf meine Arbeit anzuwenden und den Zusammenhang der einzelnen Elemente dabei zu ignorieren. Ich vernachlässigte das Menschsein, das ich mit meinen Patienten teilte, banalisierte diesen Einfluss auf die Krankheit fast. Ich konzentrierte mich auf das Sichtbare am Menschen und vergaß dabei ganz Dr. Kirklands vertraute Fragen über Freunde, Familie und den besonderen Freund. Hatte ich früher einmal daran geglaubt, auf eine neue, eine menschlichere Art zu praktizieren, war diese Hoffnung irgendwie verloren gegangen.

Doch nicht für meine Tante Grace. Sie ließ nicht zu, dass ich es vergaß. Die Frau, mit der ich einst Freude und Vergnügen genossen hatte, war auch diejenige, die mir zeigte, was ich verloren hatte.

Eines Nachmittags vor ungefähr einem Jahr rief mich meine Tante an. Ich hatte ihr eine Rohfassung eines Artikels über Hirntod und Organspende geschickt, an dem ich gerade arbeitete. Ich dachte, ihre Geschichte würde dem Ganzen eine interessante persönliche Note verleihen, doch vorher wollte ich ihre Zustimmung.

Meine Tante war gerade von einem dreimonatigen Klinikaufenthalt nach Hause gekommen. Einen Großteil davon hatte sie auf der Intensivstation verbracht. Ihre Stimme war am Telefon kaum hörbar, jeder Satz schien sie anzustrengen.

„Das ist ganz wundervoll, Pauline“, sagte sie, „Ich bin begeistert von der Idee, weil ich glaube, dass andere von meiner

Erfahrung lernen können." Ich ertrug es kaum, sie so erschöpft zu hören, und schlug deshalb vor, ein anderes Mal darüber zu reden, obwohl ich nach ihrem Zuspruch ganz aufgeregt war.

„Ja, gut, so machen wir es", antwortete sie. „Doch ich möchte, dass du etwas für mich tust."

Ich wartete. Meine Tante hat schon immer viel Wert auf Privatsphäre gelegt und deshalb vermutete ich, dass ich ihre Identität nicht preisgeben sollte. Ich versuchte, ihre Aussage vorwegzunehmen, so dass sie nicht noch mehr Energie verbrauchen musste. „Keine Angst, Tantchen", sagte ich. „Ich werde deine Person so verändern, dass dich niemand erkennt."

Ich hörte den heiseren Atem am anderen Ende der Leitung. „Darum geht es nicht, Pauline", sagte sie. „Du kannst das so halten, wie du willst." Wieder gab es eine lange Pause, als sie um Atem rang. „Ich möchte nur eines. Ich möchte, dass du deinen Onkel und deinen Cousin hervorhebst." Zum ersten Mal wurde ich davon abgelenkt, mich nur mit ihren Transplantaten und Blutgefäßen und ihrem Warten auf eine Nierentransplantation zu beschäftigen und dachte an meinen Onkel und an meinen Cousin. Ich dachte an ihre erdrückende Sorge um meine Tante, die ihr Leben in den letzten zehn Jahren geprägt hatte.

„Sie waren immer für mich da; sie haben mir immer zugehört. Dein Onkel hat sich so gut um mich gekümmert und dein Cousin hat ihn dabei unterstützt. Sie haben sich so aufgeopfert." Ihre Stimme begann zu stocken. Ich konnte hören, wie sie die letzten Worte aus sich herauspresste. „Ich verdanke ihnen alles. Die beiden waren wichtiger als alles, was ich erlebt habe oder was ich sagen kann. Meine Geschichte handelt auch von ihnen."

Drei Wochen später starb meine Tante.

Ich war an jenem Morgen bei ihr. Sie atmete schwer, wie ich es auch bei anderen Sterbenden gesehen hatte, und die Luft rasselte in ihrem Hals. Anfangs schien sie Halluzinationen zu haben und wurde von einem unstillbaren Jucken zwischen ihren Schulterblättern geplagt. Mein Cousin hatte die Nacht bei ihr verbracht und sie an der juckenden Stelle gekratzt, ihr die Sauerstoffmaske zurechtgerückt und die Beine massiert. Als mein Onkel ihr Zimmer betrat, entspannte sich meine Tante spürbar von Kopf bis Fuß. Die zusammengekniffenen Brauen glätteten sich und die angezogenen Knie senkten sich langsam nieder.

Ich ließ meinen Onkel und meinen Cousin allein, und weniger als eine Stunde später riefen sie mich zu sich, um mir mitzuteilen, dass sie schließlich gestorben war. Sie war zusehends friedlicher geworden und am Ende saßen sie da und waren einfach nur bei ihr, wie sie es immer getan hatten.

III. Neue Sichtweise

Kapitel 7

Primum non nocere – Zuerst einmal nicht schaden

Der Frisör bemerkte sie als erster. Er war gerade dabei, Sams Haare zu waschen, so wie er es auch die letzten 20 Jahre getan hatte, als er auf einmal zwei haselnussgroße Steine unter Sams Haut fühlte.

„Hast du dir in letzter Zeit den Kopf angestoßen?", fragte er seinen Kunden.

Sam richtete sich auf. Sein Kopf war über und über mit Seifenschaum bedeckt. Er hob seinen Arm unter dem schwarzen Plastikumhang hervor, um die Stelle, an der die Finger des Friseurs innegehalten hatten, zu befühlen.

„Ich muss Joanne anrufen", sagte er.

Sam hatte zwei Jahre zuvor wegen Hepatitis C und Leberkrebs eine Lebertransplantation erhalten und war seither von seiner Frau Joanne abhängig, die darauf achtete, dass er das Krankenhaus regelmäßig aufsuchte, seine zahlreichen Medikamente einnahm und sicherstellte, dass er sich an die strengen computertomografischen Nachsorgeuntersuchungen hielt, die mögliche Metastasen frühzeitig aufdecken sollten. Sam, der eine der erfolgreichsten Investmentfirmen in Los Angeles gegründet hatte, war zwar durchaus in der Lage, für sich selbst zu sorgen, doch Joanne hatte jene bemerkenswerte Gabe, für andere zu sorgen.

Ihre Beziehung begann in den 1950er Jahren. Joanne war damals eine alleinerziehende Mutter und gerade geschieden worden. „Damals ging man mir aus dem Weg", erzählte sie mir einmal während eines Klinikaufenthalts von Sam. „Doch Sam fuhr einfach mit seinem wunderschönen Auto vor und öffnete die Wagentür für mich. Er schien mir ein perfekter Gentleman zu sein.“ Nach ihrer Hochzeit adoptierte Sam Joannes Sohn. Joanne und er bekamen noch zwei weitere Kinder. „Sam sagte mir, dass ich mich einzig um die Erziehung der Kinder kümmern müsste, der Rest sei seine Aufgabe. Doch er hat immer gewusst, dass ich mit der Erziehung von drei Kindern zu glücklichen und liebevollen Erwachsenen die härtere Arbeit hatte. Sam sagte mir oft, wenn unsere Kinder auch nur die Hälfte dessen erreichen, was ich für sie wollte, würden sie schließlich Präsidenten der Vereinigten Staaten werden.“

In den letzten Jahren hatte sich Joanne der komplizierten medizinischen Behandlung ihres Mannes verschrieben. Und Sam glaubte, wie ich übrigens auch, dass sie die wesentliche Ursache für den bemerkenswerten klinischen Verlauf seiner Krankheit war. In den zwei Jahren nach seiner Transplantation war Sam nur zwei Mal ins Krankenhaus zurückgekehrt, einmal wegen einer Blinddarmentzündung und ein anderes Mal wegen einer leichten Abstoßungsreaktion.

An jenem Nachmittag rief uns Joanne an. Ihre Stimme bebte. Auch sie hatte die rätselhaften, harten ungleichmäßigen Beulen gefühlt, nachdem Sam vom Frisör nach Hause zurückgekehrt war. Eine Woche später bestätigte der pathologische Bericht unserer Biopsien Sams und Joannes schlimmste Befürchtungen: der Krebs hatte gestreut.

Sam begann mit der Chemotherapie, doch schon bald trat eine dritte Verdickung unter seiner Kopfhaut auf. Zwei Wochen später rief uns Joanne erneut an. Sam wirkte leicht zerstreut, und bei einer Magnetresonanzspektroskopie wurden neue Metastasen in seinem Gehirn entdeckt. Angesichts der raschen Ausbreitung des Krebses vermuteten wir, dass dieser neue Tumor sich vergrößern könnte und dass Sam unter den Folgen von Schlaganfällen leiden und sogar ins Koma fallen würde. Wir teilten Joanne und Sam mit, dass unter diesen Umständen die Bestrahlung der Gehirnmetastasen die einzige Möglichkeit wäre. Die Bestrahlung würde Sams Krebs am Wachsen hindern, ihn aber nicht heilen.

Einige Tage später rief mich Joanne in meinem Büro an. Ich erkannte ihre sanfte, trillernde Stimme am anderen Ende der Leitung. Sam war gerade bei der Physiotherapie, und Joanne hatte sich in die andere Ecke des Hauses zurückgezogen, um mich anzurufen.

„Wie geht es ihm?", fragte ich sie.

„Es scheint ihm gut zu gehen. Aber ich habe solche Angst wegen dieser Dinger in seinem Gehirn", seufzte sie. Ich stellte mir vor, wie sie in einer Ecke über das Telefon gebeugt in den Hörer flüsterte. „Jedes Mal, wenn er irgendetwas vergisst, habe ich Angst, dass der Tumor wieder gewachsen ist. Und dann fällt mir ein, dass wir beide dauernd irgendwelche Sachen vergessen und dass das nichts Neues ist." Joanne stellte mir weitere Fragen zur Bestrahlung. Sie und Sam wollten noch ein paar Tage darüber nachdenken, bevor sie mit einer Behandlung beginnen würden. Sie wollte wissen, wie viel Zeit Sam mit und ohne Behandlung bleiben würde. Welche Nebenwirkungen würden auftreten? Würde er weiterhin Chemotherapie bekommen? Plötzlich hörte ich sie am anderen Ende der Leitung schluchzen.

„Wann wissen Sie", sagte sie schließlich, als sie wieder zu Atem gekommen war, „dass Sie alles versucht haben?"

Ich starrte an die weiße Decke meines Büros und versuchte mir vorzustellen, wie sich Joanne in diesem Augenblick fühlte. Ich wusste, dass sie mit jemandem sprechen wollte, der beides konnte: sie trösten und ihr bei der Entscheidung helfen. Im Geiste ging ich meine Unterlagen durch, um eine Antwort zu finden, die vielleicht alles klären könnte. Was hatte ich über metastasierenden Leberkrebs, Bestrahlung und die Überlebensrate gelesen? Ich suchte nach Antworten, die mir ermöglichten zu sagen: „Nein, Sam sollte sich nicht für die Bestrahlung entscheiden" oder: „Ja, für Sams Gehirn ist eine Bestrahlung sinnvoll." Doch ich konnte mich nicht im Entferntesten an eine Studie, einen Versuch oder einen Artikel erinnern, der mir helfen könnte.

Schließlich sagte ich Joanne die Wahrheit, wobei ich immer noch gegen die Leere in meinem Gehirn ankämpfte. Und die Wahrheit war, dass ich es wirklich nicht wusste.

In Raum Nr. 15 der Londoner Tate Gallery gab es neben den anderen Gemälden und Skulpturen des Victorian Spectacle Raums ein Gemälde, das sich so gut in mein Gedächtnis eingebrannt hat, dass ich nicht mehr weiß, wann ich es das erste Mal sah. Auf dem Gemälde ist eine kleine Dorfhütte bei Tagesanbruch zu sehen. Eine Lampe in der Ecke lenkt die Aufmerksamkeit auf zwei Figuren: eine junge Patientin mit leicht geröteten Wangen auf dem Wege der Besserung und einen ernst wirkenden Arzt, in dessen angestrengtem väterlichen Blick die Antworten auf den tödlichen Kampf seiner Patienten zu liegen scheinen.

The Doctor wurde erstmals 1891 ausgestellt und war das Werk von Luke Fildes, einem viktorianischen Maler, der für seine eindrucksvollen Darstellungen sozialer Ungleichheit und Armut bekannt war. Fildes ließ seine eigenen Erinnerungen in das Gemälde *The Doctor* einfließen. Sein ältester Sohn war am Weihnachtsmorgen des Jahres 1877 gestorben. Dennoch war der Künstler dem Arzt, Dr. Gustavus Murray, dankbar. *The Doctor* war nicht nur eine Hommage an Dr. Murray, sondern auch ein Versuch, „die Stellung des Arztes in unserer Zeit" abzubilden.

Diese Stellung hat sich seither dramatisch verändert. Fildes und seine Zeitgenossen waren Zeugen einer Reihe medizinischer Entdeckungen gewesen, die zu enormen Veränderungen im öffentlichen Gesundheitswesen führten. Ärzte und Chirurgen vereinheitlichten Ausbildung und Methoden, wendeten sich von antiquierten Vorstellungen wie der Verabreichung von

Aderlass und Klistieren ab und führten bei der Behandlung Anästhesie und sterile Praktiken ein. Der Körper war nicht mehr eine mysteriöse Quelle von Krankheiten, sondern eine rationale, potentiell reparable, biologische Maschine.

Und die Mediziner waren die menschlichen Motoren der Revolution. Ihre Fähigkeit, Krankheiten zu behandeln, gab den Ärzten Macht und diese Macht verwandelte sich bald in das Bedürfnis, nicht nur gezielt, sondern immerzu auf die gleiche Weise zu behandeln. Das Gegenteil bedeutete implizit, überhaupt nichts zu machen. Und es kam einem vorsätzlichen Verzicht auf Macht und Herrschaft über eine Krankheit gleich.

Der Gedanke, durch eigenes Tun Krankheit und Tod abwenden zu können, ist berauschend. Ich weiß es, denn ich habe ihm viele meiner schlaflosen Nächte zu verdanken. Man kann die rauschhafte Erregung gar nicht ignorieren, die man fühlt, wenn man in den kühlen und geordneten Operationssaal geht, all die technischen Gerätschaften und Zaubermittel hervorholt und das Problem dann innerhalb von ein paar Stunden im Wesentlichen löst. Die Chirurgie ist ein Spezialfach, das sich insbesondere durch das Handeln auszeichnet. Einer meiner Studenten drückte es einmal so aus: „Chirurgen *tun* etwas gegen ein Problem, sie sitzen nicht herum und denken darüber nach."

Doch die Chirurgen sind in diesem Paradies der Macher nicht allein. Während die Chirurgie, insbesondere die Lebertransplantation, ein Extrem darstellt, fühlen sich selbst Fachärzte mit wenig oder gar keiner „invasiven" Erfahrung zum *Handeln* gezwungen. Ohne Rezept oder Diagnose ist der Besuch beim Arzt unvollständig. Auch der grundlegende Rahmen, den die Medizin für den Zugang zu klinischen Problemen bereithält – der Behandlungsalgorithmus –, setzt das Handeln des Arztes voraus. Die in Lehrbüchern und Fachzeitschriften dargestellten Behandlungsvorschriften oder auch Algorithmen stellen die therapeutischen Maßnahmen für unterschiedliche

Krankheiten Schritt für Schritt dar. An jedem Punkt des Algorithmus sind verschiedene Ergebnisse denkbar, für die wiederum gesonderte therapeutische Möglichkeiten bereitstehen. An keinem Punkt des Entscheidungsbaums ist jedoch die Möglichkeit vorgesehen, erst einmal nichts zu tun oder abzuwarten. Selbst wenn keine Behandlung erforderlich ist, klassifizieren wir das Warten als eine aktive Periode, nicht als eine passive. „Sechs Wochen intravenös mit Antibiotika behandeln und dann erneut überprüfen", könnte es an einem Punkt des Algorithmus heißen. Es könnte aber auch sein, dass wir uns zu einer Maßnahme entschließen, die wir euphemistisch als „abwartendes Management" oder „beobachtendes Abwarten" bezeichnen, als hielten wir unseren therapeutischen Eingriff nur zwischenzeitlich zurück. Sogar die Perioden des Wartens und Nichtstuns deuten wir als Handlung. Es ist, als organisierten wir die Zeit dynamisch und als müssten wir am Ende der Zeit noch weitere Behandlungen veranlassen.

Vielleicht verwechseln wir diese Maßnahmen mit Hoffnung, insbesondere am Ende des Lebens, und halten mehr Behandlung auch für mehr Liebe. Jede Entscheidung, eine Behandlung zu unterbrechen oder gar zu beenden, wird nahezu unmöglich, und einen Patienten nicht zu behandeln, kommt moralisch der Aufgabe gleich. Ferner besteht eine Verpflichtung, die Maßnahmen zu ergreifen, wenn man einmal mit der Behandlung begonnen hat. Nachdem sie so viel getan haben, ist es für die Ärzte – und die meisten Patienten und Familien – fast unmöglich, ihre Bemühungen einfach aufzugeben.

Bei unserem Versuch, Kompetenz und unendliche Liebe zu beweisen, verlieren wir den Blick für die zwiespältige Natur unserer Zauberkunst. Im Glauben, dass unser Ziel nur in Heilung bestehen kann, kämpfen wir bis zu den letzten kostbaren Stunden des Lebens. Wir muten nicht nur anderen, sondern auch uns selbst unsinnige Behandlungen zu. In den letzten qualvollen Momenten verwandelt sich die Verheißung des 19. Jahrhunderts in den Fluch des 21.

Man sieht sofort, wenn ein Kind operiert wird. Kinder unterkühlen leicht, wenn sie nach der Anästhesie nicht mehr zittern können und die Chirurgen ihr Inneres nach außen gestülpt haben. Der Operationssaal mit seinen makellos weißen Fliesen, dem rostfreien Stahl und den sterilen Instrumenten verwandelt sich dann von einem begehbaren Kühlschrank in eine Dampfsauna. Wärmelampen, die aussehen wie einfache Pommes-Wärmer, umringen den Operationstisch. Wie ängstliche Beobachter aus Stahl schmiegen sich die Lampen mit ihren langen Metallhälsen und glühend heißen Köpfen an die Nacken und Schultern des Operationsteams.

Immer wenn Max in den Operationssaal kam, bereitete mir die Hitze der Lampen Schwierigkeiten. Sie lenkten Wärme in den geöffneten Bauch von Max und brannten auf einer kleinen Stelle meines Nackens, dem einzig exponierten Stück Haut meines Körpers. Zunächst, zu Beginn jeder Operation an Max, nahm ich diesen maschinell hergestellten Ersatz für Sonnenschein gerne an – ich hatte ihn bei meiner Arbeit in den Operationssälen, die im Kellergeschoss liegen, und den abgeschotteten Intensivstationen seit Tagen nicht mehr gespürt. Am Ende einer jeden Operation an Max, wenn ich mit blauem Nylonfaden die letzte Wundnaht an seinen ausgefransten und rohen Hauträndern schloss, war die Hitze ein erbarmungsloser Hinweis auf die Zeit, die ich für die Operation an diesem Kind gebraucht hatte.

Max war erst einige Monate alt, als ich ihn das erste Mal sah, doch sein kleiner Körper war bereits ein biologisches Disaster. *In utero* hatte er eine klaffende Spalte in der Bauchwand, *Gastroschisis* genannt, entwickelt und seine ungeschützten Darmschlingen rutschten eine nach der anderen in das Fruchtwasser der Gebärmutter seiner Mutter, die noch ein Teenager war. In der Mitte der ersten drei Schwangerschaftsmonate hatte sich sein Darm um sich selbst gewickelt, damit die eigene Blutzufuhr unterbunden und war so zu einer brandigen, nekrotischen Darmmasse geworden. Die Geburtshelfer leiteten eine vorzeitige Geburt per Kaiserschnitt ein und die Kinderchirurgen, die im anderen Zimmer schon mit dem Skalpell in der Hand warteten, entfernten sofort die toten Überreste beinahe des gesamten Darms.

Als Max vier Monate alt war, gab seine sechzehnjährige Mutter, die mit der immer komplizierteren Pflege ihres Sohnes überfordert war, ihren Sohn in Pflege. Im Alter von acht Monaten hatte Max jede mögliche Komplikation künstlicher parenteraler Ernährung durchgemacht, der intravenösen Ernährung, die er zum Überleben und Wachsen benötigte. Schließlich versagte seine Leber, die schlimmstmögliche Komplikation bei parenteraler künstlicher Ernährung. Die Leber von Max stellte keine Gerinnungsstoffe mehr her, so dass er unaufhörlich blutete, wenn Ärzte und Schwestern ihn mit einer Kanüle stachen. Sein warmer, brauner Teint wurde gelb. Er strampelte und lächelte nicht mehr und wurde wegen der steigenden Konzentration von Giftstoffen, die seine Leber nicht mehr abbaute, lethargisch. Als er regelmäßig Blut zu spucken begann, verzierten kleine Päckchen mit Thrombozyten, die zur Blutgerinnung beitragen, sein Bett wie kremfarbene Ballons.

Mit zehn Monaten erhielt Max eine Leber und ein Dünndarmtransplantat. Anfangs funktionierten die transplantierten Organe. Er blutete nicht mehr, drehte sich in seinem Bett und griff sogar nach Gegenständen in seiner Umgebung. Max hatte einen Ernährungsschlauch, der direkt in seinen Darm führte, und verdaute zum ersten Mal in seinem Leben winzige Nahrungsportionen, auch wenn ihnen eine kreidige Flüssigkeit zugesetzt war.

Zwei Monate später gehörte Max jedoch wieder zur ständigen Besatzung der pädiatrischen Intensivstation. Er schwebte zwischen lebensbedrohlichen Infektionen und akuter Organabstoßung. Es war unmöglich, die richtige Balance zwischen Immunsuppression zum Erhalt der transplantierten Organe und der Aufrechterhaltung des Immunsystems zu finden.

Zum Zeitpunkt von Max' Transplantation war ich gerade in der Facharztausbildung zur Transplantationschirurgin. Eric, der behandelnde Arzt, gehörte zu denen, die hauptsächlich für Max zuständig waren. Er leitete das chirurgische Team und war ein dunkler Typ mit eckigem Kiefer, ähnlich wie Dick Tracy. Als talentierter junger Chirurg hatte er bereits erfolgreich mehrere kleine Kinder transplantiert. Als Max' Zustand sich verschlechterte, verbrachte Eric viele Stunden mit seinem winzigen Patienten und las seine Akte im Büro, wenn er nicht gerade bei ihm war. Ich fand ihn um drei Uhr morgens und am selben Abend um 19 Uhr an Max' Bett sitzend. Seine Haare, Kleider und Ausstrahlung verrieten, dass er sich selbst vernachlässigte. Da er so viel Zeit mit Max verbrachte, kannte er all seine Eigenheiten und Überempfindlichkeitsreaktionen. Er kannte sogar jedes seiner Laborergebnisse auswendig. Einmal sagte Eric zu mir: „Max scheint Linkshänder zu sein. Hast du bemerkt, wie er mit diesem Arm rudert?“ Ich hatte es nicht bemerkt, und Eric zeigte sich sehr überrascht. „Aus diesem Grund drehen die Schwestern seinen Atemschlauch nach rechts“, meinte er – womit er wohl sagen wollte, dass alle, die sich wirklich für Max interessierten, von seiner Linkshändigkeit wussten.

Anfangs war ich von Erics Hingabe begeistert, die fast an einen heiligen Märtyrer denken ließ. Max schien jeden von uns zu sich zu rufen, der einen Hauch von Heiligkeit spüren wollte. Bevor er das Transplantat erhalten hatte, hatte ich oft geistesabwesend mit ihm gespielt, damit ich während der Diskussionen nicht einschlief. Fast verschwörerisch grinste Max mich an, lachte sogar, als ob er verstand, dass es unendlich viel interessanter war, mit ihm zu spielen, als mit anderen Ärzten über die Dosierung von Medikamenten zu diskutieren. Max' Fall spornte mich an und ich ertappte mich dabei, wie ich mich beeilte, noch vor Eric die Testergebnisse zu haben, als ob meine schnellere Antwort einen ähnlichen oder größeren Enthusiasmus im Kampf gegen Max' schlimmen Zustand bedeutete. Ich machte den radiologisch technischen Assistenten die Hölle heiß, damit sie mir die Röntgenaufnahmen sofort nach der Entwicklung gaben, und rannte dann selbstzufrieden mit den noch warmen Filmen in meinen Händen zu den Radiologen für eine erste Bewertung. Ich war entschlossen, die Resultate als erste zu wissen und Max zu helfen. Ich stellte meinen Piepser auf Alarmbereitschaft und bat die dafür zuständigen Mitarbeiter, mich auch zu den unmöglichsten Zeiten anzupiepen, um mich daran zu erinnern, dass ich nach Max sehen sollte. Ich wollte ihn mitten in der Nacht sehen und morgens, lange vor Tagesanbruch, bevor irgendein anderer Mitarbeiter des regulären medizinischen Personals oder jemand vom Chirurgenteam, insbesondere Eric, auftauchte.

Im Rahmen meiner besessenen Routine untersuchte ich Max jeden Morgen von Kopf bis Fuß und auf jedes Detail. Ich stimmte meine Untersuchung um sechs Uhr morgens mit der Schwester ab und entfernte Decken, Verbandsmull, Binden und Wickeltücher von seinem aufgedunsenen Körper. Die unterste Verbandschicht hatte sich oftmals mit rosa Flüssigkeit vollgesogen, die seit dem letzten Verbandswechsel vier Stunden zuvor aus seinem Bauch gesickert war. Wenn ich die letzte Verbandschicht vorsichtig entfernte, konnte ich die Reste unserer chirurgischen Arbeit sehen. Da sich bei Max niemals eine Bauchdecke gebildet hatte, hatten wir ein dickes Stück sterilen weißen Plastiks an beide Seiten angenäht, um die frisch transplantierten Gedärme abzudecken. Wenn Max hustete, wölbte sich das Plastik nach vorne. Bei jeder Belastung zogen sich die blauen Nähte, mit der das Plastik an seinem Fleisch befestigt war, zusammen und es strömte blutige rosa Farbe zur klaren Flüssigkeit, die bereits zwischen den Spalten ausgetreten war.

Im Laufe der Wochen verschlimmerte sich Max' Zustand trotz meiner enthusiastischen Fürsorge. Da sein Körper weiterhin versuchte, die transplantierten Organe abzustoßen, gaben wir Max hohe Dosen an Steroiden. Schon bald entwickelten sich bei ihm die typischen aufgeblasenen Wangen des *Mondgesichts*. Sein kleiner Körper füllte sich mit der Flüssigkeit wiederkehrender Infektionen und seine großen, glänzenden schwarzen Augen verwandelten sich in ein Paar Striche auf den runden Schwellungen seines Körpers. Max lag ausgestreckt auf einem Krankenhausbett für Erwachsene, das notwendig war, um all die medizinischen Gerätschaften unterzubringen. Um ihn herum waren so viele Geräte, dass man bei einem Transport ein eigenes Personalteam benötigte. Er brauchte rund um die Uhr einen Ventilator, der mehr als fünf Mal so groß wie er selbst war und an einen Beatmungsschlauch mit einem Durchmesser von der Größe eines Stiftes angeschlossen war. Der Schlauch für seine Blase war kaum dicker als eine Telefonschnur und führte von seiner Blase über die Harnröhre und durch den aufgedunsenen Kopf seines winzigen Penis und leitete Urintröpfchen in einen Beutel, der an der Seite seines Bettes hing.

Im Verlauf seines Aufenthaltes auf der Intensivstation verkam die einst butterweiche Haut von Max langsam zu einem lächerlich unangemessenen biologischen Grundmaterial für Monitore und Katheter. Verschiedene Kabel verbanden Max mit einem Herzmonitor. Sie waren mit kleinen dünnen runden Klebestreifen mit Zeichentricktieren an seinem Körper festgemacht, als ob solch eine Verzierung die Verkabelungen harmloser machte. Da es auf seinem Körper nicht genug Platz gab, um alles befestigen zu können, waren die Schwestern dazu übergegangen, die Kabel der Apparaturen an seinem Bett zu befestigen. Sie hängten die mechanischen Pumpen, die an seinen Kathetern angebracht waren, an hohe fahrbare Stangen. Größere, gesundere Kinder im Krankenhaus benutzten diese Art von Stangen als Skateboards, standen auf der Fläche mit den Rädern und rollten damit den ganzen Flur entlang. Bei Max dienten die Stangen jedoch nur dazu, einen Teil der Gerätschaften daran aufzuhängen, und sie sahen aus wie skelettartige Lasttiere, die sich um das Kopfende seines Bettes scharten.

Erics Fürsorge ließ während dieser ganzen Krisen niemals nach. Jeder Temperaturanstieg ging mit Erics steigender Einsatzbereitschaft einher. Sogar wenn er es geschafft hatte, sich für einen Urlaub loszueisen, rief er mich fast ständig wegen Max an. Der Ton seiner Stimme schien uns vorzuwerfen, dass wir uns nicht weiter so um Max kümmerten, wie er es getan hätte. Schließlich traute sich kein einziger von uns auch nur eine Anweisung in Max' Patientenakte zu schreiben, ohne erst Eric anzurufen, aus Angst, dass er uns während der Visite beschimpfen würde oder eine endlose wütende Nachricht auf unseren Piepsern hinterlassen würde. Ein Anruf würde folgen, ebenso jene zwangsläufige Frage vom anderen Ende der Leitung: „Was habt ihr euch nur dabei gedacht?"

Trotz Erics heldenhaftesten Versuchen würde Max sterben, wenn wir nicht die Ursache seiner fortwährenden Infektionen fänden. Keine der Röntgenaufnahmen zeigte irgendwelche Auffälligkeiten in seinem Bauch, und in Max' schlechtem Zustand würde jede unnötige Operation und jede Panne während der Operation sein Ende bedeuten. Trotzdem entschied sich Eric schließlich für eine Operation, aus Angst, dass die Fieberschübe von einer versteckten Infektionsquelle rund um die transplantierten Gedärme herrührten. „Wir müssen ihn erneut in den OP bringen", sagte er uns eines Nachmittags während der Visite.

Eric sah uns an und stellte die rhetorische Frage: „Ich meine, haben wir eine andere Wahl?" Wir verstanden, was Erics eigentliche Frage war. Haben wir genug getan? War es *unsere* Schuld?

Diese OP war die erste von fast einem Dutzend, die noch folgen sollten, und jede wurde zu einem kläglichen Unterfangen. Unter diesen glühend heißen Lampen zerschnitten wir die Nähte, die die Plastikdecke hielten, und schauten erneut in jene kleine, mit erstarrten Organen gefüllte Bauchhöhle. Wir ergriffen die verklumpte Masse mit einem nervösen Gefühl und einem übermäßigen Bewusstsein für unseren Hippokratischen Eid, keinen Schaden anzurichten. Wir hatten fürchterliche Angst, versehentlich ein Loch in seinen transplantierten Darm zu schneiden und einen weiteren Entzündungsherd zu schaffen, und gleichermaßen hatten wir Angst davor, nicht gründlich genug zu suchen und einen versteckten Entzündungsherd zu übersehen. Als wir nichts gefunden und zu viel Angst hatten, noch mehr Schaden anzurichten, stülpten wir ein neues Plastikstück über Max' Bauch. Die Naht, die wir benutzten, fühlte sich wie dünne Angelschnur an. Wir vernähten das Plastik mit dem Rand der Bauchdecke. Doch nach einem halben Dutzend Operationen war seine Haut brandig geworden und begann sich aufzulösen. Es wurde immer schwieriger, einen Quadratmillimeter unberührten Fleisches zu finden, an dem man einen neuen Stich anbringen konnte.

Nach etwas mehr als einem Monat starb Max an einer Pilzinfektion, die in sein Blut und in fast jedes seiner Organsysteme vorgedrungen war, einschließlich seines Gehirns. Am selben Tag, als ich später wegen eines anderen Falles im Operationssaal war, erwähnte ich Max' Tod gegenüber der leitenden OP-Schwester. Jaime war eine pragmatische Frau, eine brillante Schwester, die mehr Verständnis für unsere Patienten hatte als die meisten Ärzte. Sie sah mich kategorisch an, hielt einen Moment inne und setzte ihre Arbeit fort.

„Vielleicht war es gut so, oder?“, sagte sie, während sie den Absaugschlauch von einem Kanister in den anderen hielt. Sie verließ den Raum und ich hörte, wie sie laut fragte: „Ich meine, wie viel mehr kann man einem Menschen noch antun?“

Noch Monate später fragte ich mich nach unserer kollektiven Verantwortung für Max' Tod. Ich wusste, dass Eric ein guter Arzt war, der sich unglaublich, ja sogar heroisch um Max gekümmert hatte. Eric hatte alles für ihn getan und mich im Wettstreit um den Titel des engagiertesten medizinischen Vertreters von Max geschlagen. Ich konnte jedoch die Erinnerung an den letzten Monat des Babys nicht abschütteln – an seinen offenen Bauch, seine gereizte Haut und die allgegenwärtigen Instrumente meines Berufs.

In seinem hilf- und sprachlosen Zustand war Max wie ein Elektronenmikroskop gewesen, das unsere beinahe unsichtbaren unterdrückten Regungen erfasste und bis zu dem Punkt vergrößerte, an dem sie ein Eigenleben zu führen begannen. Wir wollten für das Kind alles tun, was wir konnten. Die Kinderärzte und wir Chirurgen entschieden uns zu diesem Zweck für den Einsatz alles technisch Möglichen – ein Transplantat aus Leber und Dünndarm und die bestmögliche Pflege. Auch als in uns Zweifel an all unseren Versuchen hochkamen, gab es für uns weder ein Zurück noch konnten wir über die problematischen Gefühle und Differenzen diskutieren und sie so lösen. Vielleicht taten wir Max zu viel an, aber wir waren an unsere Technik gefesselt. Spenderorgane für Kinder sind selten, weshalb wir gleichzeitig drei Leben aufs Spiel setzten: Max, den jungen Spender und ein anderes Kind, das auf ein Organ wartete und starb, weil Max die Organe bekommen hatte.

Die Kinderärzte haben bei Max jede mögliche Behandlung versucht. Meine Kollegen von der Chirurgie und ich haben unseren Kummer und unsere Hilflosigkeit durch all die Gänge in den Operationssaal erstickt. Wir waren in unseren eigenen Bahnen gefangen. Trotz Anflügen von Selbstzweifeln ergriffen wir eine Maßnahme nach der anderen, bis wir den Gegenstand unserer Behandlung in Hackfleisch verwandelt hatten.

Nicht nur Ärzte befinden sich in dieser Zwickmühle. Patienten und ihre Familien lassen sich ebenso von der Macht der Behandlung verführen. Patienten unterziehen sich manchmal einer Therapie im Glauben, dass eine Behandlung Heilung bedeuten könnte und besser sei als keine Behandlung. Es gibt kein ergreifenderes und mutigeres Beispiel als Patienten, die sich für Krebsversuche der Phase I angemeldet haben. Die Studien der Phase I sind die ersten Testreihen, um die maximal verträgliche Dosis und mögliche Toxizität einer unerprobten Behandlung zu untersuchen. Studien der Phase II und III legen fest, ob die Behandlung letztlich zu positiven Ergebnissen führt. Die Krebspatienten, die sich zu den Tests der Phase I anmelden, haben im Allgemeinen Tumore in der Spätphase und eine Lebenserwartung von lediglich ein paar Monaten. Und obwohl jene Tests für die Entwicklung neuer Therapien unerlässlich sind, erleben weniger als sechs Prozent der teilnehmenden Patienten irgendeine Art von Reaktion. Dennoch glaubte die große Mehrheit der Kandidaten der Phase I in zwei kürzlich durchgeführten Studien, dass sie von solch einer Therapie profitieren würden. Die Patienten der Studien glaubten, dass sie durch die experimentelle Behandlung noch zwei oder mehr Jahre länger leben würden. Dieses Missverständnis spiegelt zum einen die schlechte Kommunikation zwischen den Untersuchenden der Phase I und ihren Patienten wider und zum anderen deckt es auch den inhärenten Optimismus der Patienten hinsichtlich der Behandlung und deren Ausgang auf. Oder einfach gesagt: Wenn wenig schon gut ist, dann ist mehr noch besser.

In diesem Zusammenhang wird der Tod als persönliches Versagen und der Abbruch einer Behandlung als eine ausgesprochene Niederlage empfunden. Der Abbruch einer Behandlung ist noch schwieriger, wenn beim Arzt oder zwischen Patient und Familienangehörigen ungeklärte persönliche Dinge im Spiel sind. Am Ende des Lebens wird bei Patienten und bei den Menschen, die ihnen nahestehen, der Wunsch, die Probleme aus der Vergangenheit zu lösen und Dinge zu klären, besonders stark. Die Bühne von Krankheit und Behandlung ist besonders gut geeignet, um den Emotionen freien Lauf zu lassen. Die Forderung nach stärkeren Eingriffen scheint ein natürlicher Ausfluss des Emotionalen zu sein, und die Behandlung wird nicht nur zu einer Metapher für Liebe, sondern auch für Hoffnung.

Ungeachtet dessen haben auch die aggressivsten von uns ein unbehagliches Gefühl bei einer Behandlung, die allein auf Hoffnung beruht. Viele Ärzte kennen die durch einen Kollegen oder ihre eigene technologiegläubige Entscheidung verursachten schmerzlich verpfuschten Ergebnisse und sehen in der übermäßigen Behandlung die Ursache ihres Scheiterns. Die überragende Mehrheit der Ärzte gaben auf die Frage, was sie sich wünschen würden, wenn bei ihnen eine tödliche Krankheit diagnostiziert werden würde, die Antwort, alle lebenserhaltenden Maßnahmen zu begrenzen oder einzustellen. Diese Ärzte würden Patienten, die um die Einstellung ihrer Behandlung bitten, wahrscheinlich unterstützen, sich bei den anderen aber vielleicht verpflichtet fühlen, die Behandlung fortzusetzen, aus Angst vor rechtlichen Folgen.

Diese paradoxen Impulse – eine Behandlung zu befürworten und die Folgen zu fürchten – ziehen schwere moralische Bedenken nach sich. In einer kürzlich durchgeführten Studie waren ein Drittel der behandelnden Ärzte und fast Dreiviertel der Assistenzärzte der Auffassung, dass sie bei der Behandlung todkranker Patienten gegen ihr Gewissen gehandelt hätten. Mehr als die Hälfte bot ihren Patienten künstliche Beatmung, Reanimation, Dialyse, künstliche Ernährung, auch wenn sie glaubten, dass diese Behandlungen „übermäßig belastend" waren.

Wie also löst man sich aus dieser Verstrickung? Wie können wir als Ärzte, Familien und Patienten wissen, wann wir die Behandlung einstellen und mit den palliativen Maßnahmen beginnen sollen?

Als ich diese Frage Patienten aus meiner eigenen Familie stellte, schien ihre Antwort eindeutig zu sein: Die Behandlung soll abgebrochen werden, wenn es keine Hoffnung mehr gibt. Von diesem Standpunkt aus betrachtet, ist das eigentliche Problem nicht die Entscheidung, sondern die ausdrückliche Genehmigung der Patienten, die Behandlung zur rechten Zeit abzubrechen.

Diese Genehmigung ist seit 1992 in allen 50 Bundesstaaten der USA in Form von Patientenverfügungen legalisiert. Dennoch haben nur etwa ein Fünftel aller Amerikaner eine Patientenverfügung hinterlegt. Dabei gibt es große Diskrepanzen zwischen den verschiedenen ethnischen Bevölkerungsgruppen. Weiße Amerikaner verfassen eher ein solches rechtskräftiges Dokument als Afro-Amerikaner.

Anders als man in der Öffentlichkeit denkt, garantieren Patientenverfügungen keine bessere Behandlung im Endstadium. Bei Patienten gibt es kaum unterschiedliche Auffassungen in Bezug auf ärztliche Behandlung und Symptome wie Schmerz, Angst und Atemnot. Ich habe erlebt, wie Patienten und Familien mit detaillierten Patientenverfügungen in der Hand ins Krankenhaus kamen, doch wenn sie dann wirklich mit der Vorenthaltung von Behandlung konfrontiert wurden, fiel ihnen die Entscheidung nicht mehr so leicht. Dieselben Überlegungen, die auch zur Erstellung der Patientenverfügung führten – vor allem die Verhütung von Schmerzen –, kommen wieder ins Spiel. Jetzt aber kommt auch die vorweggenommene Trauer um den künftigen Verlust zum Tragen sowie der nagende Zweifel, dem Tod vielleicht zu schnell vorzugreifen. Die Wahl, die beim Ausfüllen der Patientenverfügung noch so klar schien, ist plötzlich auf moralischer und emotionaler Ebene so kompliziert geworden. Die Entscheidung zur Fortführung der Behandlung wird von der Hoffnung getragen, dass vielleicht doch noch ein bisschen Zeit bleibt. Mehr als einmal habe ich von Familienmitgliedern gehört, nicht dafür verantwortlich sein zu wollen, dass „der Stecker gezogen wird“. Die Patientenverfügungen bieten den Ärzten und dem Pflegepersonal einen Rahmen für ihre Behandlung, doch selbst die detailliertesten Pläne bereiten den Patienten und seine Familie nicht vollständig auf die komplexe Realität des Sterbens vor.

Es können auch erheblich unterschiedliche Auffassungen zwischen dem bestehen, was Patienten als angemessen betrachten, und dem, was ihren Familien und Bezugspersonen richtig erscheint. Mit oder ohne Patientenverfügung setzen sich Familienmitglieder mit emotionalen Fragen und mit den verschiedenen Auffassungen auseinander, was ein sinnvolles Leben ist. In einer Studie waren 46 Prozent der jeweiligen Paare von Patienten und Bezugspersonen unterschiedlicher Meinung über Reanimationsmaßnahmen und 50 Prozent waren unterschiedlicher Auffassung über den Einsatz künstlicher Beatmung.

Ärzte können oftmals auch nicht über die Wünsche eines Patienten am Ende seines Lebens urteilen. Ärzte haben beispielsweise sehr unterschiedliche Vorstellungen über den Verzicht auf Wiederbelebungsmaßnahmen. Wenn ein Patient keine Reanimationsmaßnahmen bei einem Herzstillstand wünscht, könnten Ärzte und Schwestern dies als einen generellen Wunsch interpretieren, der sich auf alle therapeutischen Maßnahmen bezieht. Während meiner Ausbildung wurde die Nachricht, dass ein Patient seine „Meinung geändert“ hat, oft mit großer Erleichterung aufgenommen.

Letztendlich mag die Schwierigkeit „loszulassen“ nur wenig mit unseren inneren Kämpfen zu tun haben, sondern weit mehr mit einer verzerrten Vorstellung vom Sterben. Wir können nie verlässlich vorhersagen, wann jemand stirbt. Selbst bei den besten medizinischen Vorhersagen – Einschätzung des Arztes und Berücksichtigung von Statistiken – klafft eine riesige Lücke zwischen dem subjektiv empfundenen Sterbeprozess und dem objektiv bevorstehenden Tod. Das von den Lebzeiten von Luke Fildes bis heute zusammengetragene Wissen hat die eigentliche Geschwindigkeit des Todes verlangsamt, so dass wir uns nicht mehr so sicher sind, wann wir vor jener letzten Hürde stehen. Krankheiten, die früher eindeutige Vorboten des Todes waren, sind heute temporäre Unpässlichkeiten oder sogar ziemlich unbedeutende Unannehmlichkeiten. Was letztendlich die scheinbar ziemlich klare Argumentation – die Behandlung einzustellen, wenn es keine Hoffnung mehr gibt – untergräbt, ist die Tatsache, dass der Tod nicht der abgeschlossene Zeitpunkt ist, für den wir ihn halten. Er ist ein Prozess.

Zu unseren falschen Vorstellungen über das Sterben gehört der Glaube, dass der *Tod* ein sicheres, diskretes Ereignis ist, das sich vollkommen vom *Leben* unterscheidet – dies behindert uns gerade dann, wenn wir über lebensverlängernde Maßnahmen entscheiden. Dr. Joanne Lynn und Dr. Joan Harrold schreiben in ihrem Buch *Handbook for Mortals*: „Vielleicht ähnelt die Klassifikation des ‚Sterbens‘ eher der Größe als dem Geschlecht. Einige Menschen sind eindeutig ‚groß‘ oder ‚klein‘, doch viele andere befinden sich ‚dazwischen‘. Ebenso gibt es einige Menschen, die eindeutig ‚im Sterben‘ liegen oder ‚völlig gesund‘ sind, aber viele befinden sich ‚dazwischen‘. Tatsächlich werden viele von uns sterben, ohne eine Zeitspanne mitzuerleben, in der wir als ‚im Sterben liegend‘ oder ‚todkrank‘ klassifiziert werden. Die neue Realität heißt, dass die meisten von uns an den Komplikationen einer schweren chronischen Krankheit sterben, ‚mit‘ der wir jahrelang ‚leben' werden. Es wird nur gelegentlich einen Übergang von ‚leben mit' und ‚sterben an' geben."

Vielleicht hat uns all der wissenschaftliche Fortschritt mehr gegeben als eine Palette an Behandlungsmöglichkeiten und eine höhere Lebenserwartung. Er hat uns einen Grund gegeben, das Leben wieder zu schätzen. Indem wir die Realität des Todes anstelle falscher Vorstellungen akzeptieren, verschaffen wir uns paradoxerweise den Luxus der Zeit. Der Prozess des Sterbens kann als Fülle von Möglichkeiten statt als Mangel an letzten Gelegenheiten aufgefasst werden. Das birgt die Chance für zwischenmenschliche Versöhnung und Ausdruck von Emotionen anstelle der hastigen symbolischen Gesten einer aggressiven Behandlung.

Diese Möglichkeit ist letztendlich das Geschenk der medizinischen Revolution des letzten Jahrhunderts und nicht unbedingt die Hoffnung auf Heilung.

Etwa drei Monate vor seinem Tod sah ich Sam zum letzten Mal im Wachzustand. Er hatte mir zu Ehren Geld für die Erforschung von Leberkrebs gespendet. Ich besuchte ihn einige Tage, nachdem ich diese Spende erhalten hatte, bei sich zu Hause. Er machte Übungen mit seiner Physiotherapeutin und lag, alle viere von sich gestreckt, auf dem Behandlungstisch, während sie ihm die Übungen erklärte. Sam grüßte mich wie immer mit einem leichten Kopfnicken.

„Wie geht's?", fragte ich ihn und ergriff einen Moment lang seine Hand. Er war vollständig weiß gekleidet, von der Spitze seiner gefütterten Sportsocken bis zu seinem weiten Chinesenkragen.

Sam rollte mit den Augen. „Den Umständen entsprechend ganz gut", antwortete er. Er schwang seine Beine über die Tischkante und setzte sich auf. Er dämpfte seine Stimme und sprach flüsternd zu mir gelehnt: „Ich habe nicht mehr lange, oder? Der Tumor in meinem Gehirn wird immer weiter wachsen, oder?"

Ich nickte. Sam und Joanne hatten beschlossen, alle Behandlungen abzubrechen, und wir hatten mindestens zweimal am Telefon über seine Prognose gesprochen.

Sam ließ meine Hand los und rutschte vom Tisch. Dann stand er neben mir. Er schaute mich über den Rand seiner runden Brillengläser an.

„Sie haben ihn also bekommen?", fragte er. Ich brauchte eine gewisse Zeit, bis ich verstand, dass er von seinem Scheck sprach.

„Ja", antwortete ich. Ich hatte mein Dankesschreiben erst am selben Morgen verfasst. Ich hoffte, es würde Sam übermittelt werden, bevor er dem Tumor erlegen war.

„Vielen Dank! Das war wirklich sehr großzügig."

Sam strich mir über die Hand und flüsterte: „Ich danke *Ihnen*." Dann ging er in seinen Sportsocken und weißen Kleidern langsam weg. „Ich werde mich jetzt ein wenig ausruhen", sagte er mit ersterbender Stimme.

Sam blieb noch eine weitere Woche wach. Joanne und er verbrachten jede Minute zusammen. Sie aßen aus gemeinsamer sentimentaler Erinnerung Hot Dogs bei Nathan's und verbrachten Nachmittage mit Freunden und Familie. Sam ging mit Joanne in das edelste Frackgeschäft von Beverly Hills und probierte für seine Frau ein Dutzend Fracks an. „Ich habe keine Ahnung, warum wir das gemacht haben", meinte Joanne später. „Es war eine Verrücktheit. Wir waren zu keinem offiziellen Anlass eingeladen und in meinem Innersten wusste ich, dass er ihn nie tragen würde. Aber ich sagte nichts, kam mit und sah zu, wie er jeden einzelnen Frack anprobierte und den teuersten kaufte." Sie seufzte traurig. „Es war, als wollte er sich versichern, dass er am Leben war. Vielleicht wollte er wenigstens ein paar Augenblicke glauben, dass er nicht sterben müsste."

Als ich Sam zum letzten Mal sah, lag er fast schon im Koma, atmete schwer und konnte kaum sprechen. Christie, die für Sams Transplantation zuständig war, hatte sich um eine

Pflegekraft gekümmert, die an seinem Bett saß, als ich kam. Sam erkannte meine Stimme, hielt meine Hand und dankte mir noch einmal für das, was ich getan hatte.

Sam starb zu Hause im Schlaf mit Joanne und seinen Kindern an seiner Seite. Ein paar Tage später fand eine kleine private Beerdigung statt, auf die ein großer Gottesdienst und eine Trauerfeier im Haus der Familie folgten.

Eine Woche nach der Trauerfeier besuchte ich Joanne. Sie sah etwas erholter, aber immer noch traurig aus. „Ich werde Sams Gegenstände durchforsten", sagte sie und zeigte mir ihren Kleiderschrank und das Schlafzimmer. Sie zeigte auf seine Seite des Schranks. „Mein Gott, hier sind so viele Dinge. Er war ein echter Sammler." Sie öffnete eine Schachtel voller Uhren. „Wussten Sie, dass Sam ein Uhrenfan war?", fragte sie mich, nahm ein paar in die Hand und strich über den Rest der Sammlung. Ich schaute Joannes Unterarm an. Eine riesige Männeruhr baumelte an ihrem schmalen Handgelenk. „Ich weiß nicht, was ich mit all diesen Uhren machen soll", sagte sie mit gesenktem Blick. „Ich meine, ich kann sie ja nicht alle gleichzeitig tragen." Sie öffnete den Schrank, wo der Frack hing, immer noch in der Schutzhülle aus dem Geschäft. „Was mache ich jetzt damit?", fragte sie mich. „Meinen Sie, ich kann ihn zurückgeben?"

Als ich aufbrechen wollte, zeigte mir Joanne ein Schwarzweiß-Foto, das kurz nach ihrer Hochzeit aufgenommen worden war. Das Foto war faszinierend, als käme es aus der Zeitschrift „Life". Beide verlassen ein Restaurant, Joanne trägt ein gemustertes Kleid, ein weiter Rock schwingt von ihren Hüften nach unten, Sam trägt einen dunklen Zweireiher. Es verschlägt mir den Atem. Es hängen so viele Jasminblüten vom Vordach, dass man den Eindruck hat, jemand hätte das Paar mit weißen Blüten eingerahmt. Sam und Joanne zeigen ein breites Lachen und treten gemeinsam nach vorne, Hand in Hand.

Kapitel 8

Es tut mir leid, aber ich habe leider keine guten Nachrichten für Sie

Ich habe keine kräftige Stimme, sondern viel eher eine dünne, mittelstarke, die, wenn ich sie auch nur ein bisschen überstrapaziere, heiser wird und sogar völlig wegbleibt, sobald Erkältungsviren in der Luft liegen. Wenn ich zu anderen Menschen spreche, versuche ich, den Mangel an Dezibel auszugleichen, selbst in ganz kleinen Räumen. Ich setze mich dann direkt vor mein Publikum und stelle eingangs fast immer die Frage, ob sie mich auch verstehen können. Ich verweile bei Konsonanten, spitze meine Lippen um Vokale und rücke dann noch näher heran.

Es gibt bestimmte Gespräche, bei denen mir trotz aller Bemühungen die Stimme versagt. Plötzlich stolpere ich über Wörter und schnappe nach Luft, während meine Luftröhre sich immer mehr verengt. Meine Stimme dringt in gehauchten Stößen nach außen, und ich bete inständig, dass niemand meine Not bemerkt.

Schließlich kommen die Wörter hervor, so sanft, dass sich jeder vorbeugt, wenn ich zu sprechen beginne. „Haben Sie", so höre ich mich sagen, „schon darüber nachgedacht, wie Sie Ihre letzte Lebensphase gestalten möchten?"

Das einzige Mal, dass ich darin unterrichtet wurde, wie man mit Patienten sprechen sollte, war im zweiten Jahr an der Universität. Jeden Donnerstag hielten diverse Spezialisten im Rahmen eines Einführungskurses Vorträge zum Thema Patientengespräche. Obwohl wir die entsprechenden Fähigkeiten in der Praxis bereits einmal in der Woche an echten Patienten erprobten, verbrachten wir dennoch sechs Stunden am Tag im selben Vorlesungssaal und machten uns Notizen zu bestimmten Krankheiten und Medikamenten, Körperteilen und biologischen Stoffwechselprozessen. Wir hungerten nach *echter* ärztlicher Praxis, deshalb erschienen uns die Spezialisten, die ihre Perlen der Weisheit vor uns ausbreiteten, wie erleuchtete, doch zugleich exzentrische Gesandte der klinischen Welt. Ein theatralischer, bärtiger Kardiologe rollte mit seinen Augen und versprühte Speichel auf dem Mikro des Hörsaals bei dem Versuch, das Klopfen und Zischen eines Herzens nachzumachen. Ein fleischiger Pulmonologe, der kräftig ausatmete und dessen Backen blau anliefen, pfiff und schnaufte für uns; und eine Dermatologin, deren eigene Haut ihre große Gestalt zu umspannen schien, führte uns mit Wörtern in eine neue Sprache ein, an die sich unsere Zunge erst gewöhnen musste: *erythematodes, macularis, papula.*

Eine der letzten Vorlesungen in diesem ersten Semester wurde unter der Überschrift „Das Patientengespräch" angekündigt. Im Vergleich zu den Fächern, die uns den Zugang zu den geheimen Zeichen und der Sprache der Krankheiten eröffneten, schien mir dieses Thema beinahe überflüssig. Ich glaubte, mit Patienten zu sprechen sei eine natürliche Fähigkeit; dazu bedurfte es keiner einstündigen Vorlesung. Kurz vor den Abschlussexamina war ich allerdings froh, keinen weiteren Stoff mehr lernen zu müssen und mich stattdessen eine Stunde am Tag mit einem „weichen" Thema beschäftigen zu können.

Die Dozentin war Onkologin in einer Klinik und bekannt für ihre einfühlsame Arbeit mit todkranken Patienten. Sie war sehr klein, kaum 1,50 Meter groß, mit funkelnden Augen und einem Mund mit schönen, geraden weißen Zähnen. Ihr braunes Haar war ungewöhnlich kurz geschnitten, so dass nur ein paar Strähnen um ihre Ohren und ihren Hals lagen. Eine meiner Kommilitoninnen beugte sich zu mir herüber, gerade als die Vorlesung beginnen sollte. „Weißt du, dass sie selbst Brustkrebs hat?“ Ich schaute auf. Die Dozentin schien genauso gesund wie wir zu sein, und ihr Lächeln und ihre Körpergröße ließen sie ein gutes Stück jünger aussehen als die Dozenten, die kurz zuvor gesprochen hatten. „Chemo“, flüsterte mir die Kommilitonin noch zu, und plötzlich verstand ich, warum sie nur so wenige Haare hatte.

Die Dozentin schaltete das Licht im Hörsaal aus. „Ich möchte mit einem Film beginnen.“ Ihre Stimme war klar und überraschend kräftig. „Sie werden zwei unterschiedliche Beispiele eines Patientengesprächs sehen“, fuhr sie fort. „Sie sind zwar ein bisschen übertrieben, aber ich denke, Sie werden verstehen, worum es mir dabei geht.“

In der ersten Hälfte des Filmes wurde ein kahlköpfiger Arzt gezeigt. Er saß steif in seinem Sessel und befragte seine Patienten so schroff, dass wir uns Mühe geben mussten, nicht laut loszuprusten. Der zweite Teil des Films zeigte einen entspannten und besser aussehenden Arzt, der lächelte, den Stift zur Seite legte und den Patienten anschaute, wenn er ihn etwas fragte.

Als der Film zu Ende war, schaltete die Dozentin die Lichter im Hörsaal wieder ein. „Können Sie mir sagen, welcher Arzt das bessere Patientengespräch geführt hat?“, fragte sie. Wir lachten, und die Dozentin zeigte uns ein strahlendes Lächeln. „Haben Sie gemerkt, dass der zweite Arzt offene Fragen gestellt hat?“, fragte sie. „Es ist wirklich wichtig, dass Sie Ihren Patienten die Möglichkeit geben, sich mitzuteilen, und dass Ihre Patienten das Gefühl haben, dass Sie ihnen aufmerksam zuhören.“ Sie ging an die Tafel und bat uns, ihr wichtige Interview-Techniken zu nennen. Sie schrieb einige Antworten auf:

1. Stellen Sie offene Fragen.
2. Hören Sie aufmerksam zu.
3. Schauen Sie den Patienten an.

Dann fügte sie selbst noch einige weitere hinzu:

1. Belehren Sie den Patienten nicht.
2. Fragen Sie ihn, warum er zu Ihnen in die Sprechstunde gekommen ist.
3. Finden Sie heraus, wie der Patient selbst seine Erkrankung sieht und einschätzt.

Während sie noch an der Tafel schrieb, blickte ich mich im Hörsaal um. Es gab zwar gelegentliches Gelächter, doch eigentlich sahen alle gelangweilt aus; ein Student in der letzten Reihe war sogar eingeschlafen. Sein Kopf war zurückgekippt, der Mund stand offen.

Die Dozentin legte die Kreide weg. „Was können Sie also heute mit nach Hause nehmen?“, fragte sie uns. Sie trat auf dem Podium ganz nach vorne, wo die Lichter am hellsten schienen und beugte sich so sehr vor, dass wir den Eindruck hatten, sie würde gleich ins Auditorium fallen. Die Beleuchtung schuf Lichtreflexe in ihrem Haar, und plötzlich sah man ihre grauen Strähnen. „Wenn Sie etwas von heute mitnehmen, so wünsche ich mir, dass es Folgendes ist.“ Ihr Lächeln verschwand aus ihrem Gesicht, und ihre dunklen Augen sahen plötzlich aus, als ob sie sich mit Wasser vermischt hätten.

„Sie werden ein besserer Arzt sein“, sagte sie, „wenn Sie sich in die Situation Ihres Patienten einfühlen können.“

Alles verstummte. Nicht etwa, weil diese Frau, die sowohl Ärztin als auch Patientin war, uns so gerührt hätte, sondern weil wir alle glaubten, dass das, was sie gerade gesagt hatte, absolut selbstverständlich sei. Die meisten von uns hatten ein Selbstbild, das sich sehr deutlich von *ihrer* Generation von Ärzten, der alten Garde, unterschied, jenen weisen, aber hoffnungslos altmodischen Doktoren, die merkwürdige Geräusche vor dem Mikro machten, um ein bestimmtes Organ nachzuahmen, blutige Filme ihrer letzten OP zeigten oder scheinbar endlose Monologe über die spezifischen Stoffwechselprozesse einer Krankheit hielten, die ihren Ruf als Mediziner begründeten.

Ich war fest davon überzeugt, dass meine Kommilitonen und ich zu etwas anderem bestimmt waren. Natürlich mussten wir praktische Fertigkeiten erwerben, aber das verringerte unser Vertrauen in die Zukunft keineswegs. Anders als die Ärzte aus der Generation unserer Eltern waren wir dazu ausgebildet worden, die alten patriarchalischen Muster zu durchbrechen: Was *uns* von *ihnen* unterschied, war die Bereitschaft zuzuhören. Schon während unserer wöchentlichen Gespräche mit Übungs-Patienten waren wir in der Lage, ganze Romane mit jedem Detail aus dem Patientenleben zu verfassen, inklusive bestimmter Fakten, die sie noch nicht einmal ihrem Hausarzt mitgeteilt hatten. Irgendwie, so naiv das auch klingen mag, waren wir überzeugt, dass unsere Lehrer das niemals hingekriegt hätten.

Nach dieser Vorlesung sprach niemand von uns jemals mehr über das „Patientengespräch". Einige von uns sahen die Dozentin später im Krankenhaus und erinnerten sich an den Film, den sie gezeigt hatte. Andere begegneten ihr und fragten sich, wie es ihr mit ihrer Krebserkrankung wohl gehen mochte. Es vergingen zwölf Jahre mit Praktischem Jahr, Assistenzzeit und zwei Facharztausbildungen, ehe sie mir wieder in den Sinn kam.

Als ich mich schließlich an sie zurückerinnerte, sah ich sie noch einmal oben auf dem Podium stehen. Trotz meiner früheren Hybris hatte sich die Fähigkeit, mit Patienten zu sprechen, nicht mühelos eingestellt. Das Abhören von Lunge oder Herz und die Diagnose eines Hautausschlags wurden mit der Zeit vollkommen selbstverständlich, das Patientengespräch wurde durch Übung jedoch nicht einfacher. Es wurde mit der Zeit sogar immer schwieriger und schwerer fassbar. Und erst gegen Ende meiner Ausbildung, als ich mich in beinahe unerträglichen Situationen befand, erinnerte ich mich schließlich an jene Dozentin und ihren Rat: Um ein guter Arzt zu sein, muss man sich in die Lage des Patienten versetzen.

Meine jüngere Schwester Lena arbeitet in einer Klinik. Als Ärztin für Innere Medizin besteht ihre klinische Arbeit darin, die Pflege und Behandlung von stationären Patienten zu beaufsichtigen und Behandlungen oder andere Maßnahmen anzuordnen. Vor Kurzem bat Lena eine Spezialistin in ihrem Krankenhaus, sich einen Patienten anzuschauen. Es gibt eine unausgesprochene Etikette unter Ärzten: Wir versuchen, höflich und kollegial zu sein, besonders wenn wir fachärztlichem Rat einholen, wie in diesem Fall. Denn das Erscheinungsbild eines Spezialisten wird nicht nur davon geprägt, wie man seine Patienten, sondern auch, wie man die Kollegen behandelt.

Lena rief die Spezialistin an und schilderte kurz das Problem. Sie erwartete das übliche „Danke für Ihre Anfrage! Ich werde den Patienten sobald wie möglich untersuchen!", doch die Ärztin reagierte völlig überraschend. Sie beschimpfte meine Schwester und kanzelte sie ab, als wäre sie eine Studentin oder Ärztin im Praktischen Jahr. Als Lena die Ärztin mit dieser mangelnden Professionalität konfrontierte, machte sie einen Rückzieher und sagte: „Hören Sie, heute ist nicht mein Tag. Ich bin immer noch im Krankenhaus und muss einigen Patienten wirklich schlechte Nachrichten überbringen, deshalb bin ich total gestresst und werde Ihren Patienten wahrscheinlich nicht untersuchen können."

Ich muss zugeben, dass ich einen gewissen Respekt für diese Ärztin habe. Trotz ihrer anfänglichen Reaktion war sie, anders als viele andere, außergewöhnlich reflektiert. Die Zeit rannte ihr davon, sie kam mit ihrer Arbeit nicht hinterher, ihr Tag war einfach furchtbar. Und die Aussicht auf schwierige Patientengespräche machte ihn nur noch schlimmer: Sie hatte schlechte Nachrichten und würde dafür verantwortlich sein, dass das Leben eines anderen Menschen abrupt zerbrach.

Selbst jetzt, wo ich dies niederschreibe, empfinde ich Mitleid mit ihr.

Fast jeder Arzt ist schon einmal an diesem Punkt angelangt, und das ist eine wirklich furchtbare Situation. Das Bindeglied unseres Berufsstandes ist Krankheit, und so drehen sich viele unserer Gespräche um schlechte Nachrichten. Am Anfang mag eine Diagnose stehen, aber manche Krankheiten nehmen einen schlechten oder katastrophalen Verlauf bis zum Tod des Patienten. Wir Ärzte müssen unsere Patienten bei jedem Schritt auf diesem Weg begleiten. Schlechte Nachrichten gibt es deshalb nicht nur einmal, sondern immer und immer wieder.

Als junge Ärztin habe ich die leitenden Ärzte dabei beobachtet, wie sie unangenehme Botschaften vermitteln. Damals glaubte ich noch, Übung mache den Meister. Mit der Zeit lernte ich, furchtbare Nachrichten auf mitfühlende Weise mitzuteilen, den Menschen die Ergebnisse sanft beizubringen und das Gespräch mit einer angemessen Bemerkung zu beenden, die meine Patienten moralisch aufrichten sollte. Aber diese Gespräche wurden nie einfacher – weder für mich noch für sonst jemanden. Onkologen arbeiten zum Beispiel mit Krebspatienten, von denen ein relativ hoher Prozentsatz nie ganz geheilt wird. Man könnte also annehmen, dass Onkologen ziemlich gut mit ihren Patienten über schwierige Themen sprechen könnten. Einer jüngeren Studie zufolge schafft es jedoch ein Viertel aller Ärzte nicht, ihren Patienten mitzuteilen, dass sie unheilbar an Krebs erkrankt sind.

Genauso wie der unglücklichen Ärztin, die meine Schwester anrief, ist vermutlich vielen anderen Ärzten ebenfalls peinlich bewusst, dass sie auf diesem Gebiet versagen. In einer anderen Studie, die ebenfalls mit Onkologen durchgeführt wurde, bewertete fast die Hälfte der Ärzte ihre Kompetenz, einem Patienten schlechte Nachrichten zu überbringen, als „schlecht“ bis „mittelmäßig“. Um dieses Versagen zu kompensieren, leugnen manche Ärzte den tatsächlichen Gesundheitszustand ihrer Patienten und verordnen weitere Therapien bis zum Ende und sogar noch während den allerletzten Stadien einer Krankheit.

Mehrere Faktoren machen diese Situation noch komplizierter. Das Gesundheitswesen ist hoch spezialisiert. Als Folge wird ein Patient möglicherweise von mehreren Spezialisten gleichzeitig behandelt. Bei einem halben Dutzend Ärzte, die für genauso viele Körperregionen zuständig sind, kann letztlich niemand wissen, welcher Arzt dafür verantwortlich ist, übergreifende Fragen nach den Heilungschancen und möglicherweise nach dem Sterben anzuschneiden. Mit dem Vater meiner alten Zimmernachbarin hat weder der Onkologe noch der Allgemeinarzt über den Tod gesprochen, sondern erst der hinzugezogene Lungenspezialist. Wenn die Verantwortlichkeiten so schlecht definiert sind, können Ärzte – beinahe, ohne es selbst zu merken – diese schwierigen Gespräche vollständig umgehen.

Bis vor Kurzem wurden solche Situationen selten intern kontrolliert. Weil die meisten Ärzte Gesprächen über das Sterben sowieso aus dem Weg gingen, setzte man dieser Neigung nur wenig entgegen. Je mehr professionelle Organisationen und staatliche Behörden Sterbebegleitung zu einer notwendigen Qualifikation erklären und je stärker sich Lehrmediziner dafür einsetzen, dass zum Beispiel die Morbiditäts- und Mortalitäts-Konferenzen effektiver genutzt werden, umso eher könnte sich diese Situation ändern. Schwierige Patientengespräche zu führen, hinge dann nicht mehr hauptsächlich vom persönlichen Verantwortungsgefühl eines Arztes ab, sondern wäre Teil eines genau definierten und öffentlich verankerten professionellen Verhaltenskodex.

Ein weiterer erschwerender Faktor ist die Tatsache, dass Patienten sehr unterschiedlich auf schlechte Nachrichten reagieren. Manche möchten die Informationen auf nüchterne, wissenschaftliche Art mitgeteilt bekommen; andere ziehen eine sanftere Betreuung und menschliche Anteilnahme vor. Für manche Patienten sind diese Themen mit kulturellen Stigmata verbunden. Andere wiederum versuchen, gefasst aufzutreten, verbergen ihre Gefühle und Ängste, selbst wenn es ihnen zusehends schlechter geht. Ich habe schon schlechte Nachrichten überbracht, auf die der Patient und alle Familienangehörigen plötzlich mit lautem Schluchzen und Weinen reagierten, in anderen Fällen war es plötzlich so leise, dass ich das laufende Band im Kassettenrekorder hören konnte, während ich Fragen nach den jüngsten Heilungsstatistiken beantwortete.

Ein Jahr nach meiner Assistenzzeit teilte ich einer Familie, deren sechszehnjähriger Sohn in betrunkenem Zustand in einen Pool gefallen war, mit, dass der Junge vermutlich hirntot sei. In jenem kleinen Familiensprechzimmer mitten in der Nacht hörte die Mutter nur den Begriff „hirntot". Eine Woche später, als ihr Sohn sich teilweise erholt hatte – seine kognitiven Funktionen waren noch immer schwer beeinträchtigt, doch nicht mehr so sehr, dass er weiterhin künstlich beatmet werden musste – lauerte sie mir jedes Mal auf, wenn sie mich im Gang sah, und rief mir nach, ich sei der „Scharlatan", der ihren Sohn für hirntot erklärt habe. Rückblickend sehe ich ein, dass ich einen Fehler gemacht habe, weil ich die Familie falsch eingeschätzt habe und nicht verstehen konnte, dass für die Mutter bei dem Wort „hirntot" eine Welt zusammenbrechen würde. Doch alle Gespräche über minimale Verbesserungen seines Zustandes sollten sich bald als hinfällig erweisen und die Hoffnung seiner Mutter als leer: Ihr Sohn konnte das Krankenhaus nicht mehr verlassen; er starb drei Wochen später nach einem Herzstillstand.

Richtig auf einen Patienten einzugehen, ist im besten Falle eine unglaubliche Herausforderung und im schlimmsten Falle sehr zeitaufwendig. Und Zeit ist im Krankenhaus die kostbarste Ressource überhaupt. Als Assistenzärztin und während meiner Facharztausbildung hatte ich 14-Stunden-Tage und arbeitete jede zweite oder dritte Nacht durch. Ich hatte keine Zeit, mich in die Lage von jemand anderem zu versetzen; ich konnte schließlich meine eigene Situation kaum begreifen.

Ich verließ morgens um fünf Uhr das Haus, um mich auf die Visite um sechs Uhr vorzubereiten, und organisierte dann alles Notwendige für meine Patienten – ich plante Untersuchungen, fasste die Ergebnisse zusammen, schrieb Anordnungen, kontaktierte Fachärzte, säuberte Wunden, wechselte Verbände, kam zu den Konsultationen hinzu, besuchte Patienten in der Klinik und besprach mit den Oberärzten in der Chirurgie Behandlungspläne –, bis ich eine kurze Erholungsphase hatte, in der ich einen Patienten operierte. Nach diesen Operation stürmte ich aus dem OP, um die verlorene Zeit aufzuholen und knüpfte dort wieder an, wo ich vor der OP aufgehört hatte, oder, was häufiger der Fall war, rannte aus dem OP, um die klinischen Feuerbrände zu löschen, die in den Stunden, die ich fort gewesen war, entstanden waren.

Der Zustand der Patienten, die ich zu versorgen hatte – zwanzig bis dreißig als Ärztin und bis zu siebzig als Fachärztin –, war in den seltensten Fällen stabil; Chirurgie als Spezialfach bedeutet akute Eingriffe. Angesichts der nicht versiegen wollenden Flut an klinischen und operativen Aufgaben und dem nicht enden wollenden Strom an neuen Patienten aus der Notfallaufnahme und anderen Abteilungen des Krankenhauses musste ich erfahren, dass Erschöpfung einen ganz eigenen Geruch hat. Die weißen Kittel jener Ärzte, die die ganze Nacht durchgearbeitet hatten, strömten einen bitteren, schalen Geruch aus – den Geruch von schmutzigem Polyester, schweißgetränkter Baumwolle und menschlichen Körpern, die zu lange kein Sonnenlicht mehr gesehen und keinen normalen 24-Stunden-Rhythmus mehr erlebt haben. Ich konnte meine erschöpften Kollegen mit geschlossenen Augen erkennen.

Ich glaubte, dass all diese Arbeitsstunden mich zu einer erfahrenen Chirurgin machen würden, aber im Klinikalltag kam mir dieses noble Ziel nur selten in den Sinn. Stattdessen war Angst das beherrschende Gefühl. Meine fraglose Akzeptanz der Ausbildung und der Arbeitszeiten beruhte auf einer einzigen Sorge: dass ich sonst einen Fehler machen würde, der jemanden *töten* konnte. Der Gedanke überschattete mein ganzes Denken und Tun. Wie eine nicht trennbare Nabelschnur verband sie meinen Kopf mit dem Krankenhaus. In Nächten, die ich nicht im Krankenhaus war, schreckte ich plötzlich aus dem Schlaf auf und ging meine gesamten Unterlagen durch, um sicher zu sein, dass ich auch alles richtig gemacht hatte. Es ging sogar so weit, dass ich an meinen freien Tagen im Krankenhaus anrief, um mich zu vergewissern, dass alles in Ordnung war.

Es veränderte auch die Art und Weise, wie ich mit Patienten sprach.

Wann immer ich in einem Patientenzimmer gefangen war, lastete der Druck der Aufgaben, die noch erledigt werden mussten, auf mir. Ich wollte einfach möglichst schnell weitermachen; nur wenn ich stehen blieb, spürte ich die Last der EKSA-Tagesliste in meiner weißen Kitteltasche. Mitten in einem Satz strebte ich Richtung Tür, getrieben davon, weiter zu arbeiten und nicht dauerhaft in einem Raum hängenzubleiben. Aber so wurden die Gespräche natürlich nicht besser, stattdessen wurde ich Expertin darin, Gespräche möglichst knapp zu halten.

Einige Wochen, nachdem ich meine Assistenzzeit begonnen hatte, nahm ich Zuflucht zu einem der ältesten Tricks der Ärzteschaft, einem Manöver, das, wenn alles andere nicht half, meine Last an Verantwortlichkeiten reduzierte. Ich lernte, schwierige, zeitintensive Probleme an jemand anderen zu delegieren. Patienten mit chronischen Problemen konnten zu einem Internisten gehen; jene mit ein paar weiterhin bestehenden medizinischen Beschwerden wurden in eine Reha-Klinik überwiesen. So vermied ich es, mit meinem Scheitern konfrontiert zu werden – mit Patienten, die aufgrund fortbestehender Symptome noch nicht entlassen werden konnten oder, was noch schlimmer war, bei denen nach einer OP schwerwiegende Komplikationen aufgetreten waren. Viele dieser Überweisungen waren aus medizinischer Sicht sinnvoll, aber für mich bedeuteten sie zugleich eine willkommene Entbindung aus der Verantwortung.

Wenn es keinen medizinischen Grund gab, Patienten an jemand anderen zu überweisen – etwa Patienten, denen ein schwieriger Befund übermittelt werden musste –, fand ich noch kreativere Möglichkeiten des Delegierens. Ich ging dem ganzen Thema von vornherein aus dem Weg und redete mir selbst ein, dass ein anderes, erfahreneres Teammitglied die Verantwortung schon übernehmen werde. Mir war klar, dass jemand sie irgendwann über die Diagnose oder die voraussichtlich schlechten Heilungschancen in Kenntnis setzen musste – das hätte ich mir als Patientin zumindest so gewünscht. Ich wusste aber auch, dass sich vermutlich jemand anderes der Sache annehmen würde, wenn ich es nur lang genug hinausschob.

Delegieren schien die ideale Taktik. Sie schien geradezu genial und lief vollkommen unbewusst ab. Ich musste weder lügen noch die Wahrheit verdrehen. Ich musste weder zusehen, wie das Lächeln auf dem Gesicht meiner Patienten plötzlich erstarb, noch war ich die Nadel, die die hoffnungsvollen Traumblasen meiner Patienten zerplatzen ließ. Ich legte mir alles in Gedanken so zurecht, dass ich das Problem beiseite schieben konnte.

Doch die Tatsache, dass ich nicht die Stärke besaß, meinen Patienten die Wahrheit zu sagen, machte mich krank. Ich kümmerte mich weiterhin um sie – begrüßte sie morgens fröhlich und machte optimistische Pläne für die Untersuchungen, die an jenem Tag stattfinden sollten –, doch wenn ich den Raum verließ, hatte ich immer dasselbe mulmige Gefühl in der Magengegend, als ob ich etwas gegessen hatte, was schon lange verdorben war.

Als ich im letzten Jahr meiner Facharztausbildung zur Transplantationschirurgin war, gehörte Delegieren zu meinem festen ärztlichen Repertoire. Ich hatte mich selbst überzeugt, dass ich meinen Patienten die beste medizinische Versorgung angedeihen ließ, es nur jemand anderem überließ, einen Teil der Ergebnisse mitzuteilen. Ich war doch bloß die Chirurgin und nicht – zumindest dachte ich das – jemand, der sich in die Lage von sterbenskranken Patienten versetzen musste.

Lou war eine Pflegerin, die Ärztin hätte sein sollen. Sie war ungefähr 1,65 Meter groß, sogar noch ein bisschen größer, wenn man ihre dicken Holzclogs mitrechnete, die sie immer trug. Lou hatte üppiges, dunkles lockiges Haar, stechende braune Augen, die ihre Nickelbrille noch runder erscheinen ließen, und schmale, doch volle Augenbrauen. Sie war eine der Pflegerinnen, die alles rund um das Lebertransplantationsteam koordinierten. Deshalb war sie auch bei den morgendlichen und nachmittäglichen Visiten dabei und überprüfte den Zustand jedes stationären Patienten und plante deren Entlassung.

Ich brauchte etwas Zeit, um mich an Lou zu gewöhnen. Sie konnte unverblümt und nahezu unerbittlich beharrlich sein, aber ihre scharfe und funkelnde Intelligenz war entwaffnend. Für mich hatte sie damals etwas von einer Bulldogge, die über die Qualität der medizinischen Versorgung wachte. Wir hatten eine riesige Station mit beinahe 70 Patienten, und die Kunst auf dieser Station bestand darin, jeden Patienten in einem Turnus von maximal zweieinhalb Stunden aufzusuchen. Angeführt vom Oberarzt raste die kleine Gruppe von Ärzten und Schwestern durch die Abteilungen und schob dabei einen Wagen mit Berichten und Tabellen vor sich her; der flotte Gang wurde lediglich von einminütigen Visiten am Bett der Patienten unterbrochen.

Auf diesen schnellen Runden betrieb Lou Patientenfürsprache auf ganz direkte Weise. Wann immer ihr inneres Warnsystem eine nicht ganz überzeugende Erklärung für den Zustand eines Patienten wahrnahm, pflanzte Lou sich vor der betreffenden Schwester oder dem Arzt auf und ließ ihre wachen Augen auf dem Gegner ruhen. Ihre üblichen Bemerkungen – „Warum verordnen Sie diese Behandlung?“ oder „Wie erklären Sie sich die abweichenden Laborwerte, Herr Doktor?“ – schienen einfach, doch sie hatten es in sich. Bis die Ärzte und Schwestern merkten, dass sie etwas übersehen hatten, hatte Lou ihr Opfer meist schon in die Ecke getrieben. Diese Methode war höchst wirksam, und für alle, die Lou in Aktion sahen, war es sehr unterhaltsam.

Ich war deshalb etwas überrascht, als mich Lou nach der Morgenvisite zur Seite nahm. Wir arbeiteten schon seit ungefähr zwei Jahren zusammen, und unter der Anleitung von Lou und den anderen Schwestern hatte ich gelernt, meine klinischen Fähigkeiten angesichts des permanenten Zeitdrucks auf der Station zu verbessern. Lou stellte mich nur noch selten in Frage.

„Pauline, ich möchte mit dir über einen Patienten sprechen“, sagte sie, pflanzte sich, wie es ihre Art war, vor mir auf und sah mir unverwandt in die Augen. Ich sah, wie sich das fluoreszierende Licht des Ganges in ihren Brillengläsern spiegelte. Alte Selbstschutzmechanismen wurden sofort aktiv, sie errichteten einen Schutzwall in meiner Brust, und ich ging im Kopf in rasender Geschwindigkeit die letzten klinischen Fälle durch. Hatte ich eine Entscheidung getroffen, die nicht ganz solide gewesen war?

„Erinnerst du dich noch an Bobby?“, fragte sie.

Natürlich konnte ich mich noch an Bobby erinnern. Ich hatte Bobby vor eineinhalb Jahren kennengelernt, als er mit Gallengangkrebs in seiner Leber eingeliefert worden war. Der Krebs, ein Cholangiokarzinom, hatte sich aus einem komplizierten entzündlichen Zustand seines Darmes entwickelt, *colitis ulcerosa*, an der er seit seinem fünfzehnten Lebensjahr litt. Lou kannte Bobby schon seit vielen Jahren, weil sie zuvor in der Klinik gearbeitet hatte, in der seine Dickdarmerkrankung behandelt worden war. Ein Jahr zuvor, nachdem ich Bobby das erste Mal in unserer chirurgischen Klinik untersucht hatte, schickte mir Lou eine Nachricht auf meinen Pager, um über ihren früheren Patienten zu sprechen: „Bobby ist ein außergewöhnlicher Mensch", sagte sie. „Bitte kümmere dich gut um ihn."

Bobby war damals dreißig und litt schon sein gesamtes Erwachsenenleben an dem langwierigen und schwierigen Verlauf seiner Krankheit. Sobald sich seine *colitis ulcerosa* verschlimmerte, wurde er von schmerzhaften Unterleibskrämpfen und hartnäckigem Durchfall gequält. Wenn diese gravierenden Symptome eintraten, musste Bobby sich in der Schule oder später bei der Arbeit krankmelden und sich ins Krankenhaus einweisen lassen, wo er an den Tropf gehängt wurde, damit er wieder zu Kräften kam. Dort erhielt er auch riesige Dosen an Steroiden, die die Entzündung bekämpfen sollten. Obwohl er viel zu wenig Gewicht hatte, hatte Bobby wegen der Medikamente einen aufgeschwemmten Körper und ein rundes Gesicht. Oft verließ er das Krankenhaus mit dem Aussehen eines, wie er selbst sagte, „alten Backenhörnchens".

Als ich in den Untersuchungsraum eintrat, um ein Erstgespräch zu führen, stellte ich mich auf ein langes und möglicherweise anstrengendes Gespräch mit einem ängstlichen jungen Patienten und seiner Familie ein. Eine Woche zuvor hatte ich einen neunzehnjährigen jungen Mann untersucht, der ebenfalls an *colitis ulcerosa* litt und bei dem der gleiche Krebs diagnostiziert worden war. Die sanften, ängstlichen Bitten seiner Mutter waren mir noch ganz präsent.

Bobby saß auf dem Untersuchungstisch in der Mitte des Raumes. Die Jalousien waren nur halb heruntergelassen, so dass die helle Nachmittagssonne den Linoleumfußboden in weißes Licht tauchte und dann um Bobby herum aufstrahlte, so dass es aussah, als besitze er einen Heiligenschein. Er wirkte jugendlich, mit glatter Haut und einem herzförmigen, runden Gesicht. Seine Mutter und seine Verlobte Chris saßen neben ihm. Und weil die Sonne auf ihren Rücken schien und mir direkt ins Gesicht, sah ich sie nur unscharf, ihre Umrisse schienen beinahe weich gezeichnet; die natürlichen Körperkonturen waren aus meinem Blickwinkel betrachtet fast bis zur völligen Unkenntlichkeit verzerrt.

Angesichts dieses Bildes musste ich mich erst einmal innerlich beruhigen, ehe ich Bobby zu seiner Krankengeschichte und den lähmenden Krankheitsschüben befragte. Er war Steuerberater und hatte sein Abitur und dann das Studium mit Auszeichnung abgeschlossen. Er war sehr aktiv in seiner Kirchengemeinde und hatte Chris im Chor kennengelernt. Sie hatten gerade gemeinsam eine Chortournee abgeschlossen und bereiteten Chris' Tochter auf die Teilnahme an einem landesweiten Nachwuchsgesangswettbewerb vor. Bobby zog Fotos des jungen Mädchens hervor und prahlte damit vor mir, als ob wir alte Studienkollegen wären, die sich gegenseitig erzählten, was in den Jahren, in denen sie keinen Kontakt hatten, alles passiert war.

Bobbys Tumor war groß und saß mitten in seiner Leber. Die Operation stellte sich als kompliziert dar. Trotz der ungeheuren chirurgischen Begabung meines Mentors schwankten wir zwischen der Entscheidung, entweder zuviel Lebergewebe zu entfernen oder zu riskieren, dass Krebsgewebe zurückblieb. Bobby, dessen unprätentiöser Charme charakteristisch für ihn war, erholte sich trotzdem gut von der High-Tech-Plünderung seines Körpers und konnte nach zwei Nachuntersuchungen entlassen werden. Er war von da an in der Obhut eines Onkologen, der eine Chemotherapie verordnete; seinen entzündlichen Dickdarm ließ er weiterhin in einer Spezialklinik für Darmerkrankungen, Lous altem Arbeitsplatz, behandeln.

Ungefähr vier Monate nach Bobbys Operation schaute Chris bei uns herein, um uns ihren Ehering zu zeigen, während Bobby einen Termin beim Onkologen hatte. „Der Krebs ist verschwunden", sagte sie im Flüsterton, als ob diese gute Nachricht mit einem Fluch belegt würde, wenn sie lauter spräche. Doch einige Monate später kam Chris noch einmal vorbei und erzählte uns, dass die Onkologen die Chemotherapie umgestellt hätten. Der Tumor war zurückgekehrt, doch sie beide, Bobby und sie, waren optimistisch und glaubten, dass alles gut werden würde. Nach jenem Besuch sah ich Chris nie wieder.

Sechs Monate später trieb mich Lou in die Enge, während ich auf Visite war. Bobby war wegen Komplikationen im Endstadium seiner Krebserkrankung wieder ins Krankenhaus eingeliefert worden. Sein Cholangiokarzinom war wieder da und hatte bis zu den Lungen gestreut. Lou bat mich, auf die Station zu gehen, auf der Bobby lag, und mit ihm und seiner Frau über palliative Möglichkeiten zu sprechen.

Ich sagte zwar ja, suchte sie aber nicht auf. Die Ärzte, die Bobby betreuten, würden sich schon darum kümmern, dachte ich.

Zwei Wochen vergingen. Lou zog mich zur Seite und sagte mir, Bobby sei jetzt auf die Intensivstation verlegt worden und an ein Beatmungsgerät und ein Dutzend weiterer Apparate angeschlossen. Sie drängte mich, mit Bobbys Frau zu sprechen, aber ich fand andere dringende Arbeit, die ich unbedingt vorher erledigen musste.

An all das erinnerte ich mich, als Lou an jenem Morgen auf Bobby zu sprechen kam. Ich schaute auf Lou hinab und bemerkte, dass sie einen Schritt von mir zurücktrat. Als sie mich wieder anschaute, sah ich, dass ihre Augen feucht waren. Ich bemerkte eine Träne, die über ihr unteres Augenlid rollte und dann über die Wange lief.

„Bobby ist gestorben", sagte Lou. Sie biss sich auf die Lippen und wischte sich die Träne aus dem Gesicht. Lou legte mir ihre Hand auf den Arm. „Er lag im Sterben, Pauline. Der Krebs war in seinem ganzen Körper, und trotzdem haben sie ihn noch defibrilliert und Herzmassage gemacht, als sein Herz stillstand. Das ganze Programm." Lous Lippen wurden ganz schmal. Sie legte mir ihren Zeigefinger auf die Brust und unterstrich jedes Wort mit einer hämmernden Bewegung: „So ist Bobby gestorben."

Lou erwähnte Bobby nie wieder. Sie fragte mich nie, warum ich ihn nicht besucht hatte, bevor er starb. Ich war ihr dankbar, aber ich konnte nicht anders, als es mich selbst immer wieder zu fragen. Ich besorgte mir seine Krankenakte, um seine letzten Tage zu rekonstruieren, doch die meisten Unterlagen fehlten. Da er gerade erst verstorben war, lagen sie zusammengeschnürt in der Ablage des Krankenhauses. Ich durchsuchte den Krankenhaus-Computer nach Arztberichten, fand aber nur den Aufnahmebogen, in dem Bobbys metastasierender Krebs erwähnt wurde und der eine CT-Aufnahme enthielt, die erst vor Kurzem gemacht worden war. Ich ging auf die Intensivstation, wo Bobby gestorben war, konnte aber niemanden finden, der sich um Bobby gekümmert hatte oder mehr über ihn gewusst hätte, als dass er „der junge Patient war, der in Bett 7 an Krebs" gestorben war. Ich ging in das Zimmer, in dem Bobby seine letzten Tage verbracht hatte. In Bett 7 lag eine ältere Frau, die an einer letalen Harnleiterinfektion erkrankt war.

Am Schluss blieben nur zwei Bilder von Bobby in meinem Kopf zurück. Eines war sehr klar, weil ich mich so gut daran erinnern konnte: Bobby sitzt im Untersuchungsraum, und ich freue mich über das unerschütterliche Vertrauen von ihm und seiner Familie. Das andere ist unscharf, es existiert nur im Dunkel meiner Imagination: Bobby liegt bewusstlos in seinem

Bett – angeschlossen und festgebunden an die Apparate meines Berufsstandes.

Monate lang sorgte die nicht vorhandene Verbindung zwischen diesen beiden Bildern dafür, dass ich Bobby nicht vergessen oder ihn einfach in meinem Kopf in der Kartei „alte Patienten" ablegen konnte. Ich fragte mich immer wieder, was wohl passiert wäre, wenn ich ihn besucht hätte. Vielleicht wäre er dann nicht auf die Intensivstation gekommen. Vielleicht hätte er am Ende keine Schmerzen gehabt. Vielleicht wäre er so gestorben, wie er es verdient hatte.

Früher glaubte man in Taiwan daran, dass bestimmte Seelen die Welt heimsuchen und auf Wiedergutmachung ihres vorzeitigen oder gewaltsamen Todes drängen. Diese *wang ong kuei*, „Seelen, denen Unrecht widerfahren ist", sind dazu bestimmt, für alle Ewigkeit unter den Menschen umherzugeistern. Da ich keine Rechtfertigung für die Art und Weise von Bobbys Tod finden konnte, wurde er in meinem Kopf zu einem *wan ong kuei*.

Erst nachdem Bobby gestorben war, begann ich an meinen eigenen Wörtern zu ersticken, wenn ich mit Patienten über das Sterben sprechen wollte.

In einer Fachzeitschrift stieß ich vor Kurzem auf eine weitere Studie; sie untersuchte die Wirksamkeit von Workshops, die Ärzte darin ausbilden, schwierige Patientengespräche zu führen. Ich halte diese Studien für interessant, auch deshalb, weil ich mir oft überlegt habe, selbst an solch einem Experiment teilzunehmen. Würde ich mich nicht mehr verhaspeln und würde die Nervosität mir nicht mehr den Atem nehmen, wenn ich diese Fähigkeiten trainierte?

Wie schon in früheren Studien kamen die Forscher auch dieses Mal zu dem Ergebnis, dass intensive Workshops Fähigkeiten verbessern und dass Patienten und Ärzte von dieser Art Fortbildung profitieren. Das interessanteste Ergebnis war in meinen Augen jedoch nicht, wie wirksam solche Fortbildungen sind, sondern wie schwierig es ist, Ärzte zu bewegen, daran teilzunehmen. Von den 214 Ärzten, die man telefonisch, den 3706, die man schriftlich eingeladen, und den 2741, die man klinikintern per Einladungsschreiben kontaktiert hatte, nahmen nur 63 bis zum Ende an der Studie teil.

Die Rekrutierungsquote lag damit bei weniger als einem Prozent. Die Wissenschaftler hätten genauso gut darauf warten können, dass Teilnehmer vom Himmel fallen. Und der am häufigsten genannte Grund für die Absage war nicht mangelndes Interesse, sondern Zeitmangel. Offenbar war ihnen das Thema einfach nicht wichtig genug. Oder, wie eine befreundete Ärztin es mir gegenüber ausdrückte: „Wer hat dafür schon Zeit?"

Zeit nimmt bei Ärzten einen zu hohen Stellenwert ein. Dies wird schon an der Bedeutung deutlich, die manchmal selbst einer einzigen Sekunde zukommt. In bestimmten Fällen kann sich der Zustand eines Patienten – eines Babys im Geburtskanal, wenn die Nabelschnur reißt, eines Mannes, dessen Herzschlag aussetzt oder einer Frau, die künstlich beatmet wird und ihren Beatmungstubus verloren hat – innerhalb nur weniger Sekunden dramatisch verschlechtern. Selbst in den am wenigsten dringlichen Situationen, den Routine-Terminen in der Klinik, wird Zeit im Minutentakt gemessen.

Visiten und alles, was sie umfassen – Untersuchungen, Behandlungspläne und fachliche Diskussionen – folgen einem minutiös kalkulierten Zeitplan: fünfzehn bis zwanzig Minuten für bereits bekannte Patienten, fünfundvierzig Minuten für Neuaufnahmen. In diesem Kontext werden fünf Minuten, die man einem bestimmten Thema widmet, zu einer relativ großen Zeiteinheit.

Seit Jahren denken Ärzte darüber nach, wie sie auf den Zeitdruck reagieren können. In jüngster Zeit konzentriert man sich hier vor allem auf die lange Ausbildungsphase bis zum Ende der Facharztausbildung, da die Zeitnot hier am schlimmsten ist. Über die letzten fünf Jahre hinweg haben Trainingsprogramme, insbesondere auf dem Gebiet der Chirurgie, Beschränkungen der Arbeitszeit durchgesetzt. Diese lassen auch das Bemühen erkennen, das chronische Schlafdefizit der Ärzte zu beheben, die Lebensqualität zu verbessern und damit letztlich auch die Betreuung der Patienten. Zwar verbringen nun Klinikärzte weniger Zeit im Krankenhaus als noch vor zehn Jahren, doch hat diese Veränderung auch unvorhergesehene Folgen. Die neu hinzu gewonnene „freie Zeit“ führt meist dazu, dass Ärzte keinen wirklich guten Kontakt mehr zu ihren Patienten aufbauen. Der Druck besteht nun darin, so viel wie nur möglich in die zeitlich beschränkte Begegnung hineinzuquetschen, und das geht normalerweise auf Kosten der Patientenbeziehung. Die ohnehin wenig intensive Arzt-Patienten-Beziehung im Krankenhaus ist noch flüchtiger geworden. Ein Klinikarzt sagte einmal zu mir: „Wenn man die Arbeitszeit insgesamt reduziert, verbringt man tendenziell noch mehr Zeit im OP, während sich die Zeit, die man mit den Patienten verbringt, weiter verkürzt.“

Dieser konstante Druck, der sich aus der wachsenden Liste an Klinikaufgaben ergibt, die mangelnde Zeit, sie sorgfältig auszuführen, und die Unfähigkeit, echte Gespräche mit Patienten zu führen, sind der Grund, wieso sich Ärzte auf allen Ebenen in einem Dilemma befinden. Renée Fox hat das aus medizinsoziologischer Sicht so formuliert: „Die seelische Notlage der Ärzte besteht darin, dass sie jeden Tag gegen etwas verstoßen, von dem sie im Grunde wissen, dass sie es eigentlich berücksichtigen sollten. Der Schmerz resultiert aus dem Missverhältnis zwischen Werten, die die Ärzte weiterhin hochhalten, und ihrer mangelhaften Umsetzung in der Praxis.“ Ein furchtbarer Kreislauf setzt sich in Gang: Der Arzt hat wenig Zeit, entscheidet sich, weniger „dringliche“ Verantwortlichkeiten, wie etwa schwierige Patientengespräche, nach hinten zu schieben, fühlt sich immer schlechter, weil er das tut, und brennt schließlich aus.

Eine Gruppe von Wissenschaftlern hat neulich Burnout bei über 1500 Ärzten in Großbritannien untersucht, und zwar in einem Zeitraum vom Beginn des Studiums bis zehn Jahre danach. Sie entdeckten, dass bestimmte Persönlichkeitsmerkmale Menschen vor Burnout schützen, während andere es deutlich begünstigten. Extrovertierte Ärzte, die sich neuen Erfahrungen öffneten, kamen meistens besser zurecht und klagten weniger über Stress als ihre Kollegen. Zwar mag einiges angeboren sein, doch die Wissenschaftler wiesen auch darauf hin, dass „weder Persönlichkeit noch Lernstil vom Schicksal bestimmt sind, genauso wenig wie Gene unser Schicksal bestimmen." So mancher introvertierte Mensch hat in seinem Leben gelernt, ein hervorragender Schauspieler oder öffentlicher Redner zu sein, und so können auch Ärzte Fähigkeiten erwerben, die dem Burnout vorbeugen.

Die Ergebnisse der Studie bieten meinem Berufsstand einen gewissen Trost. Es ist aber vor allem notwendig, dass wir uns selbst und unsere Arbeit in einem ganz neuen Licht sehen.

Es war ein „running gag" zwischen uns, ein paar Zeilen, die wir jedes Mal wiederholten, wenn wir uns auf dem Flur begegneten und uns daran erinnerten, wie sehr wir unsere Heimat vermissten. Frank, ein strammer 75-jähriger mediterraner Cary Grant, und ich intonierten gemeinsam die Worte: „Mr. Martin lost a button in New Britain." Doch dank unseres ausgeprägten Connecticut-Yankee-Akzents und zwischen den Abgründen, die die verschluckten „t" bildeten, klang Mr. Mar'in plötzlich betrunken, er torkelte durch New Bri'ain auf der Suche nach seinem verloren bu'on, seinem verlorenen Knopf.

Frank hatte den Großteil seines Lebens in einer Arbeiterstadt im Norden von Connecticut verbracht, nur einigen Minuten von dem Ort entfernt, wo ich aufgewachsen bin. Bald nachdem er als Polizeipräsident in den Ruhestand versetzt worden war, starb seine Frau, mit der er vierzig Jahre lang verheiratet gewesen war. Nach ihrem Tod zog Frank an die Westküste in die Nähe seiner drei erwachsenen Kinder. Doch er hing, wie ich, an seiner Heimat, an Neuengland. Schon während seines ersten Klinikaufenthaltes mussten wir zum Leidwesen der gestressten Schwestern und der ungeduldig wartenden Patienten einfach poetische Lobeshymnen auf die grandiosen Indian Summer in Neuengland singen und den Farmington River und das Shad Derby beschwören, eine jedes Jahr in meiner Heimatstadt stattfindende Feier.

Frank behandelte die Menschen um ihn herum – Schwestern, Ärzte und Patienten eingeschlossen – so, als ob er immer noch Polizeipräsident wäre und sie ein Teil seines Bezirks, über den er schützend seine Hand hielt. Er ging auf jeden mit einem breiten Lächeln zu und seine ausgeprägten Wangenknochen verliehen ihm eine Aura von verwegenem Übermut und Sex-Appeal. Er streckte einem seine großen, kräftigen Hände entgegen und sein Händedruck blieb in Erinnerung, noch lange nachdem er den nächsten Besucher begrüßt hatte. Selbst diejenigen, die diesen Manövern widerstanden, gerieten in den Strudel seines Charmes, wenn er erst einmal Anekdoten aus seinem früheren Polizistenleben erzählte. Franks Persönlichkeit war einfach bezaubernd und, so habe ich später immer wieder gedacht, sie verlieh ihm die Stärke, sowohl mit dem Heimweh als auch mit der Trauer über den Verlust seiner Frau und den Schwierigkeiten seiner Krankheit zurechtzukommen.

Frank litt an einem Cholangiokarzinom, das so groß wie ein Tischtennisball war. Nachdem er über die Möglichkeiten einer Chemotherapie und die Heilungschancen von maximal 15 Prozent unterrichtet worden war, teilte Frank seiner Hausärztin mit, dass er daran kein Interesse habe. „Ich möchte, dass ein Chirurg sich den Tumor ansieht“, sagte er zu seinem Arzt. „Ich möchte wissen, ob man ihn herausoperieren kann.“

Rein technisch gesehen schien sein Tumor durchaus operabel; wir hätten ihn innerhalb weniger Stunden entfernen können. Was den Chefchirurgen und mich jedoch beunruhigte, war die starke Gelbsucht, an der Frank litt. Der Tumor blockierte aller Wahrscheinlichkeit nach einen seiner Gallenwege, und seine Gelbsucht war so stark und Frank bereits so lange erkrankt, dass seine Leber stark gefährdet war. Am Nachmittag, als wir miteinander sprachen, leuchtete Frank wie ein gelbes Glühwürmchen. Und wie ich an den kleinen Blutspuren unter seinen Fingernägeln erkennen konnte, verursachten die gestauten Gallenwege ein elendes Beißen und Jucken.

Wir hatten folgenden Plan entwickelt: Wir wollten die Radiologen bitten, einen Tubus einzuführen, der Franks Gallenflüssigkeit über einen feinen Schlauch nach außen abfließen lassen sollte. Die Drainage würde seine Symptome verbessern, aber es bestünde weiterhin eine 30-prozentige Gefahr, dass seine Leber nach einer Operation versagen würde. Die einzige Rettung wäre dann eine Transplantation.

„Würde ich eine Leberspende bekommen?“, fragte mich Frank. Er trug einen weißen Baumwoll-Sweater und sah, trotz seiner Gelbsucht, immer noch eher wie ein Filmstar aus, der gerade von den Straßen in Los Angeles ins Krankenhaus spaziert war, und nicht wie ein pensionierter Polizist. Er lächelte.

„Nein“, sagte ich. Ich blickte zu Boden; ich wollte seine Reaktion auf meine Antwort nicht sehen. „Sie sind ein kleines bisschen zu alt dafür“, flüsterte ich.

„Ich könnte also sterben?“, fragte er.

Ich nickte.

Frank schwieg einen Moment. Ich hörte, wie er sich in seinem

Sessel hin- und herbewegte und spürte dann, wie er seine große Hand auf meine Schulter legte. „Hören Sie, Frau Doktor“, sagte er, als ich ihn ansah, „ich werde an dieser Sache sterben. Ich weiß das. Aber ich will keine Chemo. Ich will nicht einfach nur herumsitzen und auf den Tod warten.“ Franks Lächeln war aus seinem Gesicht verschwunden, und seine braunen Augen hatten ihren schimmernden Glanz verloren. Er blickte mich direkt an: „Ich habe intensiv darüber nachgedacht, ich habe über nichts anderes nachgedacht, seit ich von dem Tumor erfahren habe. Ich möchte operiert werden, egal, welche Risiken damit verbunden sind, weil ich keinen anderen Weg sehe. Ich möchte nicht sterben, ohne nicht alles versucht zu haben.“

Ich zählte ihm alle Vor- und Nachteile eines chirurgischen Eingriffs auf. Ich wollte, dass Frank über alle möglichen Folgen einer Operation im Bilde war. Er stand auf, wie es schien, von der Last meiner Worte niedergedrückt. „Ich glaube Ihnen, Frau Doktor. Wirklich, und ich verstehe, was Sie mir sagen. Die Wahrscheinlichkeit, dass ich es nicht packen werde, ist nicht gering, aber ich *muss* das einfach machen.“ Er hielt inne und blickte zum Fenster des Untersuchungsraumes hinüber.

„Sie werden bei mir sein, oder?“, fragte er mich.

Die Patienten stellten mir oft diese Frage. Natürlich würde ich bei ihnen sein; ich war eine ihrer Chirurgen. Aber ich befand mich gleichzeitig in der Ausbildung und *musste* die ganze Zeit in der Klinik sein.

Ich nickte und Frank lächelte bei meiner Antwort. Er reckte seine Schultern und schüttelte den Kopf, wie ein Bulle, der sich auf eine schwere Last vorbereitet. „Dann kann es losgehen“, sagte er und schüttelte mir mit seiner wunderbaren Pranke die Hand. „So lange die Ärztin aus Connecticut bei mir ist, bin ich bereit für diese Operation.“ Er verließ das Untersuchungszimmer mit einem breiten Lächeln auf den Lippen. „Auf geht’s.“

Franks OP war erfolgreich; wir konnten den Tumor entfernen. Und in den ersten beiden Tagen nach der Operation verlief seine Genesung unspektakulär. Er stand aus dem Bett auf, setzte sich in einen Sessel und ging ein paar Schritte im Raum. Aber dann, am dritten Tag nach seiner OP, begannen sich seine Leber-Blutwerte rapide zu verschlechtern. Sie verschlechterten sich weiter, als ob sich die Leberzellen in explosive biologische Dominosteine verwandelt hätten, die einer nach dem anderen umfielen und in kurzer Folge abstarben. Innerhalb weniger Tage litt Frank unter Atembeschwerden, sein Bauch war von Flüssigkeit aufgedunsen.

Ich besuchte Frank zweimal täglich. „Ihre Leber ist etwas in Mitleidenschaft gezogen, Frank", sagte ich bei jedem Besuch. „Wir müssen versuchen, sie wieder gesund zu kriegen." Ich fühlte mich wie ein Trainer, der die Moral eines im Verlieren begriffenen Teams halbherzig hochhielt. Franks Kinder, die ihn häufig besuchten, jubelten sogar jedes Mal, wenn sie meine Worte vernahmen. Frank nickte bloß. Mit der Zeit reagierte er immer schwächer. Sein Lächeln erstarb auf seinen Lippen, seine Mundwinkel hingen nach unten, und ich fand ihn mit glasigem Blick und leicht offen stehendem Mund in seinem Bett.

Ich machte jedoch weiter und feuerte das Team an.

Neun Tage nach seiner Operation, an einem seiner besseren Tage, bedeutete mir Frank, mich neben ihn zu setzen. Ich setzte mich auf die Bettkante, und er legte seine Hand in meine.

„Sie haben alles herausoperiert, oder?", fragte er. Sein Blick war klarer als zuvor, aber immer noch leicht trübe.

Ich nickte. „Der Bericht der Pathologie sagt, dass alle Ränder frei von Tumorgewebe sind."

„Prima", antwortete Frank langsam. Er schloss seine Augen und fragte dann leise. „Frau Doktor, wie steht es um mich?" Er drückte meine Hand; diese wunderschönen Cary-Grant-Wangenknochen ragten scharf unter seiner faltigen Haut hervor.

Ich hörte, wie seine Tochter hinter mir hohe Schluchzer zu unterdrücken versuchte; sie klang wie ein verwundeter Vogel.

„Frank“, sagte ich. Seine Augen öffneten sich und sein Blick wanderte langsam zu mir herüber. Ich merkte, wie sich mein Hals verengte, ein altbekanntes Gefühl. Gedanken rumorten in meinem Brustraum wie saure Gasbläschen. Ich öffnete meinen Mund. Die Worte kamen heraus und blieben in der Luft hängen. „Ihre Leber ist angeschlagen“, sagte ich.

Frank nickte. Was ich ihm mitteilte, war offensichtlich.

Doch Franks Leber war nicht angeschlagen, sie versagte nach und nach. Ich wusste, dass er aller Wahrscheinlichkeit nach in den nächsten Tagen ins Koma fallen und sterben würde. Als ich so neben ihm saß und das Unvermeidbare in meinem Kopf ablief, schaffte ich es einfach nicht, ihm diese Entwicklung schonungslos vor Augen zu führen. Stattdessen wünschte ich, in einer Erdspalte versinken zu können und in eine Zeit zurückzukehren, ehe ich Frank getroffen hatte, eine Zeit, wo Heimweh schlicht und ergreifend einen Ort bezeichnet hatte und ferne Erinnerungen und keine gemeinsamen Späßchen und die Kameradschaft mit einem Patienten, für dessen Tod ich mich quasi verantwortlich fühlte. Als ich dort saß, wünschte ich, mein Versprechen, bei ihm zu bleiben, vergessen zu können, meine Verantwortung als seine Chirurgin auslöschen zu können und die Operation, die ich ausgeführt hatte, rückgängig zu machen.

Stattdessen sagte ich nur: „Nun, warten wir ab, wie die Werte morgen aussehen.“

Frank blickte mich an. „Ich werde nicht so bald nach Neuengland zurückkehren können, oder?“

„Ich glaube nicht, Frank“, sagte ich leise. „Es tut mir so leid.“

Frank lächelte, strahlender als in den Tagen zuvor. „Sie haben ihr Bestes gegeben“, sagte er langsam, „und ich möchte

Ihnen dafür danken. Wie ich schon sagte, wenn ich sterbe, dann möchte ich, dass es auf diese Weise geschieht." Er nahm meine Hand und mit einer Kraft, die mich überraschte, zog er mich nahe an sein Gesicht heran. Ich konnte seinen süßen Mundgeruch riechen. „Ich möchte nur keine Schmerzen haben", flüsterte er. Er drückte meine Hand, und als er sie losließ, wiederholte er die Worte noch einmal. „Ich möchte nur keine Schmerzen haben."

In der folgenden Woche zwang ich mich, Frank weiterhin zweimal am Tag zu besuchen. Ich sah, wie er ins Koma fiel, seine Familienangehörigen immer stärker in Trauer versanken und wie meine Stimme sich in ein gehauchtes Flüstern verwandelte. Wenn ich bei Frank war, wollte ich nur weg von ihm. Und wenn ich nicht bei ihm war, konnte ich nur an Zuhause denken. In meinen Gedanken kehrte ich nach Connecticut zurück, in seine Heimatstadt, wo ich den herrlichen Geruch von Herbstblättern wahrnahm, die die Straßen mit bunten Mustern bedeckten, und ich konnte geradezu fühlen, wie Franks Kollegen ihm begrüßend auf den Rücken klopften und seine Rückkehr feierten. Ich verlor mich in diesen Gedanken und wenn ich diesen Fantasien dann endlich ein Ende gesetzt hatte, kehrte ich eilig in Franks Zimmer zurück, um sicher zu gehen, dass er keine Schmerzen hatte und dass er – so weit weg von zu Hause – nicht allein war.

Etwas über zwei Wochen nach seiner Operation starb Frank. Minuten, nachdem er gestorben war, ging ich in sein Zimmer. Seine drei erwachsenen Kinder und deren Partner, alle erschöpft, standen um sein Bett herum. „Ich muss seinen Tod offiziell feststellen", sagte ich. Sie nickten, und ich hörte mich hinzufügen: „Könnte ich ein paar Minuten allein sein mit Frank?"

Sie umarmten mich einer nach dem anderen, als sie den Raum verließen. Als sie die Tür schlossen, erwartete ich beinahe, dass Franks Charisma neu zum Leben erwachte, doch der Raum blieb dunkel und so ruhig, dass ich meinen eigenen Atem hören konnte. Franks Augen waren geschlossen. Sein Körper, schon blass, lag vollkommen regungslos da. Die Lippen waren leicht geteilt und blassblau; und die Haut seiner Wangen war steif und lag eingefallen unter seinen prächtigen Knochenbögen.

Ich wusste, welche Schritte ich nun auszuführen hatte – das Herz abhören, die Lungen abhorchen, ihn fest zwicken – aber ich brachte es einfach nicht über mich. Stattdessen zog ich einen Stuhl heran, setzte mich und wartete. Ich betrachtete ihn in der Hoffnung, dass er doch noch seine Augen aufschlagen, breit lächeln und von Mr. Martins Missgeschick mit den Knöpfen erzählen würde. Ich blickte auf Franks Hände hinab; sie waren schon ziemlich bleich und seine Finger waren sanft gewölbt. Ich nahm seine rechte Hand und hielt sie; sie war noch nicht so kalt. Ich wollte seinen Händedruck spüren und noch einmal hören, wie er mir sagte, dass er es so gewollt habe.

Ich fiel zurück in meinem Stuhl und wartete voller Verzweiflung darauf, endlich weinen zu können, um so den Schmerz herauszulassen. Aber nichts kam, nichts außer einer dünnen Spur von Flüssigkeit um meine Augen, die man leicht mit den Fingern trocken tupfen konnte.

Sechs Monate später erhielt ich einen Umschlag von Franks Tochter; sie hatte einen Brief beigelegt, ein Foto von Frank und einen kleinen Totenbrief aus dem Gedenkgottesdienst in Connecticut. *Es tut mir leid, dass ich so lange gebraucht habe, um dies zu schicken,* schrieb sie in ihrem Brief. *Mein Vater mochte Sie so gern, und es war Ihre Haltung, die ihm die Stärke gab, auch in der schlimmsten Situation er selbst zu sein.*

Das Foto, das Frank zeigte, war aus der Zeit, bevor wir uns kennengelernt hatten, es zeigte einen jüngeren, robusten Mann mit demselben Lächeln. Auf der einen Seite des Totenbriefes stand das Datum von Franks Beerdigung; auf der anderen Seite war ein Gedicht abgedruckt, das er sich Jahre zuvor ausgesucht hatte. Als ich das Gedicht las, hörte ich, wie Franks Stimme in meinem Kopf immer deutlicher wurde, bis sich am Schluss jeder Vers aus dem Staccato des vertrauten Akzentes herauslöste:

„Und wenn du mich brauchst, ruf mich und ich werde da sein.
Obwohl du mich nicht sehen oder fühlen kannst, bin ich da.
Und wenn du mit deinem Herzen hörst,
kannst du meine Liebe um dich herum sanft und klar vernehmen,
und wenn du schließlich diesen Weg alleine gehen musst,
erwarte ich dich schon mit einem Lächeln und sage: „Willkommen daheim."

Ich legte den Totenbrief auf den Tisch, und plötzlich fühlte ich, wie eine Welle der Entspannung sich in meinen Armen ausbreitete und bis zu meinem Hals hinaufströmte. Ich hatte das Gefühl, dass sich die knorpeligen Ringe um meine Luftröhre einen Moment lang weiteten und es mir so ermöglichten, mehrmals tief ein- und auszuatmen. Ich öffnete meinen Mund, heraus kam das Wort *wan ong kuei*, und inmitten der Stille meines Büros fing ich plötzlich an zu weinen.

Kapitel 9

Der Schritt zur anderen Seite

Sie ist sicherlich schon tot.

Die Krankenschwester, die sie im Untersuchungsraum empfing, Temperatur, Puls und Blutdruck maß und sie dann bat, alles bis auf ihre Unterwäsche auszuziehen, beschrieb Margaret auf dem Patientenbogen mit einem einzigen Satz: „58 Jahre, Brustkrebs mit entzündetem Knoten zur Gewebeentnahme." Sie hätte genauso gut schreiben können, dass Margaret die verheiratete Mutter zweier erwachsener Kinder war, eine erfolgreiche Kanzlei für Buchhaltung besaß und an einer der aggressivsten Krebsarten im Endstadium litt.

Doch sie reichte mir nur den Patientenbogen, seufzte und sagte im Umdrehen, während sie schon den nächsten Patienten hereinholte: „Viel Glück. Schwerer Fall."

Ich ging in das Zimmer, in dem Margaret auf einem Untersuchungstisch saß, ein dünner Krankenhausumhang aus Kunstfaser bedeckte ihre Brust. Ihr in Spitzen abstehendes Haar formte sich wie zu einem Heiligenschein. Wenn sie lächelte, zogen sich die äußeren Winkel ihrer blauen Augen eher nach unten als nach oben. Sie sah wie eine erschöpfte Freiheitsstatue aus.

Ungefähr ein Jahr zuvor hatte Margaret beim Duschen einen Knoten in ihrer rechten Brust entdeckt. Sie wusste, dass ihre Brüste ohnehin etwas knotig waren, und hatte dem zunächst keine Beachtung geschenkt. Mehrere Monate später bildete sich eine offene Wunde über dem Knoten, aber sie dachte, dass diese von einem nicht richtig sitzenden BH herrühre.

„Wuchs der Knoten?", fragte ich.

„Ja, ich glaube schon", antwortete sie. Sie sah mich einen Augenblick an, mit mattem Blick aus blauen Augen, dann sprach sie weiter: „Aber ich dachte, dass er nur geschwollen war. Wissen Sie, die Knoten in meiner Brust verändern sich ständig."

Ich nickte und fragte sie dann, wann sie zum ersten Mal einen Arzt konsultiert habe.

„Als meinem Mann ein merkwürdiger Geruch auffiel", sagte sie und sah mir unverwandt in die Augen.

Er bemerkte einen leichten Geruch: natürlich von einem Menschen, aber überreif und fleischig, wie von Fleisch, dass man zu lange erhitzt hat.

Ich lächelte und ging auf Margaret zu, um sie zu untersuchen. Ich legte meine Finger zunächst auf ihren Kopf und Hals und zog dann vorsichtig die linke Seite ihres Umhangs zur Seite, um mir die nicht erkrankte Brust anzuschauen. Die Brust fühlte sich knotig an, aber nicht unnormal. Ich tastete ihre linke Achsel nach Lymphknoten ab, konnte jedoch nichts Außergewöhnliches feststellen.

Ich bedeckte Margarets linke Brust und hob dann die rechte Seite des Umhangs. Der Geruch im Raum wurde plötzlich intensiver. Margarets rechte Brust hatte sich stark verformt und wies mehrere kieselsteingroße Tumoren auf, die unter der straffen Haut an die Oberfläche drängten. Über dem größten Tumor hatte sich ein drei Zentimeter großes Geschwür gebildet. Der Tumor darunter war so schnell gewachsen, dass er ihre Haut zerstört hatte und Haufen von totem Gewebe an seinen Rändern ausgeschieden hatte. Drei kleinere Krater umkreisten den größten wie Satelliten.

Der Geruch von Verwesung im Raum dehnte sich bis in meinen Kopf aus. Ich stand wie erstarrt vor meiner Patientin. Ich spürte einen starken Widerwillen, ihre Brust zu untersuchen und konnte sie doch nicht einfach wieder zudecken. Margaret schien der Ernst der Lage nicht bewusst. Aber als ich ihren Tumor anstarrte, dachte ich nur, was um alles in der Welt hat sie so lange zögern lassen, Hilfe zu suchen.

Noch Jahre später, als Margaret vermutlich schon lange gestorben war, dachte ich, dass ich niemals so würde denken können wie sie: Eine Frau, die so sehr von ihrer Unsterblichkeit überzeugt war, dass sie den Verfall ihres eigenen Körpers kaum registrierte. Ich war anders als Margaret. Sollte ich eines Tages einen Knoten in meiner Brust entdecken, würde ich das nicht als normalen Teil meines Körpers akzeptieren. Sollte er wachsen, würde ich das nicht einfach nur als Schwellung bezeichnen. Und wenn meine eigene Sterblichkeit mich so anstarren würde, dass ich meine Augen senken müsste, würde ich dies doch anerkennen, ohne zu zögern, ohne Scheuklappen.

Egal, wie oft ich über Margarets Geschichte nachdachte und wie oft ich auch später noch Patienten traf, die einen wachsenden Tumor, einen Herzinfarkt oder eine AIDS-Erkrankung leugneten – ich betrachtete sie alle wie Wesen vom Mars, die mit einem Maß von Realitätsverkennung und Verdrängung lebten, von dem ich glauben wollte, dass es ans Pathologische grenzte. Schließlich ist Sterblichkeit ein Teil meines Lebens und Teil meiner Arbeit; sie war zur Routine geworden. Und nach ungefähr zehn Jahren Ausbildung glaubte ich, dass ich alle Scheu vor dem Tod überwunden hatte, selbst vor meinem eigenen.

Freud war fasziniert von der Verdrängung des Todes. Er schrieb: „Der eigene Tod ist ja auch unvorstellbar, und so oft wir den Versuch dazu machen, können wir bemerken, dass wir eigentlich als Zuschauer weiter dabei bleiben. So konnte in der psychoanalytischen Schule der Ausspruch gewagt werden: Im Grunde glaube niemand an seinen eigenen Tod oder, was dasselbe ist: Im Unterbewusstsein sei jeder von uns von seiner eigenen Unsterblichkeit überzeugt." Selbst wenn wir schwer krank sind, versuchen viele von uns, das normale Alltagsleben fortzusetzen. Wir sind unfähig, unser Schicksal anzunehmen. Wenn wir tatsächlich die einzigartigen Individuen sind, für die wir uns immer gehalten haben, wie könnte uns der Tod treffen? Wie Ivan in Tolstois *Ivan Iljitsch* erscheint uns der eigene Tod völlig irrational: „Jenes bekannte Beispiel für Syllogismen, das er in der Logik von Kiesewetter gelernt hatte: Cajus ist ein Mensch, alle Menschen sind sterblich, also ist auch Cajus sterblich, war ihm sein ganzes Leben hindurch rechtmäßigerweise lediglich als auf Cajus anwendbar vorgekommen, keineswegs aber auf ihn, Ivan Iljitsch, selber. Jenes war der Mensch Cajus, der Mensch überhaupt, und für diesen war das Gesetz völlig gerechtfertigt; er indes war nicht Cajus und ebenso wenig der Mensch an sich, sondern er war ein Wesen völlig für sich und völlig von allen anderen verschieden."

Manche Menschen stellen diese innere Überzeugung auf spektakuläre Weise auf die Probe, widmen sich Hobbys, einer Arbeit oder anderen Unternehmungen, die unserem eigensten Menschlichsein widerstreben. Als Assistenzärztin betreute ich einmal einen Mann in seinen frühen Dreißigern, der es liebte, Motorrad zu fahren – ohne Helm, ohne sich einen Deut um die gesetzlichen Vorschriften zu scheren. Bei seiner dritten Aufnahme in der Notfallchirurgie mit seinen bis dahin schwersten Verletzungen – mehrfach gebrochenem Oberschenkel, Becken und Rippen – fragte ich ihn, ob er einmal daran gedacht habe, sich ein anderes Hobby zuzulegen. Er begann so laut zu lachen, dass ich befürchtete, die Trage, auf der er lag, würde unter den Zuckungen seines behaarten Zwerchfells zusammenbrechen. Zwischen seinen Lachanfällen erklärte er mir, dass er wieder auf sein Motorrad steigen werde, sobald er aus dem Krankenhaus entlassen werde.

Es existiert ein merkwürdiger Widerspruch in unserer Haltung gegenüber dem Tod eines Fremden und dem Tod eines geliebten Menschen. Uns fällt es schwer, den eigenen Tod oder den Tod eines nahen Menschen zu akzeptieren, doch den Tod eines Unbekannten nehmen wir mit unheimlicher Leichtigkeit hin.

Bei unbekannten Menschen gehen wir mit einer kühlen Rationalität vor, die uns bei uns selbst fehlt. Wir erkennen die Endgültigkeit des Todes an und die Folgen eines Handelns, das den Tod leugnet; manchmal verwenden wir dieses Wissen sogar zu unserem Vorteil, wenn wir nämlich die Gewissheit vom Tod eines anderen dazu nutzen, um uns selbst mächtig und stark zu fühlen. Am Vorabend des Ersten Weltkriegs bemerkte Freud, dass der Tod von Fremden nicht nur politischen, sondern auch psychologischen Zwecken diene: Wenn wir andere sterben sehen, geraten wir automatisch in die Rolle der Überlebenden, und dieses Überleben verstärkt noch unser Gefühl der Unsterblichkeit.

Es ist deshalb nicht weiter überraschend, dass Ärzte so sehr von ihrer eigenen Unsterblichkeit überzeugt sind.

Während der Ausbildung erlebt ein Arzt durchschnittlich 28 Tode pro Jahr, das macht ungefähr einen Tod in zwei Wochen. Multipliziert mit den drei bis fünf Jahren, die er in der Ausbildung steckt, wird allein diese Zahl auf ihn betäubend wirken, wenn nicht gar dem Tod eine beunruhigende Routine verleihen. Die Krankheiten und den Tod anderer Menschen zu „überleben", erzeugt die Illusion von Unsterblichkeit, die in der Medizin allerdings nicht nur zu professioneller Arroganz führt, sondern auch zu selbstlosen Heldentaten.

Ich weiß nicht, wie viele Patienten ich insgesamt habe sterben sehen. Aber ich erinnere mich an das Jahr, als es besonders viele waren. Es war zugleich das Jahr, in dem ich die meisten Patienten gerettet habe. Und inmitten all dieser geretteten Leben veränderte sich mein Blick auf jene, die starben. Ich vergaß ihre Menschlichkeit. Ich vergaß, dass sie Familien und Freunde hatten, Vorlieben und Abneigungen und Hoffnungen, die sich vermutlich gar nicht so sehr von meinen eigenen unterschieden. Für mich bedeuteten diese Toten nur eine weitere Operation mitten in der Nacht.

Während dieses Jahres, dem ersten Jahr, in dem ich bei Transplantationen assistierte, führte ich ungefähr 100 Organentnahmen an hirntoten Patienten durch. Ich war Teil eines drei Personen umfassenden Chirurgenteams; in der Dunkelheit der Nacht flogen und fuhren wir in schmalen Jets, Hubschraubern, Limousinen und Transportern ohne Aufschrift in die entlegendsten Krankenhäuser an der Westküste. Wir kamen mit unseren leeren Kühlboxen in merkwürdige Kliniken, ignorierten, dass wir vom Krankenhauspersonal und umherwandelnden, unter Schlaflosigkeit leidenden Patienten angestarrt wurden. Wir suchten uns unseren Weg durch die Eingeweide des Krankenhauses, durch lange Korridore, Keller und Aufzüge und fanden schließlich den Weg zu den Operationssälen.

Die Arbeit, die wir verrichteten, war wie jede andere Operation auch: Wir verwendeten die gleichen Instrumente und Techniken und beachteten dieselben Vorsichtsmaßnahmen. Es gab Patienten, die wegen ihrer anatomischen Anomalien, ihres Übergewichts oder vernarbten Gewebes, das aus zahlreichen früheren Operationen resultierte, schwieriger zu operieren waren; und es gab andere, deren Körper für die Hände von uns Chirurgen wie geschaffen zu sein schienen.

Nachdem wir uns die Hände in ruhiger Meditation gereinigt hatten, betraten wir das vertraute Heiligtum des OPs und näherten uns dem Tisch. Der Spender, der kurz zuvor von den Ärzten im Krankenhaus für hirntot erklärt worden war, lag dort auf dem Tisch und wartete auf uns; noch war er an die lebensrettenden Maschinen angeschlossen. In einer Reihe von gut aufeinander abgestimmten und wohl durchdachten Schritten begannen wir unsere Arbeit an dem rechtlich für tot Erklärten. Bis zur ersten Entnahme funktionierte der Körper physiologisch noch.

Einmal vom Skalpell zerteilt, blutete die Haut dieser Toten mit einer Heftigkeit, die sie unzweifelhaft als lebendig auswies. Die Brust hob und senkte sich so regelmäßig, dass ich das Beatmungsgerät am Kopfende des Bettes nicht sehen konnte. Die Eingeweide dieser Patienten, die von dem Tod noch nichts wussten, waren glitschig und schoben halb verdaute Bissen von Nahrung in ihren seidigen Lumen voran.

Als wir schließlich alles getan hatten und nur noch die Organe entnehmen mussten, schalteten wir die Apparate ab. Je kürzer die Organe der Stille des Todes ausgesetzt waren – nicht zirkulierendes Blut und die ganz frühen Stadien des Verfalls –, umso größere Erfolgschancen bedeutete dies für die Transplantation. Der verantwortliche Chirurg klemmte die Aorta des Patienten ab und ich zog das Zwerchfell auseinander, um den Eingang der unteren Hohlvene zum Herzen offen zu legen. Aus der Tiefe meines Körpers brüllte ich mit aller Kraft „Kreuzklemme!" Die Anästhesisten schalteten das Beatmungsgerät ab, der Chirurg verschloss die Aorta, und ich machte einen Schnitt entlang der Hohlvene, so dass das Blut in die Saugkanülen floss, die Kanister so groß wie Abfalleimer auf dem Boden füllten, bis das Herz, das sich zunächst noch wand und hüpfte, zum Stillstand kam.

Der verantwortliche Chirurg, der mich bei den meisten dieser Organentnahmen im ersten Jahr begleitete, war Hasan, ein Mann, der wahrscheinlich mehr solcher Operationen durchgeführt hatte als irgendein anderer Arzt in den USA. Sein Ziel war es, jedes Organ mit größter Sorgfalt und gleichzeitig möglichst zügig zu entnehmen und dabei den Körper weitestgehend unversehrt zu lassen – aus Respekt vor dem Patienten und seiner Familie. Immer und immer wieder hat er mich durch die einzelnen Schritte geleitet, bis unsere Operationen der meisterhaften Choreographie eines Balletts ähnelten.

Trotz des rechtlichen Status des Patienten auf dem Tisch war dieses „Abernten" für Hasan eine ernste Kunstform und eine Art spiritueller Mission. Für mich veränderten diese Operationen das Gleichgewicht meiner Welt. Ich habe zugeschaut, wie in jenem Jahr alle dieser beinahe 100 Patienten starben, aber wenn ich den Operationssaal verließ, fühlte ich mich lebendiger als in dem Moment, in dem ich ihn betreten hatte. Ich hatte an Energie gewonnen – durch das Operieren, die Hoffnung der Transplantation und vielleicht auch durch meine Begegnung mit dem Tod.

Als ich bei 15 hirntoten Spendern Organe entnommen hatte, durfte ich die Operation als verantwortliche Ärztin durchführen. Als ich 30 solcher Operationen durchgeführt hatte, konnte ich einen Chirurgen mit weniger Erfahrung Schritt für Schritt anleiten. Bei Patient Nummer 45 war ich so geübt, dass ich jeden Handgriff der Operation mit traumwandlerischer Sicherheit ausführen konnte.

Und als ich mehr als 60 Spender operiert hatte, beschäftigte mich meine eigene Sterblichkeit nicht mehr.

Mein 83. Organspende-Patient hatte einen jugendlichen Körper. Ich schenkte ihr mehr Aufmerksamkeit. Denn sie war, wie ich, eine fünfunddreißigjährige Frau asiatischer Abstammung, von denen ich bis dahin nicht viele operiert hatte. Ihre warme, gelbe Haut mit einigen Makeln oder Falten war noch straff und gespannt; und wie sie dort auf dem Rücken lag, hätte man ihren Körper aus einiger Entfernung mit den Frauen verwechseln können, die am Samstagnachmittag an den Stränden von Santa Monica liegen.

Bei näherer Betrachtung konnte man jedoch erkennen, dass die Verfärbungen an Hüften und Oberschenkeln Symptome eines verlangsamten Stoffwechsels waren. Die Haut an Fingerkuppen und Knöcheln war dicker, aber noch immer straff über Muskeln und Knochen gespannt. Ihre Brüste waren eher klein und ihr Bauch, dessen Decke sich mit jedem Atemzug leicht hob, war weich und hing zwischen ihren zwei Hüftknochen wie eine straff gespannte Hängematte auf einer Insel. Drei weiße Blitzstrahlen aus überdehnter Haut machten eine Zickzackbewegung hinunter zu ihrer Hüfte, aber die Haut an ihren Beinen war weich, die Schienbeine glänzten. Ihre Füße hatten eine erstklassige Pediküre erhalten. Die Haut an ihren Fußsohlen war ganz zart und ihre Fußnägel, lackiert und gefeilt, sahen aus, als ob man sie in rosa Zuckerwatte getaucht hätte.

Vor drei Tagen war sie mit ihrem zehnjährigen Sohn auf einer kleinen Landstraße in Südkalifornien unterwegs, als ein betrunkener Fahrer mit 80 Stundenkilometer in ihr Auto fuhr. Ihr Sohn war noch am Unfallort gestorben, doch sie überlebte, auch wenn ihre Lebenskräfte zu schwinden schienen. Als die Notärzte ihren Körper von den Fesseln des Autos, das sich in eine Stahlfalle verwandelt hatte, befreit hatten, sahen sie die Grimasse, in die sich ihr Gesicht verwandelt hatte: fest aufeinander gepresste Lippen, der Kiefer so angespannt, dass die Kieferknochen fast durch die Haut hervorzustechen schienen. Sie hatte die Hände zu Fäusten geballt und streckte ständig ihre Arme und Beine aus, als die Notärzte sie in den Krankenwagen transportierten. Die Notärzte erkannten sofort, was es mit diesen gequälten Bewegungen auf sich hatte: Es sind die letzten sich wiederholenden und unsinnigen neuronalen Anzeichen für ein absterbendes Gehirn.

Im Schockraum der Notaufnahme des Krankenhauses führten die Ärzte und Schwestern mit Hilfe einer ganzen Armada von intravenösen Medikamenten und Apparaten Wiederbelebungsmaßnahmen durch. Mit einer großen, stumpfen Schere schnitten die Schwestern die Kleidung der Patientin auf und setzten ihre noch warme Haut dem kühlen, fluoreszierenden Licht des Raumes aus. Sie streiften ihren Ehering ab, nahmen ihr die goldene Halskette ab und packten diese in ein Täschchen aus Plastik, das sie an ihre Patientenkarte klebten. Der Assistenzarzt vollführte seine Triade an Pflichten schweigend und effizient: Er nahm eine Blutprobe, führte eine rektale Untersuchung durch und legte ihr einen Katheter. Der Oberarzt bellte Befehle, mahnte zur Ruhe in dem hoffnungslos chaotischen Raum und zog immer mehr Spezialisten hinzu.

Als sie alle Untersuchungen inklusive Ultraschall durchgeführt hatten, ihr das Blut und den Schmutz und das zersplitterte Glas abgewischt und die blutigen Laken gewechselt hatten, sah die Frau aus, als sei sie auf der kleinen Unfall-Trage lediglich kurz eingeschlafen. Ihre Augen waren geschlossen, ihr Atem ging friedlich und regelmäßig, und ihr dunkles Haar fiel locker über die Seiten der Bahre. Nur die Plastikkanülen, die Bildschirme und das Surren des Beatmungsgeräts wiesen darauf hin, dass sie keine müde Chirurgin war, die sich einen Moment fortgestohlen hatte und in einer ruhigen Ecke der Notfallaufnahme ein Nickerchen machte.

Ich schaute zum Kopf des Operationstisches und in das Gesicht der Frau. Eine durchsichtige Beatmungskanüle mit Kondenstropfen an den Innenwänden schlängelte sich in ihren Mund. Ich sah ihre verletzte Lippe und ihr blaues Auge mit dem geschwollenen Lid. Einige schwarze Haarsträhnen hatten sich aus dem dunklen Handtuch, das man ihr um den Kopf gewickelt hatte, gelöst, wie Unkraut, das sich zwischen den Ritzen auf dem Gehweg trotzig seinen Weg bahnt.

Hasan arbeitete am Unterleib. Er wollte ihn schnell öffnen, um den Zustand der Leber zu prüfen. Ich sollte das Herz und die untere Hohlvene freilegen.

Ich legte die Spitze des Bovie, eines stiftähnlichen elektrochirurgischen Instruments, in die kleine Mulde am oberen Brustbein der Spenderin. Als ich meinen Arm bewegte, um den Einschnitt vorzunehmen, rutschte das sterile Tuch, das ihre rechte Brust bedeckte, leicht zur Seite. Ich zog es wieder hoch, um alles außer dem Einschnittbereich zu bedecken, aber mir fiel die Wellenform jeder einzelnen Rippe auf der linken Brustseite auf und das sehr sanfte Abfallen ihres Brustgewebes zu ihrer Seite. Ihre Brustwarze und der Warzenhof lugten hervor. Solch eine Farbe und Form hatte ich bislang nur bei einem anderen Menschen gesehen: bei mir selbst. Die Form ihrer Brust, ihr schmaler Brustraum und die Textur ihrer Haut erinnerten mich an meinen eigenen Oberkörper – so, als ob ich nach dem Duschen nackt in den Spiegel schaute.

Ich wartete einen Moment, unfähig, mein Instrument an ihrem Brustknochen anzulegen. Hasan hatte schon mit seinem Teil der Operation begonnen, und ich nahm den Geruch von verbranntem Fleisch wahr, den sein brennender Stift hinterlassen hatte. Der Geruch war mir vertraut – Chirurgen verwenden den Bovie bei fast jeder Operation –, aber dieses Mal fühlte es sich an, als würde der Geruch seinen Weg direkt in meine Magengrube finden. Ich trat einen Augenblick vom Tisch zurück, schmeckte den Geruch in meinem Mund, schaute weg und versuchte, alles außer dem, was in der Luft waberte, einzuatmen.

Hasan blickte von seiner Arbeit auf. „Bist du müde?", fragte er sanft. Der Uhr im OP zufolge war es drei Uhr morgens.

Ich schaute auf die Brust der Patientin. „Nein. Alles in Ordnung", antwortete ich und gab mir Mühe, normal zu wirken. „Mir ist nur ein bisschen schwindlig."

Hasan gab mir ein Zeichen, zum Bauch der Patientin zu kommen und mich ihm gegenüber zu stellen. „Komm mal hierher und fühl ihre Leber", sagte er. „Sie ist perfekt." Er nahm meine Hand und tauchte sie in den oberen Unterleib der Frau. Die Ränder des Einschnitts schlossen sich um meinen Unterarm und es sah so aus, als ob ihr Körper mich schlucken würde. Meine Finger fühlten sich verloren an in der warmen Schwammigkeit der Organe, den Schlingungen der Gedärme, die hin und her glitschten, und ihrer pulsierenden Aorta, die sanft und rhythmisch an meine Handfläche stießen. Ihre Leber fühlte sich perfekt an – weich, glatt, mit konturierten, formvollendeten Rändern.

Hasan bat mich, die Ränder des Einschnitts auseinander zu

halten; er wollte die Leber sehen. Ein spritzendes Geräusch kam aus ihrem Inneren, als ich meine Hand aus ihrem Bauch hervorzog. Ich versuchte, den Einschnitt möglichst weit zu öffnen, aber ihre Haut und Bauchdecke hatten eine vitale Elastizität, die meiner Kraft widerstand. Ich sah mir den Schnitt genauer an und mir fiel auf, dass die Dermis, die Schicht zwischen dem Fett und der äußeren Haut, besonders dick war. Sie war strahlend weiß, ohne jeden Muskel, und glänzend und stark durch die unendlich vielen molekularen Verbindungen von Collagen.

Als Assistenzärztin hatte ich ein paar Medizinstudenten erlaubt, mir zu Übungszwecken intravenöse periphere Katheter am Arm zu legen – meine ultimative Opfergabe an die Pädagogik. Wirklich alle bemerkten, dass es außergewöhnlich schwer war, diese Nadeln, so groß sie auch waren, durch meine Haut zu stechen und die Venen zu treffen, die direkt darunter lagen. „Nicht besonders dünnhäutig", sagte ich dann immer und versuchte, diesem Satz eine blöde Doppelbedeutung angesichts der Schwierigkeiten der Assistenzarzt-Ausbildung zu geben. Aber dann fügte ich richtig ernsthaft hinzu: „Meine Dermis ist vermutlich ziemlich dick." Als ich jetzt auf die Dermis dieser Frau blickte, spürte ich plötzlich wieder die Nadeln, die in meine Arme stachen, und ich spürte auch die Haut meines Bauches, als ich mich gegen den Operationstisch lehnte und ihren bedeckten Arm berührte. Der Arm war warm und durch die Schichten von Umhängen und Tüchern fühlte ich etwas Unregelmäßiges, was ihre Finger sein mussten.

Einen Moment lang sah ich eine Reflektion meines eigenen Lebens und ich fühlte mich, als ob ich mein eigenes Fleisch auseinanderzog. Als wir die Organverbindungen eine nach der anderen zertrennten und so die Entnahme der Leber, der Bauspeicheldrüse und der Nieren vorbereiteten, wollte ich das Lebendige an ihrem Körper ignorieren und daran glauben, dass sie wirklich nur ein leichenhaftes Abbild meiner selbst war.

Aber dann konnte ich es nicht aushalten, von ihr – mir – als tot zu denken und stellte mir in meinem verwirrten, übermüdeten Zustand vor, dass sie lebte. Das Tuch über ihrer Brust verrutschte ständig, und so musste ich wieder ihre Brust sehen und sie erneut bedecken. Ihre dicke Dermis lehnte sich, so schien es, ständig dagegen auf, dass wir ihren Bauch offen hielten. Das machte es schwierig, meine Augen von der starken, dichten Schicht von Gewebe unter der Haut abzuwenden.

Als wir zum Schluss ihren kalten Körper zunähten, als ihr warmes Blut durch eisige Konservierungslösung ersetzt worden war, fühlte sich mein Kopf so leer an wie ihr Bauch. Die Muskeln meiner Hände taten mir weh und meine Beine fühlten sich taub an. Ich war vollkommen erschöpft aufgrund von Schlafmangel, Überarbeitung und einer unerträglichen, unaussprechlichen Trauer.

Bald nach dieser Operation fing ich an, Geschichten zu schreiben. Nicht sehr viele, denn wenn ich mich nach 72 Stunden Arbeit zwischen essen, schlafen und schreiben entscheiden musste, so setzten sich stets die Primärbedürfnisse durch. Aber als ich meine Ausbildung ein Jahr später abschloss und als behandelnde Chirurgin dank regelmäßiger Mahlzeiten und mehr Schlaf gestärkt war, schrieb ich regelmäßiger. Zu meiner Überraschung schien das Schreiben aus einer in mir angelegten Datenbank nur so herauszufließen, häufig in einem erschöpfenden Sturzbach von Worten. Und die fiktionalen Geschichten, die ich mir ausdachte, waren fast immer dürftig verhüllte Geschichten über meine Patienten, von denen viele im Laufe der letzten zehn Jahre gestorben waren.

Ich belegte Schreibkurse in der Hoffnung, dass ich diese Impulse besser würde nutzen können. Zur Mitte eines Kurses wollte sich die Dozentin mit mir treffen. Ich dachte, sie würde mir empfehlen, den Kurs zu wiederholen, da ich wegen der Transplantationen so viele Stunden verpasst hatte. Oder dass sie mir raten würde, die zahlreichen klinischen Details abzuschwächen. Stattdessen sagte sie nur: „Pauline, du *musst* diese Geschichten schreiben."

Ich begann, die Wahrheit aufzuschreiben, enthüllte unter Schmerzen jede fiktionale Rolle und fand in mir die Erinnerung wieder. Es war, als ob mich die Worte meiner Dozentin befreit hatten, das zu tun, was ich tun wollte. Ich warf die Erinnerungen in meinem Kopf hin und her. Jedes Mal entdeckte ich ein weiteres Detail, das mit entsetzlicher Klarheit lebendig wurde. Ich sammelte die Stücke, zunächst in gebundenen Notizbüchern und dann, als das zu mühsam wurde, auf der Festplatte meines Computers. Und als ich sie noch einmal las, weinte ich aus ungelöster Trauer und einem tiefen Gefühl der Scham.

Das war der Moment, als mir klar wurde, was aus mir geworden war.

Ich besuchte einmal einen Gastvortrag eines im ganzen Land bekannten Chirurgen, der wegen seiner vielen und besonders schwierigen Operationen berühmt geworden war. Zugleich war er berüchtigt für die zahllosen Male, die er sich selbst unters Messer gelegt hatte, das Messer eines Schönheitschirurgen. Obwohl er mein Großvater hätte sein können, war sein Gesicht faltenlos und straff wie eine Plastikfolie, die über eine Schüssel gespannt ist. Während des einstündigen Vortrags verzog er immer wieder einmal sein Gesicht zu einem Lächeln und zu meiner Verwunderung hinterließ das auf seinem makellosen Gesicht keinerlei Spuren.

Ich hatte das Auditorium Maximum der Medizinischen Fakultät nie zuvor so voll gesehen. Der Mann war eine Legende in der Medizin, er hatte die Chirurgie revolutioniert und Tausende von Patienten geheilt. Er war der Kinderheld vermutlich jedes Chirurgen im Auditorium, mich selbst eingeschlossen. Zu seinem bekannten, furchtlosen Appetit auf die größten chirurgischen Herausforderungen kam noch ein verwegenes öffentliches Image. Sein persönliches und berufliches Leben konkurrierten miteinander, welches von beiden wohl berühmtberüchtigter war. Ich wollte ebenso sehr einen Blick auf diesen Mann werfen wie hören, was er zu sagen hatte.

Zur Freude des Publikums war sein Vortrag keine ernsthafte, informative Vorlesung, sondern eine Art historischer Rückblick: Er erzählte von seiner Ausbildung und von den Höhepunkten seiner Laufbahn. An die Wand projizierte er Fotos aus seiner Jugend – er hatte sein Handwerk bei einigen der großen Legenden der Medizin und Chirurgie gelernt. Es gab zahlreiche Fotos von seinen Patienten, alte wie junge, im hinfälligen „Davor"- und kräfigen, lächelnden „Danach"-Zustand. Schließlich zeigte er auch ein Foto seines Chirurgenteams. Der Vortragende saß in der Mitte, die sterile Gesichtsmaske hing locker an seinem Hals und die Haube saß kess schräg auf seinem Kopf. Ungefähr ein halbes Dutzend ähnlich gekleideter Menschen umgaben ihn. Auf seinem Schoß hielt er ein großes Schild, auf dem nur eine einzige Zahl stand: „100 000".

In diesem Moment hörte er auf zu sprechen, hob den Blick zu den Gästen und zeigte ein triumphierendes Grinsen. Das Publikum schnappte hörbar nach Luft und reagierte mit ehrerbietigen „Ahs" und „Ohs". Ich hörte, wie ein Chirurg, der an unserer Uni für seine technischen Zaubereien bekannt war, in einer Mischung aus Ehrfurcht und Neid laut „Verdammt!" flüsterte. Das Bild, so begann der Redner zu erklären, nachdem das Gemurmel versiegt war, hatte man nach seiner 100 000. Operation aufgenommen – es wies ihn klar als den führenden Mann für diese Art von Operationen aus.

Am Nachmittag des gleichen Tages kreisten die Gespräche

in fast allen OPs um diese Vorlesung. Eine Freundin von mir, die als Anästhesistin arbeitete, hörte still zu, als die anderen Ärzte und ich so diskutierten. Sie rollte mit den Augen, als sie unseren Erzählungen zuhörte, und ihr Mund kräuselte sich vor Missachtung. Schließlich unterbrach sie uns und sagte: „Der Mann hat doch bloß Angst vor dem Tod, oder?“

In der Medizin gibt es Geschichten zuhauf wie jene des berühmten Chirurgen, die von den übermenschlichen Anstrengungen erzählen, mit denen sie ihre Patienten gerettet haben. Diese Ärzte gelten als hoch geachtete Helden. Zwar würden nicht alle von uns ähnliche persönliche Opfer bringen – doch diese Legenden setzen einen gewissen professionellen Standard, den wir alle erreichen wollen. In gewisser Weise sind sie führend für eine ganze Profession.

In den engen Grenzen der Krankenhäuser und Arztpraxen imitieren wir diese furchtlose Anstrengung zu heilen. Während meiner Ausbildung sah ich behandelnde Ärzte, die scheinbar immun gegen Müdigkeit und Hunger waren, wie sie nähten, Fäden entfernten, noch einmal nähten und immer weiter machten, um ihre Patienten im Operationssaal zu retten. Ich erinnere mich an einen speziellen Fall aus meiner Zeit als Assistenzärztin. Nachdem ich 48 Stunden lang weder gegessen und getrunken noch geschlafen hatte, sah ich Sterne in den Ecken des warmen OPs und mein Kopf fühlte sich wie ein Bleigewicht an, das mich jede Sekunde umkippen und mich mit sich zu Boden oder auf den offenen Patienten stürzen lassen würde. Mein Chef war blind gegenüber jeder Möglichkeit, sich unwohl zu fühlen – erst recht, wenn es um eine Assistenzärztin ging, die damit kämpfte, die Leber des Patienten aus dem Operationsfeld herauszuhalten und gleichzeitig wach zu bleiben. In den nächsten Stunden arbeitete er wie besessen und zog immer mehr Ärzte und Pfleger hinzu, um dem blutigen und schließlich doch dem Untergang geweihten Patienten zu helfen.

Genauso leicht fällt es uns aber auch, von der Rolle der dramatischen Helden in das alte Muster von Verleugnung zu wechseln. Leugnen ist schließlich eine Art des Damit-Fertigwerdens, die wir früh und nachhaltig als Studenten im ersten Semester lernen. Gleichzeitig unterdrücken wir unsere Ängste, wenn wir den Leichnam eines menschlichen Wesens zersägen. Mit der Zeit meinen wir felsenfest, man müsse die Angst vor dem Tod sublimieren, um besser Arzt sein zu können. Wir sind davon so überzeugt, dass manche dieses Wort partout vermeiden, wenn sie mit todkranken Patienten sprechen. Wie verrückt versuchen wir, das Unabwendbare zu verhindern, aber wenn der Tod dann unausweichlich wird, weigern wir uns trotzig, ihm ins Angesicht zu sehen – aus lauter Angst, dass wir das Ziel zu heilen aus dem Blick verlieren könnten.

Damit will ich nicht sagen, dass diese Versuche grundsätzlich vergeblich oder Ärzte unfähig sind, besser für ihre Patienten zu sorgen. Die psychologischen Wurzeln des Verhaltens liegen tief; schließlich haben wir diesen Beruf gewählt, um anderen Menschen zu helfen, egal, ob das bedeutet, ihre Krankheiten zu heilen oder sie würdevoll in den Tod zu begleiten. Kämpferische Patientenvertreter und das paradoxe Wissen um die eigene Fehlbarkeit haben Ärzte und medizinische Ausbilder schließlich dazu gebracht, anders mit Sterbenden umzugehen und dies auch zu lehren.

Die Forschung dazu wird gefördert. Das Projekt des Open Society Instituts „Project on Death in America“ hat über neun Jahre hinweg einen Betrag von 45 Millionen Dollar für Palliative Care und Sterbebegleitung zu Verfügung gestellt; Wissenschaftler bekommen weiterhin Drittmittel von den National Institutes of Health und der Robert Wood Johnson Foundation. Im Jahr 1985 erschien die erste Nummer des *Journal Of Palliative Care* und 1998 brachte die American Academy of Hospice and Palliative Medicine (AAHPM) das *Journal of Palliative Medi-*

cine heraus, um dem wachsenden Interesse an Palliativmedizin zu entsprechen. AAHPM selbst ist von 250 Gründungsmitgliedern im Jahr 1988 auf mehr als 2000 Mitglieder Anfang 2005 angewachsen.

Die Ausbildungsmöglichkeiten haben ebenfalls zugenommen. Die Zahl von medizinischen Fakultäten, die das Thema Tod und Sterben anbieten, ist im Jahr 1998 auf 97 Prozent angestiegen. Diese Zahl sollte bald die 100 Prozent-Marke erreichen; das Liaison Committee for Medical Education, die nationale Zulassungsbehörde für medizinische Fakultäten, verlangt heute, dass alle US-amerikanischen und kanadischen medizinischen Fakultäten Sterbebegleitung in ihrem Lehrplan berücksichtigen.

Auch hat es bedeutsame Veränderungen in der Ausbildung für die Klinikärzte gegeben. Das American Board of Internal Medicine fordert seit Kurzem von ihren Ärzten, an einer Weiterbildung bezüglich Palliative Care teilzunehmen, und das American College of Surgeons hat damit begonnen, Pilotprogramme zur Palliative Care für Chirurgen zu entwickeln. Darüber hinaus gibt es jetzt im Land 20 Untergruppen, die zertifiziert sind, klinische Weiterbildungen in Palliative Care durchzuführen. Im Juni 2006 erkannte das *American Council of Graduate Medical Education* diese Weiterbildungsprogramme in Palliative Care offiziell an. Drei Monate später entschied das *American Board of Medical Specialties*, der Palliativmedizin den Status einer untergeordneten Spezialisierung zu verleihen und eine Ausbildung im Bereich Hospiz und Palliativmedizin anzubieten.

Auch die Übungsplätze der jungen Ärzte – die Universitätskliniken – haben sich inzwischen verändert. Einem kürzlich erschienenen Überblick über 100 amerikanische Universitätskliniken zufolge bieten über ein Viertel Beratung in Palliative Care oder sogar eine Palliativstation an; zusätzliche 20 Prozent der Zentren planen, solche Programme in der nahen Zukunft einzurichten. Dieses Wachstum entspricht dem Durchschnitt;

der Prozentsatz der amerikanischen Krankenhäuser mit solchen Programmen ist im Jahr 2003 sprunghaft von 15 Prozent auf 25 Prozent angestiegen.

Einer meiner Freunde, ein Psychiater, meinte einmal: „Unser Geschäft ist das Leiden." Die meisten von uns fühlen sich zur Medizin hingezogen, weil wir dieses Leiden reduzieren möchten, aber mit der Zeit vergessen wir, dass es mehr umfasst als bloß Krankheiten und ihre Symptome.

Für unsere Patienten, insbesondere für jene am Ende des Lebens, ist das Leiden, das aus einem Verlust an Bedeutung und Sinn entsteht, weitaus wichtiger. Dieses Leiden ist tief, aber *nicht* ohne Hoffnung. Wir Ärzte können ihm begegnen, indem wir für unsere Patienten da sind, ihren Erfahrungen Wert beimessen und solche Ärzte werden, wie wir es immer sein wollten.

Aber zuerst müssen wir fähig sein, unsere eigene Sterblichkeit anzuerkennen. Wenn man die Reichweite der jüngsten Reformen betrachtet, so scheint es, als ob diese Einsicht langsam einsetzt.

Vor ungefähr zwei Jahren rief mich der Schwager eines früheren Patienten an: Der Patient, Alfred, war der Gründer einer sehr erfolgreichen Kette von Eisdielen in Südkalifornien. Als er 65 Jahre alt war, stellte man bei ihm ein Cholangiokarzinom fest. Trotz seiner Gelbsucht sah er weiterhin gut aus: dichtes graumeliertes Haar, eine romanische Nase und hohe, dramatische Wangenknochen. Alfred wollte eine zweite Meinung darüber einholen, ob eine Operation ihn heilen könne, und kam deshalb zu uns in die Klinik. Als ich ihn zum ersten Mal untersuchte, hatte sein Tumor bereits gestreut und sich jenseits der Leber ausgebreitet. Chirurgisch konnte man wenig machen. Stattdessen legten wir einen Drainageschlauch in seinen Gallengang, um den Tumor zu umgehen und seiner Galle dabei zu helfen, auszutrocknen.

Während seines kurzen Aufenthalts bei uns besuchte ich ihn jeden Tag, um sicherzustellen, dass seine Gelbsucht heilte und dass er lernte, mit dem Schlauch, der aus der rechten Seite seines Unterleibs hervorschaute, umzugehen. Alfred war kein Mensch von natürlicher Herzlichkeit; es brauchte ziemliche viele Visiten, bis er sich in meiner Gegenwart wohl fühlte. Eines Nachmittags erzählte er mir von einem Traum, den er gehabt hatte. Er hatte geträumt, dass er in einem sargähnlichen Kasten aus Ziegeln lag. Unfähig, sich zu bewegen, sah er eine gesichtslose Gruppe von Menschen, die eine Schicht Ziegelsteine nach der nächsten um ihn herum pflasterten, so dass er am Schluss fast vollständig in diesem Kasten aus Ziegelsteinen gefangen war. Er wollte davonlaufen, aber seine Beine machten nicht mit. Er wollte atmen, aber er bekam keine Luft. Er wollte schreien, aber er hatte keine Stimme.

„Ich werde Chemotherapie ausprobieren", sagte er hinterher zu mir. Wir hatten bereits besprochen, dass Cholangiokarzinome oft schlecht auf Chemotherapie ansprechen. „Wenn die Zeit kommt, dann möchte ich zu Hause sein, keine Schmerzen haben und im Kreise meiner Familie sein", sagte Alfred, „aber jetzt möchte ich nicht passiv in meiner Kiste liegen." Er lächelte. „Außerdem muss sich jemand um das Geschäft kümmern, und mein Sohn kann das von Neuguinea aus nicht machen." Alfred und seine Frau Judy erzählten gerne von ihren drei Kindern, besonders von ihrem Sohn, einem Anthropologen, der zu Feldforschungen in einem entfernten Winkel dieser Welt unterwegs war. Alfred machte einen Termin mit einem Onkologen, der in einem anderen Krankenhaus arbeitete und den ihm ein Freund empfohlen hatte.

Sechs Monate später, als Alfred langsam immer verwirrter wurde, brachte Judy ihn zurück in unser Krankenhaus. Seine Leber versagte, die Abfallprodukte des Stoffwechsels erreichten ein toxisches Niveau. Ohne eine funktionierende Leber oder aggressive medikamentöse Behandlung würde er, da war ich mir sicher, innerhalb eines Tages ins Koma fallen und kurz darauf sterben. Judy war verzweifelt. Ihr Mann hatte vor einer Woche zum ersten Mal verwirrt reagiert und der Onkologe hatte gesagt, dass sie die Chemo ein bis zwei Tage aussetzen würden. Danach würde es ihrem Mann wieder besser gehen. Er hatte kein Wort über Alfreds Leberversagen verloren oder über die Möglichkeit, dass er sterben würde. Als Alfred wieder einmal verwirrt war, bat der Arzt Judy, Alfred in unser Krankenhaus zu bringen, nicht in seines; er würde Alfred wieder zu einer neuen Chemotherapie erwarten, wenn er von uns entlassen würde.

Alfreds Zustand hatte sich dramatisch verschlechtert. Sein schönes Haar war schütter geworden; es waren nur noch einige wenige Strähnen auf seinem Kopf zu sehen. Flüssigkeit hatte sich in seinem Bauch eingelagert und seinen Oberkörper so anschwellen lassen, dass seine Haut fast durchsichtig war. Seine Gesichtszüge waren so ausgezehrt, dass seine Zunge angeschwollen schien. Man hatte den Eindruck, ihre raue Oberfläche sei mit einer Schicht von ausgetrockneten Medikamenten überzogen. Seine Lippen waren trocken und schälten sich wie Farbe, die von einem alten Haus abblättert. Die Gelbsucht, die gegen Ende seines Aufenthalts bei uns am Ausheilen gewesen war, war mit voller Wucht wiedergekehrt.

Ich schaute Alfred an und wusste, dass wir ihn auf die Intensivstation bringen konnten, Schläuche in seinen Mund, seine Nase, seine Blase und sein Rektum stecken konnten, ihn an ein Beatmungsgerät anschließen und so wahrscheinlich seinen verwirrten Zustand beheben konnten. Aber er würde sterben, und jedes Mittel hätte nur begrenzte Wirkung. Als ich Judy alle Möglichkeiten schilderte, begann sie zu weinen. „Ich weiß, was Alfred will“, sagte sie. „Ich kann nur nicht glauben, dass es jetzt schon so weit ist.“

Alfred schien zu schlafen und unser Gespräch nicht wahrzunehmen. Er atmete mit einem rasselnden Geräusch, als die

Luft seinen Hals passierte, aber alle paar Minuten sprach er wirres Zeug mit einer hohen Stimme, die nicht zu ihm zu gehören schien, nur um danach wieder in ein dumpfes Rasseln zurückzufallen. Ich kniete mich neben sein Bett und erinnerte mich an das frühere Gespräch, das wir über seinen Traum geführt hatten. Ich beugte mich über ihn, so dass mein Gesicht nahe an seinem war. Seine Frau kam auch hinzu, sie weinte leise und putzte sich mit einem feuchten, verbrauchten Taschentuch die Nase. „Mr. Lipstein", sagte ich zu Alfred. Seine Augen blieben geschlossen und sein Atem ging weiterhin schwer und unregelmäßig. „Wir können Sie entweder auf die Intensivstation verlegen oder nach Hause schicken. Ich bin nicht sicher, wie viel Zeit uns noch bleibt, aber ich möchte wissen, was Sie wollen." Obwohl ich Alfred gefragt hatte, war ich beinahe sicher, dass er zu schläfrig war, um zu antworten.

Seine Lider öffneten sich für einen kurzen Moment und seine dunklen Augen blickten mich an. Dieser plötzliche, klare Blick erschreckte mich; es war, als ob der Alfred von vor sechs Monaten zurückgekehrt wäre. „Dr. Chen", sagte er mit tiefer Stimme, die sowohl klangvoll als auch klar war, „lassen Sie mich nach Hause gehen." Er schloss seine Augen und fiel in seinen halbbewussten Zustand zurück.

An diesem Morgen telefonierte ich mit dem Hospiz und wir trafen Vorkehrungen, um Alfred nach Hause zu entlassen.

Einige Tage nach Alfreds Beerdigung rief mich sein Schwager an, um mir dafür zu danken, dass Alfred zu Hause sterben konnte. Die Leute vom Hospiz waren „wie Engel" gewesen und hatten nicht nur Alfred, sondern auch seiner Frau und Familie geholfen. Judy Lipstein war aufgebracht darüber, dass der Onkologe nicht eher etwas unternommen hatte, um die letzte Fahrt ins Krankenhaus zu verhindern, von der sie glaubte, dass sie ihn „richtig fertiggemacht hatte.“ Doch sie war dankbar, dass ihr Mann am Schluss zu Hause war. Er hatte keine Schmerzen, lag friedlich in seinem eigenen Zimmer und war sogar phasenweise bei Bewusstsein.

Er starb eine Woche, nachdem er das Krankenhaus verlassen hatte. An jenem Abend fiel er ins Koma, und sein Atem ging nur noch unregelmäßig. Er setzte eine Minute lang aus und dann plötzlich wieder ein. Alfred begann zu jammern, ein leises, sanftes Weinen, das jeden seiner Atemzüge begleitete. Die Hospizschwestern erzählten Judy, dass sie so etwas schon einmal gesehen hatten; es waren die Laute der Sterbenden, das Todesrasseln, die letzten Seufzer, ein letztes Lebewohl, das sie an die Zurückbleibenden richteten. Schließlich war die ganze Familie nach Hause gekommen, selbst der geliebte Sohn, den sie tatsächlich erreicht hatten, nachdem Alfred das Krankenhaus verlassen hatte. Sie hielten Alfred und sich gegenseitig und hatten ihn so bis zum letzten Moment bei sich.

Die Stimme des Schwagers am anderen Ende der Leitung zitterte, als er die letzten Momente von Alfreds Leben schilderte. Ich schloss meine Augen, weil ich so etwas schon vorher gesehen hatte. Dieses Mal trug das Gesicht des Sterbenden jedoch die Züge Alfreds. Die Abstände beim Atmen wurden immer länger, die Laute hörten auf, der Ausdruck auf seinem Gesicht wurde immer gelassener, bis nur noch Ruhe und Regungslosigkeit herrschten.

Alfreds Schwager dankte mir noch einmal. Ich wünschte, ich hätte mehr für ihn tun können, hörte ich mich sagen; ich wünschte, ich hätte ihn heilen können. Aber dann unterbrach ich mich, und mir wurde klar, dass Alfred Lipstein so gestorben war, wie er es sich gewünscht hatte, gemäß seiner eigenen Vorstellung von Würde: inmitten seiner Familie, ohne große Zeremonie und zu Hause.

Epilog

Eine halbe Stunde, nachdem ich den ersten Entwurf dieses Buches an den Verlag geschickt hatte, erhielt ich eine E-Mail mit der Betreffzeile „Frage bezüglich Leber, Onkologen". Sie war von Dorinne, meiner ehemaligen Anthropologie-Professorin.

Solche E-Mails bekomme ich relativ häufig. Ich mag meinen Beruf, und es macht mir Freude, meine medizinischen Meinungen gratis abzugeben, ohne dass meine „Patienten" warten müssen. Unter allen Freunden und Familienmitgliedern, denen ich helfe, ist es für mich die größte Befriedigung, meinen ehemaligen Lehrern helfen zu können.

Das erste Mal hörte ich ihren Namen bei einem Sonntags-Brunch. Meine Freunde und ich waren davon überzeugt, dass wir „wichtige kommunikative Fähigkeiten" ausbildeten und hatten die Treffen zum Mittagessen – und auch die Fähigkeit, Dinge auf die lange Bank zu schieben – in unerwartet neue Dimensionen gehoben. Das non plus ultra war der Sonntagsbrunch. Unsere Gespräche endeten meist erst gegen 17 Uhr, wenn pflichtbewusstere Studenten bereits ihr frühes Abendessen einnahmen. Manchmal ging es in unseren Gesprächen um Politik, manchmal darum, wer gerade mit wem zusammen war. Eines Sonntagnachmittags in meinem zweiten Jahr an der Uni erwähnte eine meiner Freundinnen Dorinne.

„Pauline", sagte sie. „Du musst unbedingt zu einer Vorlesung von Dorinne gehen. Das ist der Wahnsinn. Sie wird dein Denken verändern. Und", meine Freundin senkte ihre Stimme zu einem Flüsterton, „sie ist einfach so cool."

Diese Empfehlung war auf einem Campus, auf dem es an Nobelpreisträgern nicht mangelte und der Umfang der Vorlesungsverzeichnisse mit meinen Lehrbüchern konkurrierte, ernst zu nehmen. Ich schaute nach, wann Dorinne ihre Vorlesungen hielt und ging zu ihrem nächsten Vortrag.

Ich gehörte zu jenen, die die schreckliche Neigung haben, während einer Vorlesung mit den Gedanken weit abzuschweifen. Während dieser einen Stunde aber konnte ich meinen Blick kaum lange genug von Dorinne abwenden, um mir Notizen zu machen. Sie nahm sich eine anerkannte Theorie nach der anderen vor, um sie dann auseinanderzunehmen, indem sie nonchalant an ihren losen Enden zog; dann ersetzte sie sie durch Ideen, die so gut durchdacht waren, dass niemand von uns wagte, zurückzuschauen. Selbst unter den exzentrischen Menschen, die meine Studentenwelt belebten, stach Dorinne heraus. Sie war eine der ganz wenigen Professoren asiatischer Abstammung; sie trug schwarz, einen asymmetrischen Haarschnitt und stakste am Ende jeder Vorlesung auf hochhakigen Schuhen, fast schon Stilettos, aus dem Saal.

In den folgenden vier Jahren belegte ich bei ihr so viele Seminare wie nur möglich. In einem Jahr lud ich Dorinne zu einem Fakultäts-Studentenessen in mein Wohnheim ein. Würde sich diese brillante Professorin mit dem Studentenfraß abgeben, fragte ich mich, als ich sie in unserem Speisesaal begrüßte? Als wir uns während des Essens unterhielten, erfuhr ich, dass ihr Leben aus einer ähnlich verrückten Mischung aus asiatischen und amerikanischen Einflüssen bestand wie meines und dass sie genauso offen über Eltern, Kleidung und Essen redete wie über Politik und Hermeneutik. Oft verband sie die Themen auf überraschende Weise.

In unserem Gespräch erwähnte sie eines ihrer aktuellen Projekte, von dem sie glaubte, dass es mich interessieren würde. „Ich untersuche, wie Amerikaner asiatischer Herkunft in der Mode und im Theater dargestellt werden“, sagte sie und stach mit ihrer Gabel in das Abendessen, das aus Hühnchen,

Kartoffelbrei und deformierten, olivgrünen Erbsen bestand. „Insbesondere versuche ich herauszufinden, welche Mythen über Rasse, Gender und Nationalität die Erfahrungen der Amerikaner asiatischer Herkunft prägen."

Mir blieben fast die Worte weg. All jene Stunden, in denen ich geistreiche, raffinierte Konversationsübungen in den Speiseräumen gemacht hatte, waren offenbar völlig umsonst gewesen.

Inmitten dieser existenziellen Angst, die das frühe Erwachsenenalter mit sich bringt, wurde Dorinne nicht nur zu meiner Mentorin, meiner großen Schwester und Freundin, sondern auch zu meinem Star. Alles zusammen. Sie war der lebende Beweis, dass ich trotz der besorgten Ratschläge meiner Eltern und den herausfordernden Fragen meiner Freunde versuchen konnte, all das zu sein, was ich sein wollte. Als sie mich eine ihrer „Frauenkämpferinnen" nannte, schien alles möglich.

Nachdem ich mein Examen gemacht hatte, traf ich Dorinne noch ein Mal, aber dann verlor sich der Kontakt, bis wir uns nach meiner Chirurgie-Ausbildung wiedertrafen. In den letzten Jahren haben wir hin und wieder geemailt. Heute ist sie Professorin an einer renommierten Fakultät und eine erfolgreiche Theaterautorin. Ich bin die frühere Studentin, die inzwischen Chirurgin geworden ist. Obwohl ihre Themen so wenig mit dem Operieren zu tun haben, wie man sich nur vorstellen kann, fühle ich mich immer sehr von ihnen angezogen. Von Zeit zu Zeit ziehe ich ihre Bücher aus dem Bücherregal und stelle mir vor, wieder im Hörsaal zu sitzen. Ich höre ihre Stimme, die an den losen, unverbundenen Fäden in meinem Kopf zieht, diese entwirrt und sie dann auf eine neue Weise verknüpft, so dass das Gewebe, das meine Gedanken verbindet, stärker und fester ist als je zuvor. Und dann, im nächsten Abschnitt, beginnt sie wieder mit dem Auflösen der Struktur, als ob ihre Arbeit als Mentorin nie zu Ende ist.

Dorinnes E-Mail begann mit einer Entschuldigung. „Herzlich möchte ich mich für deine Weihnachtskarte bedanken, und es tut mir leid, dass ich nicht zurückgeschrieben habe." Sie hatte sich einen Monat lang nicht ganz wohl gefühlt und war schließlich zum Arzt gegangen, der mehrere Untersuchungen gemacht hatte.

„Es kam heraus, dass ich mehrere ‚verdächtig aussehende' Knötchen auf meiner Leber habe", so begann der zweite Absatz. Ich las diese Worte noch einmal; sie ergaben keinen Sinn. Ich bewegte den Bildschirm hin und her, als ob er die Nachricht irgendwie verstümmelt hätte.

„Es kam heraus, dass ich mehrere ‚verdächtig aussehende' Knötchen auf meiner Leber habe." Eine Minute lang setzte mein Atem aus. Mein Herz fühlte sich zuerst so leicht an, dass ich mich an meinem Sitz festhalten musste, und dann plötzlich so schwer, dass ich dachte, es platzt gleich. Ich las weiter. „Heute gehe ich zu einer Blut- und Ultraschalluntersuchung ins Krankenhaus", fuhr sie fort. „Der Arzt meint, es könnte Leberkrebs sein."

Als ich die E-Mail zu Ende gelesen hatte, fühlte ich den bekannten Druck in meinem Kopf; gegen Abend hatte er sich in so schwere Kopfschmerzen verwandelt, dass das Medikament aus meiner Hausapotheke nichts dagegen ausrichten konnte. Diese Nacht verbrachte ich damit, alles dafür zu tun, dass Dorinne den besten Spezialisten in ihrer Stadt treffen konnte. Ich beschrieb ihren Fall anderen Ärzten, aber mein Kopf raste immer wieder in die Zukunft. Ich versuchte, meine rasenden Gedanken zu stoppen, aber ich hatte keinen Knopf, um auf Stopp zu drücken. Ich sah, wie der Tumor ihre Leber verschlang und dann gierige Nachkommen ausspuckte, die ihre Gedärme und Lungen auffraßen. Ich sah den bergigen Krebs vor mir, der eine bösartige Flüssigkeit absonderte, die ihren Bauch anschwellen ließ. Ich sah ein Ende, von dem ich wusste, dass ich es nicht verhindern konnte.

Und ich fragte mich noch einmal, mitten im freien Fall der Trauer: Was hatte sich denn eigentlich verändert?

Wir kommen um den Schmerz des Verlustes nicht umhin. Der Tod, ob von Patienten oder Angehörigen und Freunden, wird immer schwierig sein. Wir können Reformen verabschieden, wir können Richtungswechsel vornehmen, und wir können sogar Bücher schreiben. Aber unsere professionelle Furcht und Abneigung gegenüber dem Sterben ist das schwierigste und zugleich ein absolut menschliches Hindernis, um sterbenden Patienten anders zu begegnen. Unsere Trauer ist der Preis, den wir dafür zahlen müssen, um todkranken Patienten nahe zu sein, und unsere Abwehr ist das Gewicht, das den Anker für unsere Trägheit bildet.

Während der vielen Telefongespräche und E-Mails, in denen ich Dorinne zu helfen versuchte, wurde mir klar, dass alle diese Versuche mir meine Trauer nicht nehmen konnten. Aber immerhin schafften sie es, meinen freien Fall aufzuhalten. Die neuen Pflegestandards für Patienten am Ende ihres Lebens waren Pfosten, auf die ich mich stützen konnte, selbst als ich vor Verzweiflung fast verrückt wurde. Der Richtungswechsel meines Berufsstandes ermutigte mich zu diskutieren, selbst wenn meine natürliche Reaktion Verdrängung und Nicht-Wissen-Wollen war. Und schließlich eröffnete mir das Schreiben dieses Buches neue Einblicke in meine eigene Angst – ihre Wurzeln, ihre Hartnäckigkeit und ihre lähmende Gegenwart. Schließlich bedeutete die Anerkennung der Sterblichkeit – Dorinnes, aber auch meiner eigenen – Freiheit für mich; es erlaubte mir, für meine geliebte Mentorin da zu sein.

Zehn entsetzliche Tage später ergaben die Ergebnisse vieler weiterer Untersuchungen, dass das Gewebe in Dorinnes Leber ein seltener gutartiger Tumor war. Sie schrieb mir: „Ich kann dir gar nicht genug danken – du warst maßgeblich daran beteiligt, dass ich mir mein Leben zurückerobert habe. Neben allem anderen hat mir dies vor allem gezeigt, wie kostbar Freunde sind. Ich danke dir für das unglaublich berührende und Leben spendende Geschenk deiner Freundschaft. Es ist wunderbar, Freunde zu haben, die, wie man auf Japanisch sagt, ‚mir die Ehre erweisen, sich um mich zu sorgen.'"

Diese Ehre der Sorge zu entdecken – der Fürsorge, des Minderns von Leiden, des Da-Seins – mag unsere wichtigste Aufgabe sein, nicht nur für uns als Freunde, sondern auch als Ärzte.

Und wenn wir schließlich dazu in der Lage sind, werden wir echte Heilerinnen und Heiler sein.

Literatur

Office of Promoting Excellence in End-of-Life Care: Surgeons Palliative Care Workgroup report from the field. Journal of the American College of Surgeons 2003, 197(4), S. 661–686.

(LCME), L.C.o.M.E. Functions and Structure of a Medical School: Standards for Accreditation of Medical Education Programs Leading to the M.D. Degree. 2004 (2005 überarbeit) [16.03.2006]; zugänglich über: http://www.lcme.org/functions2005oct. pdf

(NCCN), P.C.P.M. Palliative care: Clinical practice guidelines in oncology. Journal of the National Comprehensive Cancer Network 2003, 1(3), S. 394–420.

Alemayehu, E., Molloy, D.W., Guyatt, G.H., et al. Variability in physicians‘ decisions on caring for chronically ill elderly patients: an international study. Canadian Medical Association Journal 1991, 144(9), S. 1133–1138.

Alpert, H.R., Emanuel, L. Comparing utilization of life-sustaining treatments with patient and public preferences. Journal of General Internal Medicine 1998, 13(3), S. 175–181.

Angier, N. Century-old death records provide a glimpse into medicine's history. New York Times, 25.05.2004.

Anspach, R.R. Notes on the sociology of medical discourse: the language of case presentation. Journal of Health and Social Behavior 1988, 29(4), S. 357–375.

Aoun, H. From the eye of the storm, with the eyes of a physician. Annals of Internal Medicine 1992, 116(4), S. 335–338.

Apker, J., Eggly, S. Communicating professional identity in medical socialization: considering the ideological discourse of morning report. Qualitative Health Research 2004, 14(3), S. 411–429.

Ariès, P. Geschichte des Todes. München, dtv, 1982.

ASCO. Largest Survey of Cancer Specialists Finds Physician Education, Access to Services, Patient Depression, Remaining Challenges to Providing Quality End-of-Life Care. Annual Meeting News Release 1998 [13.03.2006]; zugänglich über: http://www.asco.org/portal/site/ASCO/menuitem.c543a013502b2a89de912310320041a0/?vgnextoid=5b618c393c458010VgnVCM100000ed730ad1RCRD

Back, A. Patient-physician communication in oncology: What does the evidence show? Oncology 2006, 20(1), S. 67–74.

Baile, W.F., Glober, G.A., Lenzi, R., et al. Discussing disease progression and end-of-life decisions. Oncology (Williston Park) 1999, 13(7), S. 1021–1031; discussion S. 1031–1026, 1038.

Barger, L.K., Cade, B.E., Ayas, N.T., et al. Extended work shifts and the risk of motor vehicle crashes among interns. New England Journal of Medicine 2005, 352(2), S. 125–134.

Barzansky, B., Veloski, J.J., Miller, R., et al. Education in end-of-life care during medical school and residency training. Academic Medicine 1999, 74(10 Suppl.), S. 102–104.

Beck, A.H., The Flexner report and the standardization of American medical education. Journal of the American Medical Association 2004, 291(17), S. 2139–2140.

Bedell, S.E., Cleary, P.D., Delbanco, T.L. The kindly stress of hospitalization. The American Journal of Medicine 1984, 77(4), S. 592–596.

Bertman, S.L., Marks, S.C., Jr. Humanities in medical education: rationale and resources for the dissection laboratory. Medical Education 1985, 19(5), S. 374–381.

Berwick, D.M., Quality comes home. Annals of Internal Medicine 1996, 125(10), S. 839–843.

Betancourt, J.R., Cultural competence – marginal or mainstream movement? New England Journal of Medicine 2004, 351(10), S. 953–955.

Billings, J.A., Block, S. Palliative care in undergraduate medical education. Status report and future directions. Journal of the American Medical Association 1997, 278(9), S. 733–738.

Billings, J.A., Pantilat, S. Survey of palliative care programs in United States teaching hospitals. Journal of Palliative Medicine 2001, 4(3), S. 309–314.

Blackhall, L.J., Frank, G., Murphy, S.T., et al. Ethnicity and attitudes towards life sustaining technology. Social Science and Medicine 1999, 48(12), S. 1779–1789.

Blackhall, L.J., Murphy, S.T., Frank, G., et al. Ethnicity and attitudes toward patient autonomy. Journal of the American Medical Association 1995, 274(10), S. 820–825.

Block, S., Billings, J.A. Nurturing humanism through teaching palliative care. Academic Medicine 1998, 73(7), S. 763–765.

Block, S.D. Assessing and managing depression in the terminally ill patient. ACP-ASIM End-of-Life Care Consensus Panel. American College of Physicians – American Society of Internal Medicine. Annals of Internal Medicine 2000, 132(3), S. 209–218.

Block, S.D. Perspectives on care at the close of life. Psychological considerations, growth, and transcendence at the end of life: the art of the possible. Journal of the American Medical Association 2001, 285(22), S. 2898–2905.

Block, S.D., Billings, J.A. Patient requests to hasten death. Evaluation and management in terminal care. Archives of Internal Medicine 1994, 154(18), S. 2039–2047.

Block, S.D., Billings, J.A. Learning from the dying. New England Journal of Medicine 2005, 353(13), S. 1313–1315.

Bosk, C.L. Forgive and Remember: Managing Medical Failure. Chicago, University of Chicago Press, 1979.

Bosk, C.L. Occupational rituals in patient management. New England Journal of Medicine 1980, 303(2), S. 71–76.

Bowes, D. The doctor as patient: an encounter with Guillain-Barre syndrome. Canadian Medical Association Journal 1984, 131(11), S. 1343–1348.

Bradley, E.H., Cramer, L.D., Bogardus, S.T., Jr., et al. Physicians' ratings of their knowledge, attitudes, and end-of-life-care practices. Academic Medicine 2002, 77(4), S. 305–311.

Burt, R.A. Death is That Man Taking Names: Intersections of American Medicine, Law, and Culture. Berkeley, University of California Press, 2002.

Burt, R.A. The end of autonomy. Hastings Center Report 2005, Spec No, S. 9–13.

Buss, M.K., Alexander, G.C., Switzer, G.E., et al. Assessing competence of residents to discuss end-of-life issues. Journal of Palliative Medicine 2005, 8(2), S. 363–371.

Byock, I. Sterben: Wachsen im Umgang mit dem Tod. München, Droemer/Knaur, 1997.

Byock, I., Twohig, J.S., Merriman, M., et al. Promoting excellence in end-of-life care: a report on innovative models of palliative care. Journal of Palliative Medicine 2006, 9(1), S. 137–151.

Carmel, S. Life-sustaining treatments: what doctors do, what they want for themselves and what elderly persons want. Social Science and Medicine 1999, 49(10), S. 1401–1408.

CDC. Guideline for Hand Hygiene in Health-Care Settings; Recommendations of the Healthcare Infection Control Practices Advisory Committee and the HICPAC/SHEA/APIC/IDSA Hand Hygiene Task Force. Atlanta, CDC 25.10.2002.

Charatan, F. New law requires doctors to learn care of the dying. British Medical Journal 2001, 323, S. 1088.

Charon, R. Literature and medicine: origins and destinies. Academic Medicine 2000, 75(1), S. 23–27.

Charon, R. Narrative medicine: form, function, and ethics. Annals of Internal Medicine 2001, 134(1), S. 83–87.

Charon, R. Narrative and medicine. New England Journal of Medicine 2004, 350(9), S. 862–864.

Charon, R., Banks, J.T., Connelly, J.E., et al. Literature and medicine contributions. Annals of Internal Medicine 1995, 122(8), S. 599–606.

Chen, F.M., Feudtner, C., Rhodes, L.A., et al. Role conflicts of physicians and their family members: rules but no rulebook. Western Journal of Medicine 2001, 175(4), S. 236–239; discussion S. 240.

Chen, F.M., Rhodes, L.A., Green, L.A. Family physicians' personal experiences of their fathers' health care. Journal of Family Practice 2001, 50(9), S. 762–766.

Childress, S. Invasion of the body snatchers. Newsweek, 06.03.2006, S. 46.

Chochinov, H.M. Dignity-conserving care–a new model for palliative care: helping the patient feel valued. Journal of the American Medical Association 2002, 287(17), S. 2253–2260.

Chochinov, H.M., Tataryn, D.J., Wilson, K.G., et al. Prognostic awareness and the terminally ill. Psychosomatics 2000, 41(6), S. 500–504.

Choi, Y.S., Billings, J.A. Changing perspectives on palliative care. Oncology (Williston Park) 2002, 16(4), S. 515–522; discussion S. 522–517.

Christakis, D.A., Feudtner, C. Temporary matters. The ethical consequences of transient social relationships in medical training. Journal of the American Medical Association 1997, 278(9), S. 739–743.

Christakis, N.A., Escarce, J.J. Survival of Medicare patients after enrollment in hospice programs. New England Journal of Medicine 1996, 335(3), S. 172–178.

Chuck, J.M. Do premedical students know what they are getting into? Western Journal of Medicine 1996, 164(3), S. 228–230.

Conrad, P. Learning to doctor: reflections on recent accounts of the medical school years. Journal of Health and Social Behavior 1988, 29(4), S. 323–332.

Covinsky, K.E., Goldman, L., Cook, E.F., et al. The impact of serious illness on patients' families. SUPPORT Investigators. Study to Understand Prognoses and Preferences for Outcomes and Risks of Treatment. Journal of the American Medical Association 1994, 272(23), S. 1839–1844.

Daugherty, C., Ratain, M.J., Grochowski, E., et al. Perceptions of cancer patients and their physicians involved in phase I trials. Journal of Clinical Oncology 1995, 13(5), S. 1062–1072.

Daugherty, C.K., Steensma, D.P. Overcoming obstacles to hospice care: an ethical examination of inertia and inaction. Journal of Clinical Oncology 2002, 20(11), S. 2752–2755.

Delbanco, T. Listening and breaking down the walls. Literature and Medicine 2002, 21(2), S. 191–200.

Delbanco, T.L. Enriching the doctor-patient relationship by inviting the patient's perspective. Annals of Internal Medicine 1992, 116(5), S. 414–418.

Delvecchio Good, M.J., Gadmer, N.M., Ruopp, P., et al. Narrative nuances on good and bad deaths: internists' tales from high-technology work places. Social Science and Medicine 2004, 58(5), S. 939–953.

Delvecchio Good, M.J., Good, B.J., Schaffer, C., et al. American oncology and the discourse on hope. Culture, Medicine, and Psychiatry 1990, 14(1), S.59–79.

Dias, L., Chabner, B.A., Lynch, T.J., Jr., et al. Breaking bad news: a patient's perspective. Oncologist 2003, 8(6), S. 587–596.

Dickinson, G.E., Mermann, A.C. Death education in U.S. medical schools, 1975–1995. Academic Medicine 1996, 71(12), S. 1348–1349.

Dickinson, G.E., Tournier, R.E. A decade beyond medical school: a longitudinal study of physicians' attitudes toward death and terminally-ill patients. Social Science and Medicine 1994, 38(10), S. 1397–1400.

Dickinson, G.E., Tournier, R.E., Still, B.J. Twenty years beyond medical school: physicians' attitudes toward death and terminally ill patients. Archives of Internal Medicine 1999, 159(15), S. 1741–1744.

Diem, S.J., Lantos, J.D., Tulsky, J.A. Cardiopulmonary resuscitation on television. Miracles and misinformation. New England Journal of Medicine 1996, 334(24), S. 1578–1582.

Division of Medical Education, A. Medical School Graduation Questionnaire: All School Report. Washington D.C., Association of American Medical Colleges, 2002.

Donaldson, M.S., Field, M.J. Measuring quality of care at the end of life. Archives of Internal Medicine 1998, 158(2), S. 121–128.

Dunn, G.P. Surgery and palliative medicine: new horizons. Journal of Palliative Medicine 1998, 1(3), S. 215–219.

Dunn, G.P. Surgical palliative care: an enduring framework for surgical care. Surgical Clinics of North America 2005, 85(2), S. 169–190.

Dunn, G.P., Milch, R.A. Introduction and historical background of palliative care: where does the surgeon fit in? Journal of the American College of Surgeons 2001, 193(3), S. 325–328.

Dyer, K.A. Reshaping our views of death and dying. Journal of the American Medical Association 1992, 267(9), S. 1265, 1269–1270.

Eggly, S., Penner, L., Albrecht, T.L., et al. Discussing bad news in the outpatient oncology clinic: rethinking current communication guidelines. Journal of Clinical Oncology 2006, 24(4), S. 716–719.

Ellard, J. The disease of being a doctor. Medical Journal of Australia 1974, 2(9), S. 318–323.

Emanuel, E.J., Emanuel, L.L. Four models of the physician-patient relationship. Journal of the American Medical Association 1992, 267(16), S. 2221–2226.

Emanuel, E.J., Emanuel, L.L. Preserving community in health care. Journal of Health Politics, Policy and Law 1997, 22(1), S. 147–184.

Emanuel, E.J., Emanuel, L.L. The promise of a good death. Lancet 1998, 351 Suppl. 2: SII, S. 21–29.

Emanuel, E.J., Fairclough, D.L., Slutsman, J., et al. Assistance from family members, friends, paid care givers, and volunteers in the care of terminally ill patients. New England Journal of Medicine 1999, 341(13), S. 956–963.

Emanuel, E.J., Fairclough, D.L., Slutsman, J., et al. Understanding economic and other burdens of terminal illness: the experience of patients and their caregivers. Annals of Internal Medicine 2000, 132(6), S. 451–459.

Emanuel, E.J., Young-Xu, Y., Levinsky, N.G., et al. Chemotherapy use among Medicare beneficiaries at the end of life. Annals of Internal Medicine 2003, 138(8), S. 639–643.

Emanuel, L., Alexander, C., Arnold, R.M., et al. Integrating palliative care into disease management guidelines. Journal of Palliative Medicine 2004, 7(6), S. 774–783.

Emanuel, L.L. Reexamining death. The asymptotic model and a bounded zone definition. Hastings Center Report 1995, 25(4), S. 27–35.

Emanuel, L.L., Emanuel, E.J. Decisions at the end of life. Guided by communities of patients. Hastings Center Report 1993, 23(5), S. 6–14.

Emanuel, L.L., von Gunten, C.F., Ferris, F.D. Advance care planning. Archives of Family Medicine 2000, 9(10), S. 1181–1187.

Emanuel, L.L., von Gunten, C.F., Ferris, F.D. Gaps in end-of-life care. Archives of Family Medicine 2000, 9(10), S. 1176–1180.

English, T.L. A piece of my mind. Skeptical of skeptics. Journal of the American Medical Association 1991, 265(8), S. 964.

Ferris, T.G., Hallward, J.A., Ronan, L., et al. When the patient dies: a survey of medical housestaff about care after death. Journal of Palliative Medicine 1998, 1(3), S. 231–239.

Feudtner, C., Christakis, D.A., Christakis, N.A. Do clinical clerks suffer ethical erosion? Students' perceptions of their ethical environment and personal development. Academic Medicine 1994, 69(8), S. 670–679.

Fineberg, I.C., Wenger, N.S., Forrow, L. Interdisciplinary education: evaluation of a palliative care training intervention for pre-professionals. Academic Medicine 2004, 79(8), S. 769–776.

Finucane, T.E. How gravely ill becomes dying: a key to end-of-life care. Journal of the American Medical Association 1999, 282(17), S. 1670–1672.

Flexner, A. Medical Education in the United States and Canada: A Report to the Carnegie Foundation for the Advancement of Teaching. New York City, The Carnegie Foundation, 1910.

Foley, K.M. The past and future of palliative care. Hastings Center Report 2005, Spec No, S. 42–46.

Fox, R.C. The Sociology of Medicine: A Participant Observer's View. Englewood Cliffs, Prentice Hall, 1989.

Frank, C., Heyland, D.K., Chen, B., et al. Determining resuscitation preferences of elderly inpatients: a review of the literature. Canadian Medical Association Journal 2003, 169(8), S. 795–799.

Frankl, V.E., Der Mensch vor der Frage nach dem Sinn. München, Piper, 1992.

Fromme, E., Billings, J.A. Care of the dying doctor: on the other end of the stethoscope. Journal of the American Medical Association 2003, 290(15), S. 2048–2055.

Gabbard, G.O. The role of compulsiveness in the normal physician. Journal of the American Medical Association 1985, 254(20), S. 2926–2929.

Gallo, J.J., Straton, J.B., Klag, M.J., et al. Life-sustaining treatments: what do physicians want and do they express their wishes to others? Journal of the American Geriatrics Society 2003, 51(7), S. 961–969.

Gattellari, M., Voigt, K.J., Butow, P.N., et al. When the treatment goal is not cure: are cancer patients equipped to make informed decisions? Journal of Clinical Oncology 2002, 20(2), S. 503–513.

Gawande, A.A., Zinner, M.J., Studdert, D.M., et al. Analysis of errors reported by surgeons at three teaching hospitals. Surgery 2003, 133(6), S. 614–621.

Giegerich, S. Body of Knowledge: One Semester of Gross Anatomy, the Gateway to Becoming a Doctor. New York, Scribner, 2001.

Glare, P., Virik, K., Jones, M., et al. A systematic review of physicians' survival predictions in terminally ill cancer patients. British Medical Journal 2003, 327(7408), S. 195.

Goldstein, M.J., Kim, E., Widmann, W.D., et al. A 360 degrees evaluation of a night-float system for general surgery: a response to mandated work-hours reduction. Current Surgery 2004, 61(5), S. 445–451.

Goodlin, S.J., Winzelberg, G.S., Teno, J.M., et al. Death in the hospital. Archives of Internal Medicine 1998, 158(14), S. 1570–1572.

Gordon, L.A. Gordon's Guide to the Surgical Morbidity and Mortality Conference. Philadelphia, Hanley & Belfus, 1994.
Gordon, L.A. Re: „Surgical education: in need of a shift in paradigm". Surgery 2004, 135(2), S. 240.
Gorman, T.E., Ahern, S.P., Wiseman, J., et al. Residents' end-of-life decision making with adult hospitalized patients: a review of the literature. Academic Medicine 2005, 80(7), S. 622–633.
Griffith, C.H., 3rd, Wilson, J.F. The loss of student idealism in the 3rd-year clinical clerkships. Evaluation and the Health Professions 2001, 24(1), S. 61–71.
Groopman. Dying words; How should doctors deliver bad news? The New Yorker, 28.10.2002, S. 62–70.
Grunfeld, E., Glossop, R., McDowell, I., et al. Caring for elderly people at home: the consequences to caregivers. Canadian Medical Association Journal 1997, 157(8), S. 1101–1105.
Haber, R.J., Lingard, L.A. Learning oral presentation skills: a rhetorical analysis with pedagogical and professional implications. Journal of General Internal Medicine 2001, 16(5), S. 308–314.
Haefner, H.K. It's a boy! Annals of Internal Medicine 1994, 120(9), S. 806.
Hafferty, F.W. Cadaver stories and the emotional socialization of medical students. Journal of Health and Social Behavior 1988, 29(4), S. 344–356.
Hafferty, F.W. Into the Valley: Death and the Socialization of Medical Students. New Haven, Yale University Press, 1991.
Hafferty, F.W. Beyond curriculum reform: confronting medicine's hidden curriculum. Academic Medicine 1998, 73(4), S. 403–407.
Hafferty, F.W., Franks, R. The hidden curriculum, ethics teaching, and the structure of medical education. Academic Medicine 1994, 69(11), S. 861–871.
Harbison, S.P., Regehr, G. Faculty and resident opinions regarding the role of morbidity and mortality conference. American Journal of Surgery 1999, 177(2), S. 136–139.
Hays, T. Four indicted in alleged tissue-theft scheme. The Hartford Courant, 24.02.2006, Sect. A7.
Hendricks, T. Dying patients, kin want more aggressive effort to relieve pain. San Francisco Chronicle, 27.05.2001, Sect. A4.
Henig, R.M. Will we ever arrive at the good death? The New York Times Magazine 07.08.2005, S. 26–68.
Hertz, R. Death and the Right Hand (mit einer Einleitung von E.E. Evans-Pritchard). Glencoe IL, Free Press, 1960.
Hilden, J.M., Emanuel, E.J., Fairclough, D.L., et al. Attitudes and practices among pediatric oncologists regarding end-of-life care: results of the 1998 American Society of Clinical Oncology survey. Journal of Clinical Oncology 2001, 19(1), S. 205–212.
Hill, T.P. Treating the dying patient. The challenge for medical education. Archives of Internal Medicine 1995, 155(12), S. 1265–1269.
Horn, M.O. The other side of the bed rail. Annals of Internal Medicine 1999, 130(11), S. 940–941.

Huffman, J.L. Educating surgeons for the new golden hours: honing the skills of palliative care. Surgical Clinics of North America 2005, 85(2), S. 383–391.

Huijer, M., van Leeuwen, E., Boenink, A., et al. Medical students' cases as an empirical basis for teaching clinical ethics. Academic Medicine 2000, 75(8), S. 834–839.

Hwang, J.P., Smith, M.L., Flamm, A.L. Challenges in outpatient end-of-life care: wishes to avoid resuscitation. Journal of Clinical Oncology 2004, 22(22), S. 4643–4645.

Jackson, V.A., Sullivan, A.M., Gadmer, N.M., et al. „It was haunting." physicians' descriptions of emotionally powerful patient deaths. Academic Medicine 2005, 80(7), S. 648–656.

Kagawa-Singer, M., Blackhall, L.J. Negotiating cross-cultural issues at the end of life: „You got to go where he lives". Journal of the American Medical Association 2001, 286(23), S. 2993–3001.

Kane, A.C., Hogan, J.D. Death anxiety in physicians: Defensive style, medical specialty, and exposure to death. Omega 1985–1986, 16(1), S. 11–22.

Kapo, J., Casarett, D. Palliative care in phase 1 trials: an ethical obligation or undue inducement? Journal of Palliative Medicine 2002, 5(5), S. 661–665.

Kapo, J., Harrold, J., Carroll, J.T., et al. Are we referring patients to hospice too late? Patients' and families' opinions. Journal of Palliative Medicine 2005, 8(3), S. 521–527.

Kaufman, S.R. And a Time to Die: How American Hospitals Shape the End of Life. New York, Scribner, 2005.

Klass, P. A Not Entirely Benign Procedure: Four Years as a Medical Student. New York, G.P. Putnam's Sons, 1987.

Kleinman, A. Patients and Healers in the Context of Culture: An Exploration of the Borderland between Anthropology, Medicine, and Psychiatry. Berkeley, University of California Press, 1980.

Kleinman, A. Social Origins of Distress and Disease: Depression, Neurasthenia, and Pain in Modern China. New Haven, Yale University Press, 1986.

Kleinman, A. The Illness Narratives: Suffering, Healing, and the Human Condition. New York, Basic Books, 1988.

Kleinman, A. Culture and depression. New England Journal of Medicine 2004, 351(10), S. 951–953.

Konner, M. Becoming a Doctor: A Journey of Initiation in Medical School. New York, Penguin Books, 1987.

Kuriyama, S. The Expressiveness of the Body and the Divergence of Greek and Chinese Medicine. New York, Zone Book, 1999.

La Puma, J., Silverstein, M.D., Stocking, C.B., et al. Life-sustaining treatment. A prospective study of patients with DNR orders in a teaching hospital. Archives of Internal Medicine 1988, 148(10), S. 2193–2198.

Laine, C., Davidoff, F., Lewis, C.E., et al. Important elements of outpatient care: a comparison of patients' and physicians' opinions. Annals of Internal Medicine 1996, 125(8), S. 640–645.

Landrigan, C.P., Rothschild, J.M., Cronin, J.W., et al. Effect of reducing interns' work hours on serious medical errors in intensive care units. New England Journal of Medicine 2004, 351(18), S. 838–1848.

Lapine, A., Wang-Cheng, R., Goldstein, M., et al. When cultures clash: physician, patient, and family wishes in truth disclosure for dying patients. Journal of Palliative Medicine 2001, 4(4), S. 475–480.

Larson, D.G., Tobin, D.R. End-of-life conversations: evolving practice and theory. Journal of the American Medical Association 2000, 284(12), S. 1573–1578.

Lee, K.F., Purcell, G.P., Hinshaw, D.B., et al. Clinical palliative care for surgeons: part 1. Journal of the American College of Surgeons 2004, 198(2), S. 303–319.

Lempp, H., Seale, C. The hidden curriculum in undergraduate medical education: qualitative study of medical students' perceptions of teaching. British Medical Journal 2004, 329(7469), S. 770–773.

Lerner, B. For a young doctor, the ultimate sacrifice. New York Times 24.08.2004, Sect. F5.

Liao, S., Amin, A., Rucker, L. An innovative, longitudinal program to teach residents about end-of-life care. Academic Medicine 2004, 79(8), S. 752–757.

Lind, S.E., DelVecchio Good, M.J., Seidel, S., et al. Telling the diagnosis of cancer. Journal of Clinical Oncology 1989, 7(5), S. 583–589.

Liu, V. Error in medicine: The role of the Morbidity & Mortality Conference. Virtual Mentor: Ethics Journal of the American Medical Association 2005 [14.03.2006]; zugänglich über: http://www.ama-assn.org/ama/pub/category/14863.html

Lo, B., McLeod, G.A., Saika, G. Patient attitudes to discussing life-sustaining treatment. Archives of Internal Medicine 1986, 146(8), S. 1613–1615.

Lockley, S.W., Cronin, J.W., Evans, E.E., et al. Effect of reducing interns' weekly work hours on sleep and attentional failures. New England Journal of Medicine 2004, 351(18), S. 1829–1837.

Lowenstein, J. Where have all the giants gone? Reconciling medical education and the traditions of patient care with limitations on resident work hours. Perspectives in Biology and Medicine 2003, 46(2), S. 273–282.

Ludmerer, K. Time to Heal: American Medical Education from the Turn of the Century to the Era of Managed Care. New York, Oxford University Press, 1999.

Lynn, J. Perspectives on care at the close of life. Serving patients who may die soon and their families: the role of hospice and other services. Journal of the American Medical Association 2001, 285(7), S. 925–932.

Lynn, J. Sick to Death and Not Going to Take it Anymore! Reforming Health Care for the Last Years of Life. Berkeley, University of California Press, 2004.

Lynn, J. Living long in fragile health: the new demographics shape end of life care. Hastings Center Report 2005, Spec No, S. 14–18.

Lynn, J., Harrold, J. Handbook for Mortals: Guidance for People Facing Serious Illness. New York, Oxford University Press, 1999.

MacLeod, R.D. On reflection: doctors learning to care for people who are dying. Social Science and Medicine 2001, 52(11), S. 1719–1727.

Marik, P.E., Varon, J., Lisbon, A., et al. Physicians' own preferences to the limitation and withdrawal of life-sustaining therapy. Resuscitation 1999, 42(3), S. 197–201.

Marks, S.C., Jr., Bertman, S.L., Penney, J.C. Human anatomy: a foundation for education about death and dying in medicine. Clinical Anatomy 1997, 10(2), S. 118–122.

Mast, K.R., Salama, M., Silverman, G.K., et al. End-of-life content in treatment guidelines for life-limiting diseases. Journal of Palliative Medicine 2004, 7(6), S. 754–773.

McCahill, L.E., Dunn, G.P., Mosenthal, A.C., et al. Palliation as a core surgical principle: Part 2. Journal of the American College of Surgeons 2004, 199(2), S. 321–334.

McCahill, L.E., Krouse, R.S., Chu, D.Z., et al. Decision making in palliative surgery. Journal of the American College of Surgeons 2002, 195(3), S. 411–422, discussion S. 422–413.

McCahill, L.E., Smith, D.D., Borneman, T., et al. A prospective evaluation of palliative outcomes for surgery of advanced malignancies. Annals of Surgical Oncology 2003, 10(6), S. 654–663.

McDonagh, J.R., Elliott, T.B., Engelberg, R.A., et al. Family satisfaction with family conferences about end-of-life care in the intensive care unit: Increased proportion of family speech is associated with increased satisfaction. Critical Care Medicine 2004, 32(7), S. 1484–1488.

McDowell, J. The corpus and the hare. Modern Drug Discovery 2000, 3(8), S. 77–80.

McManus, I.C., Keeling, A., Paice, E. Stress, burnout and doctors' attitudes to work are determined by personality and learning style: a twelve year longitudinal study of UK medical graduates. BMC Medicine 2004, 2, S. 29.

Meier, D.E., Back, A.L., Morrison, R.S. The inner life of physicians and care of the seriously ill. Journal of the American Medical Association 2001, 286(23), S. 3007–3014.

Meisel, A., Snyder, L., Quill, T. Seven legal barriers to end-of-life care: myths, realities, and grains of truth. Journal of the American Medical Association 2000, 284(19), S. 2495–2501.

Meropol, N.J., Weinfurt, K.P., Burnett, C.B., et al. Perceptions of patients and physicians regarding phase I cancer clinical trials: implications for physician-patient communication. Journal of Clinical Oncology 2003, 21(13), S. 2589–2596.

Metcalf, P., Huntington, R. Celebrations of Death: The Anthropology of Mortuary Ritual, 2nd Edition. Cambridge, Cambridge University Press, 1991.

Meyers, F.J., Linder, J. Simultaneous care: disease treatment and palliative care throughout illness. Journal of Clinical Oncology 2003, 21(7), S. 1412–1415.

Miller, M.N., McGowen, K.R. The painful truth: Physicians are not invincible. Southern Medical Journal 2000, 93(10), S. 966–973.

Mims, C. When We Die: The Science, Culture, and Rituals of Death. New York, St. Martin's Press, 1998.

Molmenti, E.P., Dunn, G.P. Transplantation and palliative care: the convergence of two seemingly opposite realities. Surgical Clinics of North America 2005, 85(2), S. 373–382.

Morrison, R.S., Maroney-Galin, C., Kralovec, P.D., et al. The growth of palliative care programs in United States hospitals. Journal of Palliative Medicine 2005, 8(6), S. 1127–1134.

Morrison, R.S., Meier, D.E. Clinical practice: Palliative care. New England Journal of Medicine 2004, 350(25), S. 2582–2590.

Morrison, R.S., Siu, A.L., Leipzig, R.M., et al. The hard task of improving the quality of care at the end of life. Archives of Internal Medicine 2000, 160(6), S. 743–747.

Mukherjee, S. A precarious exchange. New England Journal of Medicine 2004, 351(18), S. 1822–1824.

Mullan, F. Seasons of survival: reflections of a physician with cancer. New England Journal of Medicine 1985, 313(4), S. 270–273.

Muller, J.H. Shades of blue: the negotiation of limited codes by medical residents. Social Science and Medicine 1992, 34(8), S. 885–898.

Murayama, K.M., Derossis, A.M., DaRosa, D.A., et al. A critical evaluation of the morbidity and mortality conference. American Journal of Surgery 2002, 183(3), S. 246–250.

NHPCO, N.H.a.P.C.O. NHPCO's 2004 Facts and Figures. 2004 [08.03.2006]; zugänglich über: http://www.nhpco.org/files/public/Facts_Figures_for2004data.pdf

Novack, D. H., Plumer, R., Smith, R.L., et al. Changes in physicians' attitudes toward telling the cancer patient. Journal of the American Medical Association 1979, 241(9), S. 897–900.

Nuland, S. Wie wir sterben: Ein Ende in Würde? München, Kindler, 1994.

Oken, D. What to tell cancer patients. A study of medical attitudes. Journal of the American Medical Association 1961, 175, S. 1120–1128.

Orlander, J.D., Barber, T.W., Fincke, B.G. The morbidity and mortality conference: the delicate nature of learning from error. Academic Medicine 2002, 77(10), S. 1001–1006.

Orlander, J.D., Fincke, B.G. Morbidity and mortality conference: a survey of academic internal medicine departments. Journal of General Internal Medicine 2003, 18(8), S. 656–658.

Ornstein, C., Zarembo, A. The UCLA Body Parts Scandal. Los Angeles Times 10.03.2004.

Peters, A.S., Greenberger-Rosovsky, R., Crowder, C., et al. Long-term outcomes of the New Pathway Program at Harvard Medical School: a randomized controlled trial. Academic Medicine 2000, 75(5), S. 470–479.

Phipps, E., True, G., Harris, D., et al. Approaching the end of life: attitudes, preferences, and behaviors of African-American and white patients and their family caregivers. Journal of Clinical Oncology 2003, 21(3), S. 549–554.

Pierluissi, E., Fischer, M.A., Campbell, A.R., et al. Discussion of medical errors in morbidity and mortality conferences. Journal of the American Medical Association 2003, 290(21), S. 2838–2842.

Porter-Williamson, K., von Gunten, C.F., Garman, K., et al. Improving knowledge in palliative medicine with a required hospice rotation for third-year medical students. Academic Medicine 2004, 79(8), S. 777–782.

Poses, R.M., C., B., R.L., W., et al. Are two (inexperienced) heads better than one (experienced) head? Averaging house officers' prognostic judgments for critically ill patients. Archives of Internal Medicine 1990, 150, S. 1874–1878.

Poulson, J. Bitter pills to swallow. New England Journal of Medicine 1998, 338(25), S. 1844–1846.

Prendergast, T.J., Luce, J.M. Increasing incidence of withholding and withdrawal of life support from the critically ill. American Journal of Respiratory and Critical Care Medicine 1997, 155, S. 15–20.

Quill, T.E. Perspectives on care at the close of life. Initiating end-of-life discussions with seriously ill patients: addressing the „elephant in the room". Journal of the American Medical Association 2000, 284(19), S. 2502–2507.

Rabow, M.W., Hardie, G.E., Fair, J.M., et al. End-of-life care content in 50 textbooks from multiple specialties. Journal of the American Medical Association 2000, 283(6), S. 771–778.

Rappaport, W., Prevel, C., Witzke, D., et al. Education about death and dying during surgical residency. American Journal of Surgery 1991, 161(6), S. 690–692.

Rappaport, W., Witzke, D. Education about death and dying during the clinical years of medical school. Surgery 1993, 113(2), S. 163–165.

Ratanawongsa, N., Teherani, A., Hauer, K.E. Third-year medical students' experiences with dying patients during the internal medicine clerkship: a qualitative study of the informal curriculum. Academic Medicine 2005, 80(7), S. 641–647.

Razavi, D., Merckaert, I., Marchal, S., et al. How to optimize physicians' communication skills in cancer care: results of a randomized study assessing the usefulness of posttraining consolidation workshops. Journal of Clinical Oncology 2003, 21(16), S. 3141–3149.

Redinbaugh, E.M., Sullivan, A.M., Block, S.D., et al. Doctors' emotional reactions to recent death of a patient: cross sectional study of hospital doctors. British Medical Journal 2003, 327(7408), S. 185.

Reifler, D.R. „I actually don't mind the bone saw": narratives of gross anatomy. Literature and Medicine 1996, 15(2), S. 183–199.

Rhodes-Kropf, J., Carmody, S.S., Seltzer, D., et al. „This is just too awful; I just can't believe I experienced that." medical students' reactions to their „most memorable" patient death. Academic Medicine 2005, 80(7), S. 634–640.

Richardson, R. Death, Dissection and the Destitute. Chicago, University of Chicago Press, 2000.

Rickman, J.(ed.) Sigmund Freud. Civilisation, War and Death. Psycho-Analytical Epitomes No. 4. New and enlarged edition. London, Hogarth Press, 1953.

Risucci, D.A., Sullivan, T., DiRusso, S., et al. Assessing educational validity of the Morbidity and Mortality conference: a pilot study. Current Surgery 2003, 60(2), S. 204–209.

Roach, M. Stiff: The Curious Lives of Human Cadavers. New York, W.W. Norton & Company, 2003.

Roberson, D.W., Sachdeva, A., Healy, G.B. Morbidity and mortality conference: Both ahead of its time and behind the times. Surgical M + M and Patient Safety 2005 [15.03.2006]; zugänglich über: http://www.facs.org/education/surgical-m-and-m/featured_article.html

Robins, L.S., White, C.B., Fantone, J.C. The difficulty of sustaining curricular reforms: a study of „drift" at one school. Academic Medicine 2000, 75(8), S. 801–805.

Rothman, E.L. White Coat: Becoming a Doctor at Harvard Medical School. New York, William Morrow, 1999.

Rousseau, P. Aggressive treatment in the terminally ill: right or wrong? Journal of Palliative Medicine 2002, 5(5), S. 657–658.

Satel, S. Doctors behind bars: Treating pain is now risky business. 2004 [24.03.2006]; zugänglich über: http://www.nytimes.com/2004/10/19/health/policy/19essa. html?ex=1143349200&en=c332077cf483322b&ei=5070

Schwartz, C.E., Goulet, J.L., Gorski, V., et al. Medical residents' perceptions of end-of-life care training in a large urban teaching hospital. Journal of Palliative Medicine 2003, 6(1), S. 37–44.

Selzer, R. Raising the Dead: A Doctor's Encounter with his own Mortality. New York, Penguin Books, 1993.

Shafer, A. Art Annotations: Fildes, Sir Luke – The Doctor. Literature, Arts, and Medicine Database 2000 (überarbeitet 2002) [05.05. 2006]; zugänglich über: http://endeavor.med.nyu.edu/lit-med/lit-med-db/webdocs/webart/fildes50-art-.html

Sharkey, F. Geschenk zum Abschied. Wien, Paul Zsolnay Verlag, 1983.

Solomon, M.Z., O'Donnell, L., Jennings, B., et al. Decisions near the end of life: professional views on life-sustaining treatments. American Journal of Public Health 1993, 83(1), S. 14–23.

Spiro, H.M. The silence of words – some thoughts on the Pernkopf Atlas. Wien Klinische Wochenschau 1998, 110(4–5), S. 183–184.

Spiro, H.M., Mandell, H.N. When doctors get sick. Annals of Internal Medicine 1998, 128(2), S. 152–154.

Steinhauser, K.E., Christakis, N.A., Clipp, E.C., et al. Factors considered important at the end of life by patients, family, physicians, and other care providers. Journal of the American Medical Association 2000, 284(19), S. 2476–2482.

Steinhauser, K.E., Clipp, E.C., McNeilly, M., et al. In search of a good death: observations of patients, families, and providers. Annals of Internal Medicine 2000, 132(10), S. 825–832.

Stevens, L., Cook, D., Guyatt, G., et al. Education, ethics, and end-of-life decisions in the intensive care unit. Critical Care Medicine 2002, 30(2), S. 290–296.

Sullivan, A.M., Lakoma, M.D., Block, S.D. The status of medical education in end-of-life care: a national report. Journal of General Internal Medicine 2003, 18(9), S. 685–695.

Sullivan, A.M., Warren, A.G., Lakoma, M.D., et al. End-of-life care in the curriculum: a national study of medical education deans. Academic Medicine 2004, 79(8), S. 760–768.

SUPPORT Principal Investigators. A controlled trial to improve care for seriously ill hospitalized patients. The study to understand prognoses and preferences for outcomes and risks of treatments (SUPPORT). The SUPPORT Principal Investigators. Journal of the American Medical Association 1995, 274(20), S. 1591–1598.

Terkel, S. Gespräche um Leben und Tod: Grenzerfahrungen, Ängste, Wünsche und Hoffnungen. München, Kunstmann, 2002.

Tolstoj, L. Der Tod des Iwan Iljitsch; Erzählungen. Frankfurt am Main, Fischer 1979.

Tulsky, J.A., Chesney, M.A., Lo, B. How do medical residents discuss resuscitation with patients? Journal of General Internal Medicine 1995, 10(8), S. 436–442.

Tulsky, J.A., Chesney, M.A., Lo, B. See one, do one, teach one? House staff experience discussing do-not-resuscitate orders. Archives of Internal Medicine 1996, 156(12), S. 1285–1289.

Tulsky, J.A., Fischer, G.S., Rose, M.R., et al. Opening the black box: how do physicians communicate about advance directives? Annals of Internal Medicine 1998, 129(6), S. 441–449.

Tward, A.D., Patterson, H.A. From grave robbing to gifting: cadaver supply in the United States. Journal of the American Medical Association 2002, 287(9), S. 1183.

Veldenz, H.C., Dovgan, P.S., Schinco, M.S., et al. Morbidity and mortality conference: Enhancing delivery of surgery residency curricula. Current Surgery 2001, 58(6), S. 580–582.

Ventres, W., Nichter, M., Reed, R., et al. Do-not-resuscitate discussions: a qualitative analysis. Family Practice Research Journal 1992, 12(2), S. 157–169.

Verghese, A. The physician as storyteller. Annals of Internal Medicine 2001, 135(11), S. 1012–1017.

Verghese, A. The calling. New England Journal of Medicine 2005, 352(18), S. 1844–1847.

von Gunten, C.F., Ferris, F.D., Emanuel, L.L. The patient-physician relationship. Ensuring competency in end-of-life care: communication and relational skills. Journal of the American Medical Association 2000, 284(23), S. 3051–3057.

Walter, T. Historical and cultural variants on the good death. British Medical Journal 2003, 327(7408), S. 218–220.

Webb, M. The Good Death: The New American Search to Reshape the End of Life. New York, Bantam Books, 1997.

Weinstein, A. A Scream Goes Through the House: What Literature Teaches Us About Life. New York, Random House, 2003.

Weiss, S.C., Emanuel, L.L., Fairclough, D.L., et al. Understanding the experience of pain in terminally ill patients. Lancet 2001, 357(9265), S. 1311–1315.
Weissman, D.E., Block, S.D. ACGME requirements for end-of-life training in selected residency and fellowship programs: a status report. Academic Medicine 2002, 77(4), S. 299–304.
Weissman, D.E., Block, S.D., Blank, L., et al. Recommendations for incorporating palliative care education into the acute care hospital setting. Academic Medicine 1999, 74(8), S. 871–877.
Wenrich, M.D., Curtis, J.R., Shannon, S.E., et al. Communicating with dying patients within the spectrum of medical care from terminal diagnosis to death. Archives of Internal Medicine 2001, 161(6), S. 868–874.
Whippen, D.A., Canellos, G.P. Burnout syndrome in the practice of oncology: results of a random survey of 1,000 oncologists. Journal of Clinical Oncology 1991, 9(10), S. 1916–1920.
WHO, W.H.O. WHO Definition of Palliative Care. [08.03.2006]; zugänglich über: http://www.who.int/cancer/palliative/definition/en/
Williams, C.M., Wilson, C.C., Olsen, C.H. Dying, death, and medical education: student voices. Journal of Palliative Medicine 2005, 8(2), S. 372–381.
Yun, Y.H., Lee, C.G., Kim, S.Y., et al. The attitudes of cancer patients and their families toward the disclosure of terminal illness. Journal of Clinical Oncology 2004, 22(2), S. 307–314.
Zuger, A. Dissatisfaction with medical practice. New England Journal of Medicine 2004, 350(1), S. 69–75.
Zuger, A. Doctors learn how to say what no one wants to hear. New York Times, 10.01.2006, Sect. F1.

Die Anmerkungen zu diesem Buch stehen als pdf-Datei unter www.herder.de/programm/chen zur Verfügung.